中医数字化和标准化探索与应用

倪 菲 曲金桥 刘 鑫——主编

上海科学技术出版社

图书在版编目（CIP）数据

中医数字化和标准化探索与应用 / 倪菲，曲金桥，刘鑫主编. -- 上海 ：上海科学技术出版社，2025. 6.
ISBN 978-7-5478-7223-9

Ⅰ. R2

中国国家版本馆CIP数据核字第20259W8B79号

本书为辽宁省社会科学规划基金重点项目“基于真实世界数据和模糊统计法的中医心系疾病症状术语标准化与国际化研究”（L20AYY002）的研究成果之一。

中医数字化和标准化探索与应用

倪　菲　曲金桥　刘　鑫　主编

上海世纪出版（集团）有限公司
上　海　科　学　技　术　出　版　社　出版、发行
（上海市闵行区号景路159弄A座9F-10F）
邮政编码201101　www.sstp.cn
常熟市兴达印刷有限公司印刷
开本 787×1092　1/16　印张 18
字数 280千字
2025年6月第1版　2025年6月第1次印刷
ISBN 978-7-5478-7223-9 / R·3301
定价：98.00元

内容提要

本书主要探讨了中医数字化和标准化的研究背景、思路以及方法，分析了中医数字化的概念与特点，总结了中医数字化以及中医数据信息标准化的研究方法，梳理了中医数字化的产生与发展历程，构建了中医四诊数字化技术应用体系。其将中医学与其他学科知识相互融合，形成中医数字化技术推广示范，推进中医远程诊疗、移动医疗、智能医疗等新型服务业态发展，推动中医传统诊疗技术的现代化、标准化与国际化，提高中医诊疗服务的可及性，促进中西医学现代融合发展。本书可供中医药其他相关领域的研究工作者参考阅读。

编委会名单

主编

倪　菲　曲金桥　刘　鑫

副主编

陈彦君　袁东超　杨茗茜

编委（按姓氏笔画为序）

曲金桥　刘　鑫　李可大　杨茗茜
宋　梦　张文伟　陈彦君　袁东超
倪　菲　崔家鹏

编写说明

随着新一轮科技革命和产业变革的深入发展，数字化技术作为国家战略科技主要力量，正在深入各个领域，且不断推动我国的科技创新与民生发展。中医药具有“原创科技资源”的先天优势，其发展面临前所未有的机遇和挑战。中医药传承创新发展的核心是必须与现代技术深度融合。中医数字化技术是提升产业核心竞争力的重要切入点，更是提升现代化中医健康服务能力的关键。从“十三五”期间的科技计划实施到“十四五”布局，中医技术装备始终是中医科技创新发展中的重要组成部分。2017 年，科技部和国家中医药管理局发布《“十三五”中医药科技创新专项规划》，从“数字化、智能化现代制药装备”“新型中医诊疗信息采集前沿技术”“发展中医康复技术方法和方案，加快中医药仪器与装备研发”等方面对中医药技术装备研究开始布局，并在“十三五”科技项目实施中进行实际部署。2018 年，在相关专家的倡导下，科技部重大专项办启动“中医药关键技术装备”专项的调研工作，对中医药关键技术装备的专项研究进行了顶层设计和系统梳理。《“十四五”中医药发展规划》也明确提出“推动设立中医药关键技术装备项目”。

随着现代科技的发展与进步，中医药前沿交叉、中医数字化等概念也应运而生。新的历史时期给中医药传承发展提出了新的要求，良好的机遇与多样化发展的挑战并存。中医数字化和标准化颠覆了传统的中医诊疗模式，其融合和发展将助力中医进入智能化和信息化融合的新时代。

依托 2020 年辽宁省社会科学规划基金重点项目“基于真实世界数据和模糊统计法的中医心系疾病症状术语标准化与国际化研究”（L20AYY002）、2023 年辽宁省科技厅联合基金项目“基于中医数字化的眼诊仪关键技术装备基础研究”（2023-MSLH-194）、中国医药教育协会团体标准制定项目“中医五脏系统疾病症状术语”、2024 年辽宁省教育厅高校基本科研项目“中医药标准化研究”（2024-JYTCB-101），本书对中医数字化与标准化融合研究进行了多角度、全方位的深入挖掘。

当今时代是信息化与数字化社会，每个微小的信息经过数字化分析及大数据提取，都有可能获得前所未有的新信息点，而针对这些信息点进行科学研究和挖掘时，就有可能会突破瓶颈。以中医理论为基础，利用数字化和计算机技术建立一种可供中医人使用的数据库系统，从而收集并分析中医证素数据，为中医辨证论治提供了一种新方法。

本书基于多个辽宁省科研项目最新研究成果的总结进行编写，并经过不断改进和完善，内容丰富，方法领先，意义重大，具有较高的推广价值；在制定其他中医药类标准时也可进行参考。本书系统阐述中医学理论基础、中医标准化相关知识以及中医数字化技术产生发展、推广应用与未来发展前景，以适应中医现代化、标准化与国际化的拓展，主要探讨了中医数字化与标准化融合的研究背景、思路及方法，分析了中医数字化的概念与特点，总结了中医数字化以及标准化的研究方法，梳理了中医数字化的产生与发展，构建了中医四诊数字化技术应用体系，将中医学与其他学科知识相互融合，突破中医健康数据采集、柔性控制、人机耦合、多维信息融合辨识等关键技术，形成中医数字化技术推广示范，从而推进中医远程诊疗、移动医疗、智能医疗等新型服务业态发展，推动中医传统诊疗技术的现代化、标准化与国际化，提高中医诊疗服务的可及性，促进中西医学现代融合发展。

全书共七章。第一章绪论，第二章中医学理论基础，第三章中医数字化基础，第四章中医数字化产生与发展，第五章中医数据信息标准化，第六章中医数字化应用，第七章中医数字化发展前景。其中第一章、第二章、第三章第一节和第二节、第四章第二节、第六章第十一节、第七章均由刘鑫编写；第三章第三节、第六章第十节均由陈彦君编写；第四章第一节由曲金桥编写；第四章第三节由李可大、崔家鹏、宋梦、张文伟、袁东超和杨茗茜共同编写；第五章、第六章第一节至第九节均由倪非编写。

中医数字化和标准化探索与应用研究任重而道远，本书主要分析了中医数字化的概念与特点，总结了中医数字化以及标准化的研究方法，梳理了中医数字化的产生与发展，构建了中医面诊—色诊—眼诊—舌诊—闻诊—问诊—切诊—脏腑辨证数字化应用体系，可以为中医药其他相关领域的研究工作者提供参考。尽管我们反复斟酌并数易其稿，然而由于时间与水平有限，加上数字化技术发展很快，书中难免存在不妥和疏漏之处，敬请前辈与同道批评指正。

《中医数字化和标准化探索与应用》编委会

2025 年 1 月

目 录

第一章

绪　论

一、研究背景

中医药具有“原创科技资源”的先天优势，其发展面临前所未有的机遇和挑战。中医药传承创新发展的核心是与现代化科技深度融合。当前，大数据技术日益成熟，传统行业的数字化转型逐步成为未来产业发展的主要趋势。随着中医药需求与优势的日益凸显，人们开始探索中医药与大数据技术的融合发展，试图借助现代信息技术，实现中医数字诊疗，切实提升中医现代化水平，为人们提供更加高效与便捷的中医诊疗服务。从“十三五”期间的科技计划实施到“十四五”布局，中医数字化始终是中医药科技创新发展中的重要组成部分。2017 年，科技部和国家中医药管理局发布《“十三五”中医药科技创新专项规划》，从“数字化、智能化现代制药装备”“新型中医诊疗信息采集前沿技术”“发展中医康复技术方法和方案，加快中医药仪器与装备研发”等方面对中医数字化研究进行布局，并在“十三五”科技项目实施中进行实际部署。2018 年，在相关专家的倡导下，科技部重大专项办启动“中医药关键技术装备”专项的调研工作，对中医药关键技术装备的专项研究进行了顶层设计和系统梳理。《“十四五”中医药发展规划》明确提出“推动设立中医药关键技术装备项目”。

数千年来，中医学在保障人民健康和预防治疗疾病中发挥了重要作用。随着人工智能的飞速发展，我们更应该坚持中医药主体发展，发挥中医药特色，体现中医疗效优势。新的历史时期给中医药传承发展提出了新的要求，良好的机遇与多样化发展的挑战并存。中医药数字化、标准化及现代化是推动中医药传承创新发展的重要内容，借助数字化科学技术方法提高临床疗效，是中医药发展的核心。

辨证论治是中医临床诊疗的基本原则，是将望、闻、问、切四诊信息整合为证候诊断，进行相应处方用药的临床诊疗措施。但传统辨证论治在临床诊疗信息收集阶段具有主观性特点，容易因中医师诊疗能力、诊疗习惯的影响导致诊疗信息可靠性与准确性下降。此外，由于患者个体差异的影响，传统辨证论治理论指导下，病证结合诊疗信息测量难度增大，难以形成系统化、标准化信息模板，阻碍了中医诊疗的继承与发展。提高诊疗信息可靠性、精准性及规范性是有效提高中医临床诊疗实践能力的关键，通过现代化、数字化信息处理技术对高水平临床信息数据进行分析整合，可以促进中医临床优质诊疗信息的推广，提高中医诊疗效率，推动中医在传承创新中发展。

二、研究思路

当今时代是信息化与数字化社会，每个微小的信息经过数字化分析及大数据提取，都有可能获得前所未有的新信息点，而针对这些信息点进行科学研究和挖掘时，就有可能会突破瓶颈。以中医理论为基础，利用数字化和计算机技术建立一种可供中医人使用的数据库系统，从而收集并分析中医临床数据，为中医辨证论治提供新思路。

当前，越来越突显出医工交叉融合的大趋势，生物、信息、智能等学科与现代医学的交叉合作提供了多样化的观测、解构与分析手段，极大提升了诊疗能力。同样，这些学科与中医学的融合也促进了中医药数字化与现代化的进程，尤其是人工智能技术的飞速发展，越来越多的研究者深刻地认识到，有机的生命体绝不单纯是细胞、分子和器官叠加的线性关系，而是同时伴随着系统生物学、生物信息学等学科的逐步形成和发展，学界也开始认可人体是一个“复杂网络”的系统。

现代医学与传统中医学的结合之路，是现代科学技术快速发展、交叉融合大背景下的必然趋势。正如人体既是一个有机整体，又由若干部分组成：既是一个个实体，又同时兼具各类不同的功能。中医学的发展，既要注重整体功能，又要注重用现代科学原理阐释其作用机制，只有明晰整体与部分、实体与功能的关系，才能有望开启数字智能化诊疗的新时代，促进中医数字化和标准化的繁荣与发展。

基于以上思路，本书研究的基本出发点如下：

首先，深入挖掘中医学基本特征与辨证论治体系。传统医药在近代由于受到西医学的冲击，很多已经逐渐消亡，如希腊和印度等的传统医药均被西医学所代替。我国中医药传承了几千年，从“衷中参西”到“中西医结合”、再到目前“中医药数字化、现代化”，历经各个时期的发展与变化。中医学应该怎样发展，仍是大家所面临的共同问题。中西医各有所长，各有所短，虽然其理论体系不同，但都是科学的，研究的对象都是人，目的都是治愈疾病，因此应该各取所长，共同发展。中医理论建立在朴素的唯物论与自然辩证法基础之上，经历了数千年临床实践的考验，其基本特点和核心内容是整体观念和辨证论治。整体观念强调人体是一个有机整体，注重人体内部组成间及其与外部环境之间的相互联系、相互制约、相互作用，即把人和环境作为一个大系统，整体地、动态地进行研究。辨证论治是中医所独有的临床诊疗思维和方法，就辩证思维而言，主在阐常，运用常识、常规、常法分析处理临床问题。然而疾病的表现是纷繁复杂的，因此需要深入挖掘辨法思维，即复杂性辨证论治思维来进行论治。

其次，阐述中医数字化基础与标准化基本知识。标准是经济活动和社会发展的技术支撑，是国家治理体系和治理能力现代化的基础性制度，也是中医实现数字化的基础。标准化工作一直受到党和国家的高度重视，标准决定中医数字化的质量，只有高标准才有优质量。中医学是一门独具特色的学科，是世界医学宝库中的一块瑰宝，中医标准化是中医药事业发展的重要组成部分，是一项基础性、战略性与全局性工作，对引领和支撑中医药事业发展具有重要意义。通过创新性地提出中医药标准化研究方法，挖掘中医临床数据信息的特点，构建中医诊疗信息—中医诊疗过程—中医辨证论治标准化的中医数据标准化体系，能够极大地促进中医标准化、数字化以及在国际上的推广应用。

最后，分析中医临床数字化技术的广泛应用与发展前景。随着大数据时代的来临，人工智能、物联网、云计算等新兴信息技术不断涌现，中医面诊、色诊、眼诊、舌诊、闻诊、问诊、切诊、脏腑辨证等数字化技术广泛应用于中医药领域，不仅给标准化发展带来了前所未有的机遇，更是中华民族伟大复兴的必然要求与保障人民健康生命安全的重要途径，同时也为中医高质量发展提供新质生产力。未来十年将是中医药标准化与信息化飞跃发展的时期。如何利用新兴技术促进中医药标准的工程化发展，通过中医药标准化与中医药信息化的双向融合，将现有的标准化成果用信息化手段应用到中医药临床实践中，以标准化理念和方法促进中医药信息化建设的规范化，是未来全球范围内中医药标准化与信息化协同发展的必然趋势，也是向国际推广中医药各类标准应用，推动中医药现代化进程的新模式。

三、研究内容

本书由绪论、中医学理论基础、中医数字化基础、中医数字化产生与发展、中医数据信息标准化、中医数字化应用、中医数字化发展前景共七部分组成，将中医药与其他学科知识相互融合，突破中医健康数据采集、柔性控制、人机耦合、多维信息融合辨识等关键技术，形成中医诊疗装备系列相关标准，充分利用现有医疗器械的前期基础，建立中医特色医疗器械的产业创新基地，形成技术推广示范，推进中医远程诊疗、移动医疗、智能医疗等新型服务业态发展，推动中医传统诊疗技术的现代化、标准化与国际化，提高中医诊疗服务的可及性，促进中西医学现代融合发展。具体研究脉络如下：

绪论（第一章）主要包括中医数字化和标准化探索与应用的研究背景、思路以及内容。

中医学理论基础（第二章）介绍中医学发展历程、中医学的基本特征、中医学辨证论治体系以及与时俱进论中医。

中医数字化基础（第三章）主要介绍中医数字化的基本概念、中医数字化的特点以及中医数字化的研究方法。

中医数字化产生与发展（第四章）主要包括知识驱动的中医信息化创新、中医数字化的发展现状以及中医数字化的社会价值和意义。

中医数据信息标准化（第五章）介绍中医标准化概论、中医数据的标准化以及中医数据标准化体系构建。

中医数字化应用（第六章）主要介绍中医面诊、色诊、眼诊、舌诊、闻诊、问诊、切诊、脏腑辨证八种数字化技术的应用、中医诊疗数字化场景、中医诊疗数字化转型框架体系以及中医数字化典型案例。

中医数字化发展前景（第七章）主要包括中医诊疗数字化发展前景广阔、中医诊疗数字化转型面临的挑战与建议。

第二章

中医学理论基础

第一节　中医学发展历程

中医学是中国传统医学的精华，从远古发展至今。它基于古人对自然和疾病的初步理解，形成了独特的理论体系，如阴阳五行和脏腑经络理论等。秦汉时期，《黄帝内经》的编撰标志着中医理论体系的成熟。东汉张仲景的《伤寒杂病论》和唐代孙思邈的《备急千金要方》为中医诊疗和药物应用奠定了基础。宋元明清时期，中医学继续发展，医学教育得到重视，临床实践和药物学知识更加丰富。近现代，西医学的引入给中医发展带来挑战，但中医界人士始终致力于保护和传承中医学。中华人民共和国成立后，中医学得到国家支持，实现了现代化。近年来，中医药科技创新成果显著，国家推动中医学与现代科技结合，促进了中西医结合的新局面。全球化背景下，中医学不仅在国内受到重视，在国际上也逐渐得到认可，其在现代化和全球医学领域中的作用日益增强。

一、春秋战国时期

春秋战国时期，公元前 770 年至公元前 221 年，是中国历史的重要转折期。中医学在此期间显著发展，标志着社会从奴隶制向封建制过渡。生产力的提升和经济结构的变革促进了学术思想的活跃，医学领域摆脱了巫术，临床治疗和理论知识得到积累，医学分科和职业医生出现，迷信逐渐消退[1]。

（一）医学理论认识

医家医和认为疾病由六淫过度引起，强调阴阳五行理论，反对迷信鬼神。秦越人对中医学贡献巨大。《素问・五脏别论》和《吕氏春秋・尽数》指出，迷信占卜祈祷导致疾病难以治愈，巫医和毒药只能治标。随着专业医师的兴起，临床治疗迅速发展，如《汉书・艺文志》记载的医学著作虽佚失，但为医学理论形成铺路。

学术文化领域进步显著，阴阳五行理论体系初具雏形。《左传》中秦国医和与晋侯的对话揭示了医学理论的萌芽，包括阴盛阳衰导致的病变原理、风病与湿病的理论，以及五味、五色、五声等概念，为医学诊断学和药理学奠定基础。阴阳五行学说和天人相应的哲学思想开始融入医学，形成初步的医学理论体系。古人还尝试通过调控气候预防疾病，如《左传》记载的“藏冰”预防瘟疫。

（二）代表医家思想

在这一时期，医疗活动频繁，理论研究丰富，名医们以卓越医术和深刻见解为中医发展打下基础。

扁鹊，被喻为当时的神医，遍游行医，擅长多科，提出“望、闻、问、切”四诊法，奠定中医诊断治疗理论基础。其注重个体化治疗，提出“病有六不治”原则，展现医学造诣和人文关怀。

医和，春秋时期秦国名医，贡献显著。其可能将阴阳五行应用于医学，解释生理病理现象，提出疾病发生、发展独特见解，影响后世中医理论。

医缓，晋国名医，以诊断技艺著称。他擅长运用多种诊断方法，综合分析病情，注重个体化治疗原则，体现中医治疗特点。

文挚，战国名医，精通医术，善用心理疗法，可能是中医心理疗法的先驱。他认识到心理因素在疾病中的作用，成功应用于临床，医德高尚，受人尊敬。

（三）代表医学典籍

春秋时期，随着医疗实践和理论体系的发展，出现了一批重要的医学典籍。

《足臂十一脉灸经》详细记载了人体十一条经脉的走向和主治疾病，是最早全面描述这些内容的著作之一。其主要治疗方法为灸法，展示了中国古代医学的独特治疗方式。

《阴阳十一脉灸经》分为甲乙两种文体，记录了与各脉相关的疾病和治疗方法，将病候分为“是动病”和“所产（生）病”，为中医经络学说研究提供了重要资料。

《五十二病方》记录了52种疾病和多种医方，涉及240余种药物，包括外科疾病药物和手术治疗方法，是我国最早的医学专著之一。书中还有工笔彩绘导引图，反映了早期“养生”法。

《黄帝内经》成书于战国秦汉时期，是我国现存最早、影响最大的医学典籍。它总结了春秋战国前的医疗成就，确立了中医药学理论原则，标志着理论体系的初步成形。该书内容广泛，不仅论述了医学，还体现了“整体医学模式”，涉及多学科知识，为后世中医发展提供了理论指导。

二、秦汉时期

秦汉时期，中国医学在继承先秦成果基础上，实现了创新与飞跃，为中医学繁荣打下基础。医学理论体系化，医疗技术与实践创新，医学教育与人才培养体系初步形成，预防医学与养生理论逐渐发展。医学发展以《黄帝内经》理论为基础，与临床治疗结合，但理论与实践结合不紧密，限制了《黄帝内经》的指导作用。药物和方剂应用缺乏经验，治疗原则难以具体化。汉代医学弥补了这一缺陷，注重药物方剂进步和疾病本质探讨，建立了“辨证论治”临床理论体系，使《黄帝内经》理论与实践更紧密结合，为中医发展开辟道路[2]。

（一）理论实践创新

秦汉时期，阴阳五行理论被广泛用于解释人体生理病理，指导药物配伍。医学家细化脏腑分类，提出“气血并行”理论，完善经络系统。通过刺激特定腧穴调节脏腑功能，治疗疾病。张仲景在《伤寒杂病论》中系统阐述辨证论治思想，形成完整的理法方药体系，强调个体化治疗，注重疾病整体性和动态性变化，这些原则至今仍是中医临床的重要指导。《神农本草经》集药物学术经验之大成，增加药物种类，进行毒性分类，强调“四气”，明确治疗原则，影响深远。外科手术和麻醉技术取得突破，华佗创制麻沸散，推动外科手术发展。针灸治疗技术显著进步，从砭石到金属针转变，形成完整针灸学理论体系，提供科学依据。针灸治疗范围扩大，广泛应用于内科疾病，拓展至外科、眼科等领域。秦汉医学理论与实践创新为中医学发展奠定了基础，提供宝贵借鉴与启示。

（二）代表医家思想

西汉初年的淳于意、东汉末年的华佗与张仲景，是医学史上影响深远的大家。他们的学术思想和医疗实践对后世产生了重要影响。

淳于意，即太仓公，精通医术，特别重视脉诊，强调脉证结合以精准诊断。他对经络理论有深刻理解，能运用其进行脉诊，深入分析病因和病情。淳于意还致力于医学教育，培养了众多医学人才，对医学的传播与发展做出了重要贡献。

华佗，与董奉、张仲景并称“建安三神医”，精通多科，尤以外科见长。他创制了“麻沸散”，成功施行腹部手术，推动了中医外科技术的发展。华佗还创制了“五禽戏”，强调预防医学，其学术思想和实践创新为中医外科学开辟了新道路。

张仲景，著成《伤寒杂病论》，将伤寒病分为六经阶段。每个阶段都有特定的治疗方法，对中医诊断和治疗产生了深远影响。他在方剂配伍上见解深刻，提出了预防医学思想。

（三）代表医学典籍

《难经》通过问答形式阐述中医疑难问题，内容包括脉诊、经络等，对中医实践有深远影响，其理论和经验为中医发展打下基础。

《神农本草经》是中国古代药物学重要著作，总结汉代药物学成就，分为三品共365种药物，创立药物配伍和方剂制备原则，对后世医学产生深远影响，成为药物学史上的瑰宝。

《伤寒杂病论》被誉为“方书之祖”，充实了《黄帝内经》热病学说，系统分类疾病，奠定“辨证论治”基础，提出六经辨证理论，为病因学和辨证施治提供依据，提出严谨方剂组方原则，创制多种剂型，对后世医学著作有深远影响，成为中医临床重要指南。

三、魏晋隋唐时期

在汉末至五代的七百多年间，中国封建社会经历了多次变革。魏晋隋唐时期，中国医学在临床实践、疾病认知、医方创新和新药发现上取得显著进步，方书的大量涌现丰富了医学宝库。然而，医学在诊断技术和基础理论上的进展较慢，主要依赖于古代经典的继承。医学大家受宗教迷信的影响，分散了医学研究的精力和资源。魏晋南北朝时期的社会风气催生了新的疾病和治疗方法。东晋时期，士大夫南迁后所遭遇的脚气问题，亦推动了医学领域的研究进展。丝绸之路的开通和佛教的东传，使外域的医学知识与药物传入中国，为中医学注入新元素。同时，中国医学也传播到日本、朝鲜等邻国，成为东西方医学文化的桥梁[3]。

（一）理论实践创新

纸张的普及和印刷术的发展推动了中医药学经典著作的传播与研究。医家们整理和注释这些理论，使之系统化，便于传承。新的医学理论如《脉经》对脉象的分类，以及隋唐时期对疾病病因的深入探索，包括“七情内伤”理论，都对中医诊断学和临床实践产生了重要影响。针灸推拿作为中医药学的重要组成部分，在这一时期也得到发展，提高了疗效和安全性。医学教育在魏晋隋唐时期得到重视，官方和民间都培养了大量医学人才，促进了医学知识的普及和传承。

（二）代表医家思想

在魏晋至隋唐时期，中医药学领域诞生了多位杰出医学家，他们的贡献至今仍具深远影响。

王叔和，高平人，受张仲景影响，医术精湛。他整理《伤寒杂病论》，分为《伤寒论》和《金匮要略》，并著《脉经》，强调饮食养生和早期治疗。

皇甫谧，三国西晋学者，家境贫寒，晚年半身不遂仍坚持著述。他在针灸学领域贡献卓越，撰成《针灸甲乙经》，提出“针刺先神后气”理论，注重个性化治疗和整体观念。

葛洪，东晋道士，隐居山林，专注于炼丹和著书。葛洪的学术思想体现在《抱朴子》中，著有《肘后备急方》，强调灸法的使用。他在化学方面也有重要贡献。

陶弘景，南朝梁道教思想家，隐居茅山，成为上清派重要传人。他改进中医药物分类法，著有《本草经集注》，对中医药学发展产生深远影响，掌握丰富的化学知识。

巢元方，隋代医学家，主编《诸病源候论》，深入研究疾病病因，提出新病因学理论，详细描述寄生虫病病因和传染途径，注重预防和治疗相结合，提出多种治疗方法。

孙思邈，唐代医学家，被尊称为“药王”，精于内科、妇科、儿科等。他的学术思想体现在《备急千金要方》和《千金翼方》中，提出杂病分类辨治法，注重内外兼治和预防为主，强调医德，以患者健康为首要考虑。

王焘，唐代医学家，对医学产生浓厚兴趣，曾任要职，广泛涉猎医学典籍，积累丰富医学资料。他秉持开放包容态度，注重临床实践，在治疗瘟疫方面独具匠心。他的医学成就集中体现在《外台秘要》中，强调预防为主、重视养生保健。

（三）代表医学典籍

《针灸甲乙经》是最早的针灸学著作，成书于公元 282 年，总结了《素问》等三部名著，奠定了针灸学的基础。书中详述了针灸理论，包括经络、腧穴、针刺手法等，并提出操作手法和禁忌，为针灸学规范化、标准化发展提供依据。

《肘后备急方》是东晋葛洪所著的临床急救手册，系统整理了急性病症治疗方法，记载了传染病、急症的内外治法，具有很强的可操作性。葛洪对疫病的分析和治疗方法为温病学的开创奠定了基础。

《诸病源候论》由隋代巢元方等编著，总结了隋代以前医学成就，集中论述了各种疾病的病源与病候，是中医病因病理学专门著作。书中深入阐述了病因病机，突破前人理论，详细描述了多种疾病的病因、病理变化及症候表现。

《备急千金要方》由唐代孙思邈所著，被誉为中国最早的临床百科全书。书中总结了唐代以前医学成就，涵盖了中医基础理论和临床各科的诊断、治疗、针灸、食治、预防、卫生等各方面医学知识。孙思邈在书中系统阐述了“仁心仁术”的医德观念，对医学伦理学发展产生深远影响。

《新修本草》由唐代苏敬等编写，是中国政府颁行的第一部药典，标志着中国药典编纂的开始。它系统总结了唐代以前药物学成就，对古书未载内容加以补充，内容有误者重加修订，并广泛收集外来药物和民间经验用药，充实了民间药学知识。

《外台秘要》由唐代王焘辑录，是一部综合性医书，全书共四十卷，分一千一百〇四门，载方六千余首，几乎涵盖了唐代以前医学典籍的精华。王焘在编纂过程中，博采众家之长，引用医学著作六十余部，使得《外台秘要》成为一部集大成之作。

四、宋金元时期

自宋代起，手工业和商业的繁荣推动了城市文化和科技的发展，活字印刷术的发明对文化和医学产生了积极影响。政府通过设立机构、出版著作和修订医学文献等方式普及医学知识。元代广惠司的设立和阿拉伯医学的引入，标志着东西方医学交流的开始。这个时期对《伤寒论》的研究形成热潮，产生了多部相关著作，推动了《伤寒论》的理论化和系统化。此外，宋代开始重视“五运六气”学说，促进了中医理论的发展。

（一）理论实践创新

宋金元时期，医学管理与教育显著发展，政府建立了完整的医药卫生行政机构和医事制度法规。宋代尤为重视医学教育，将医学院校纳入国家官学系统，并设立校正医书局，集中学者对重要医籍进行整理和校勘，为中医文献的保存和传播作出重大贡献。同时，这一时期大型医学方书如《太平圣惠方》《圣济总录》《太平惠民和剂局方》等的编撰和出版，不仅数量众多且质量上乘，汇录历代名方，明确治病原则，为中医临床提供重要参考。此外，经典中医临床医学书籍如

《洗冤录》《小儿药证直诀》《妇人大全良方》《铜人腧穴针灸图经》等相继问世，分别在法医学、儿科等领域取得显著成就。医学流派的产生与争鸣也是这一时期的特点，如“寒凉派”“攻邪派”“补土派”“滋阴派”等学派的形成，推动了中医药学的理论创新和实践发展。

（二）代表医家思想[4]

庞安时，字安常，北宋医家，专研伤寒与温病，提出分治观点，强调体质在治疗中的重要性，对医学发展有显著影响。

朱肱，著名医学家，在伤寒学领域贡献卓越，著有《南阳活人书》，将“六病”与“六经”相结合，并绘制了经络图，深入探讨了伤寒学。

成无己，宋金医学家，首次全面注解《伤寒论》，重视脏腑辨证，对攻下法汤剂有深刻认识，为后世研究提供重要参考。

钱乙，北宋医家，尤擅儿科，被誉为“儿科之圣”，归纳小儿生理病理特点，建立五脏辨证体系，著有《小儿药证直诀》。

陈言，字无择，创立“三因学说”，区分百病病因，重视察脉辨证，提出诊脉方法，强调内因重要性，调心为上。

刘完素，金代医家，提出“六气皆能化火”学说，重视五运六气理论，创立“河间派”，对中医学发展有重要影响。

张从正，金元四大家之一，主张攻邪扶正，提出“攻邪论”，丰富中医病因病机理论，提供新思路和新方法。

李杲，金元四大家之一，对脾胃病有深刻理解，提出“内伤脾胃，百病由生”，是“脾胃学说”创始人，对中医理论和临床有重要指导。

朱丹溪，金元四大家之一，主张滋阴降火，平衡阴阳，创立丹溪学派，强调治疗原则，勤于著述。

危亦林，元代医学家，对祖传医术有浓厚兴趣，重视民间单方验方，编纂《世医得效方》，推动中医骨伤科发展。

（三）代表医学典籍

《太平圣惠方》是北宋官修方书，耗时 14 年完成，共 100 卷，总结隋朝以前医学成就，是中国医药学史上首部病因、病理、证候学专著，为后世中医治疗提供重要参考。

《太平惠民和剂局方》是宋代官方编纂的中医方剂学巨著，收录众多著名方剂，广泛流传，对中药炮制技术和方剂学发展有重要作用。

《圣济总录》是北宋末年政府编纂的医学巨著，共200卷，收录约20 000首附方，分类清晰，理论结合各家学说，注重民间经验良方及医家秘方，疗效可靠，特别提及“食治门”对中医妇科学及食疗发展有重要参考价值。

《南阳活人书》是北宋伤寒学家朱肱的代表作，通过问答形式详尽阐释伤寒证治异同，创立六经辨证体系，促进仲景学说普及应用，为后世中医伤寒学发展奠定基础。

《伤寒明理论》由金代医家成无己所著，深入辨析《伤寒论》中50个主要证候，提高医者面对复杂病情判断准确性，为后世中医证候学发展奠定基础，深入探讨方剂配伍关系，是第一部专门剖析方剂制方理论的专著。

《小儿药证直诀》是我国现存最早的儿科专著，由北宋钱乙编撰，详细阐述小儿生理特点、病理表现及治疗方法，对中医儿科发展产生深远影响。

《三因极一病证方论》是南宋陈言所著，首次将病因明确划分为外因、内因和不内外因三大类，详细阐述病因与病证关系，对中医病因学、辨证施治方法及临床实践产生深远影响。

宋代医学家陈自明编著的《妇人大全良方》和《外科精要》，对中医妇科和外科发展起到关键推动作用。《妇人大全良方》是中国现存最早的妇产科专著之一，《外科精要》是中医学史上最早以“外科”命名的外科专著。

金代医家刘完素所著的《宣明论方》和《素问玄机原病式》，在中医理论与临床实践方面取得显著成就，《宣明论方》强调预防为主，《素问玄机原病式》发展亢害承制理论，提出六气化火及玄府气液学说，为中医理论发展作出重要贡献。

张从正的《儒门事亲》将中医理论与临床实践紧密结合，推崇刘完素学术思想，擅长运用汗法、吐法、下法治疗危急重症，为中医急诊学发展作出重要贡献。

元代李杲的《内外伤辨惑论》和《脾胃论》详细辨析内伤与外感差异，强调脾胃在疾病发生中的核心地位，创立培补脾胃治疗大法，为中医脾胃学说发展奠定基础。

朱丹溪的《格致余论》体现其医学理念，提出“阳常有余，阴常不足”学术观点，对中医阴阳学说进行重要创新，并强调食疗与保健的重要性。

危亦林的《世医得效方》汇集家族五代行医经验，结合历代著名方剂，内容广泛，涵盖中医各科疾病，特别是在骨伤科方面取得显著成就，代表金元时期中国骨伤科发展水平。

五、明清时期

明清时期，医学领域取得显著进步。这一趋势基于宋金元时期医学理论的积累，通过实践检验，形成了一个完整系统的理论体系。该体系与临床实践紧密结合，为诊疗提供指导。中医药学在继承前人成就的基础上，向精细化和系统化发展，理论和实践都有新的突破[5]。

（一）理论实践创新

明清时期，医家们在前人基础上深入探索整理中医药理论，通过丰富的临床实践验证调整传统理论，使其更贴近临床需求。一些医家如明代张景岳提出“命门学说”，影响温补学派；清代叶天士创立卫气营血辨证体系，为温病治疗奠定基础。同时，中医药学文献迎来鼎盛时期，医家们创作整理医学著作，清代《医宗金鉴》集医学之大成，民间藏书家和刻书家于文献传承有颇多贡献。医学教育方面，官方增设医学机构，民间医学教育蓬勃发展，家传师授成为重要传承方式，医学专著和教材如《医学入门》推动教育普及，促进医学教育整体发展。

（二）代表医家思想

李时珍，被人们喻为药圣，医学世家出身。他强调实证研究，不迷信古人。编写 192 万字的《本草纲目》，推动中医药学发展，影响深远。著有《奇经八脉考》等医书，对中医药学有重要贡献。

李中梓，幼年擅长文学、兵法，后学医，提出脾肾为人身之根本，编写多部中医著作，对中医经典进行科学解读。

张介宾，自幼聪颖，广泛涉猎，对中医理论有深入研究。撰成《类经》，强调阴阳学说，提出独特观点，创制名方。

王肯堂，江苏金坛人，习儒，工书法，兼及医理。重视脏腑学说，强调经络辨证，代表作有《证治准绳》等。

吴有性，明末清初传染病学家，经历疫情，撰写《温疫论》，创立瘟疫学说，提出祛邪达原理论，创立方剂。

叶桂，医学世家出身，构建独特医学理论体系，被誉为温病学奠基人。提出温病辨证理论体系，主要著作有《温热论》等。

吴瑭，清代杰出人士，担任钞胥，构筑学术体系。创立三焦辨证理论体系，提出三焦分治法，著作《温病条辨》影响深远。

黄元御，清代医学家，乾隆御医，弃儒从医，医术精湛。尊崇“四圣”，主张温阳补土，著有《黄元御著作十三种》等，对中医临床实践有指导意义。

（三）代表医学典籍

《本草纲目》是明代李时珍编写的药物学著作，总结了16世纪前的中国药物学，收录1 892种药物，比前作多374种。书中纠正了以往错误，提出了先进的药物分类方法，并系统地记述了药物知识。它还保存了许多古代文献。作为中国药学史上的里程碑，《本草纲目》对多个自然科学领域作出了重要贡献，被誉为“东方医药巨典”，并被达尔文誉为“中国古代百科全书”。

《类经》是明代张景岳所著，它将《黄帝内经》的《素问》和《灵枢》重新编排为十二个门类，并细分为多个小类。张景岳深入注解并修正了前人错误，挖掘了经文深层含义，引用周易、五运六气等中医理论，深化了对经文的理解。该书对中医理论的传承与发展有重大贡献，成为研究《黄帝内经》的重要参考，并对中医研究与实践产生深远影响，其影响力也扩展至海外。

《证治准绳》是明代王肯堂编纂的医学巨著，共44卷，包含六大医学板块。书中融合历代医家智慧和王肯堂的见解，条理分明，论点公正。王肯堂广泛搜集医家著作和经验，引用《黄帝内经》等中医经典。全书以“证治”为核心，详尽描述病证特征、诊断和治疗策略，附有大量方剂和案例，包括创新疗法和新药方，对中医临床学发展有重要贡献，受到医者高度评价。

《医宗金鉴》是清代官方编纂的医学巨著，集合了众多医学专家的智慧和经验。它在成书后成为医学界的权威著作，影响深远。全书共九十卷，总结了自春秋战国至明清的医学知识，涵盖了多个医学领域。这部作品系统整合了中国古代医学知识，为后世提供了内容丰富、易于检索的医学资料。编纂时注重临床实用性，对药方和治疗方法进行了严格的验证和分类，确保了其学术价值和临床指导意义，受到后世医者的高度评价。

《温热论》是清代名医叶桂口述、弟子顾景文笔录的温病学奠基之作。书中首次提出温病的病因是“温邪”，其可以通过口鼻侵袭人体，病变有逆传和顺传之分。叶桂还创立了温病卫气营血辨证体系，将病理变化分四层，详细论述各个层次的证候与治则，制定了不同阶段的治疗大法，推动了温病学发展。在诊断方面，书中提出通过辨舌验齿、辨斑疹白痦等方法诊断病情和预后，为后世提供了实用的诊断经验。

《温病条辨》是清代吴瑭所著，提出三焦辨证理论，将温病分为上、中、下三焦，与叶桂的卫气营血辨证理论相辅相成，推动了温病学的发展。书中详述温病的症状、临床表现及治疗策略，创制了如桑菊饮、银翘散等广泛应用的方剂。这些方剂因组方精炼、疗效显著、制备简便，成为后世医者的宝贵财富。该书的出版确立了温病学说的独立地位，构建了系统完整的理论体系，涵盖病因、病理、诊断、治疗等，还包括产后调治、小儿惊风等特殊病症，为中医临床实践提供了重要理论指导和参考。

《傅青主女科》由清代医家傅山撰写，是妇产科领域的经典之作，对中医妇科学产生了深远的影响。书中深入分析了女性的生理病理特点，并以脏腑辨证为理论核心，特别突出了肾、肝、脾三脏在妇科疾病中的重要性。傅山还系统总结了妇科疾病的治疗方法和药物，创制了如完带汤、两地汤等广泛使用的方剂。这部著作不仅促进了中医妇科学的独立发展，还充实了中医理论体系，为后世中医实践提供了重要指导，是中医学宝库中的瑰宝。

《医林改错》是清代医家王清任所著，分为上下两卷。上卷详细记录了他对古代医学中脏腑描述的纠正，通过解剖尸体绘制脏腑图形，首次描述了胰脏、胰管等结构。下卷讨论了瘀血病机和辨证治疗方法，强调气血理论，提出脑髓学说，并创制了多种活血化瘀方剂。尽管受限于当时的解剖学知识，但他的研究为医学发展打下了基础。

六、近现代时期

近现代时期，中医药学面临着前所未有的挑战与机遇。西方科学的迅猛发展和西医的普及一度使中医药学边缘化，并受到质疑和批判。然而，正是这种逆境激发了中医药学者探索和创新的决心，推动了中医药学的复兴之路。

（一）科学化探索与融合

近现代医家运用科学方法研究中医药，寻找与现代科学的结合点。利用化学、生物学、药理学等手段深入研究中药，为中医药科学化和现代化奠定了基础。学者将中医药理论与现代医学理论结合，形成中西医结合新模式，为临床治疗提供更多选择。

（二）国际交流加强

在全球化推动下，中医药学走向世界舞台。国际学者和医疗机构进一步关注研究中医药学，加速其国际化进程。通过举办国际学术会议、合作研究机构、推广中医药文化等方式，中医药学国际影响力增强，在多国成为医疗体系重要组成部分。

（三）临床实践创新与发展

近现代中医药学者不断总结经验，创新诊疗方法。注重传统中医药辨证施治，并吸收现代医学理念和技术，形成中西医结合诊疗模式。在防治传染病、慢性病、疑难病等方面展现出独特优势和疗效，赢得患者信赖和好评。

（四）教育与传承新篇章

近现代中医药教育迎来了全面发展和规范发展。高校设立中医药专业，培养高素质人才。教育体系不断完善，形成多层次、多类型教育体系。民间传承活力焕发，名医世家和医学流派通过师徒传承、网络授课等方式，使中医药精髓和技艺代代相传。

（五）文献研究与整理现代化

近现代中医药文献研究与整理取得进展。学者运用现代技术手段对古籍进行数字化处理、校勘注释和编纂出版，使珍贵文献得以保存和传承。积极挖掘整理民间验方、秘方等非物质文化遗产资源，为中医药创新发展提供了灵感和动力。

中医学以其独特的理论和诊疗方法，在世界医学中具有独特地位。近现代，中医药在多个方面取得显著成就，推动了其复兴和发展，为世界医学多样性和进步作出贡献。未来，中医药将继续传承与创新，为人类健康事业贡献力量。

第二节 中医学的基本特征

一、天人相应的整体观念

中医学作为中华文化的重要组成部分，其独特之处在于天人相应的整体观念。这一观念源于中国古代哲学，强调人体与自然界间的密切联系，遵循宇宙运行规律。

（一）人与自然环境的统一性

中医学视人体为小宇宙，与自然环境相互感应。自然界的季节变化、昼夜更替、地域差异等均可影响人体。顺应自然、和谐共生是中医学养生治病的基本原则。

（二）人体自身的整体性

人体内部各组织器官间存在紧密联系，共同维持生理平衡。中医学用五行学说阐释内在整体性，五脏与五行相对应，存在相生相克关系。治疗时强调从整体出发，采用辨证施治方法来调和脏腑、平衡阴阳。

（三）身心合一的健康观

中医学认为心理活动与身体健康密切相关。情志因素可影响脏腑气机和气血流通，加重疾病。治疗时应重视心理状态调节，采用情志疗法、心理暗示等手段，促进身心全面康复。

二、中医精华之辨证论治

（一）辨证论治

辨证论治是中医学的核心，要求医生运用中医理论全面分析患者情况，制定科学的治疗方案。即通过四诊合参收集患者信息，运用中医理论进行分析，明确疾病原因。再基于辨证结果，制定治疗原则和方案。

辨证论治强调个体化治疗、整体调节、综合治疗、预防和治疗相结合，这样能够提高治疗效果，减少副作用。

（二）治未病

中医学强调预防思想，主张在疾病还未发生或初期阶段采取措施，降低疾病发生率和复发率。治未病不仅用于个人健康管理，也融入了公共卫生政策，促进全民健康，提高生活质量。

（三）独特的理论体系与治疗方法

中医学的基本理论是中医临床实践和学术发展的基石。它以整体观念为指导思想，以阴阳五行学说为基本工具，以脏腑经络为核心内容，构建了独具特色的医学理论体系。

1. 整体观念

中医的整体观念认为人体是一个有机整体，各部分相互联系协调，五脏维持生命活动，形体与神志相互依存。中医还认为人与自然和社会环境紧密联系，社会变迁会影响人体机能和疾病易感性。在诊疗中，以整体恒动观为指导，通过四诊收集信息，确定病因，制定个性化治疗方案。治疗不仅针对症状，更注重恢复体内平衡，调和阴阳、疏通经络，并强调预防为主，通过养生保健提高抗病能力，体现“治未病”的思想[6]。

2. 阴阳五行学说

阴阳学说认为万物由阴阳二气构成，阴阳相互依存、制约、转化，维持宇宙平衡。人体健康依赖于阴阳平衡，一旦阴阳失衡则导致疾病的发生，而中医治疗旨在调整阴阳平衡，使其恢复和谐。

五行学说进一步阐释了脏腑、经络、气血等组织器官间的复杂关系，五行相生相克维持生理平衡。中医学利用五行学说指导临床用药和针灸治疗，如用木性药物治疗肝病，土性药物培补脾胃[7]。

3. 脏腑经络理论

脏腑经络理论是中医学的核心内容之一。脏腑是化生和贮藏气血精津液的器官系统；经络是运行气血、联系脏腑肢节、沟通上下内外的通道。脏腑经络理论不仅揭示了人体生理活动的内在机制及其相互关系，还为中医临床的辨证施治提供了重要的理论依据和诊疗方法[8]。

（1）脏腑理论：通过观察人体外在现象或征象，来研究人体内在脏腑的生理功能、病理变化及其相互关系的学说。包括五脏（心、肝、脾、肺、肾）、六腑（胃、小肠、大肠、胆、膀胱、三焦）和奇恒之腑（脑、女子胞、胆、髓、骨、脉）。

（2）经络理论：经络是运行气血、联系脏腑和体表及全身各部的通道，包括经脉和络脉。经络学说认为，经络是人体脏腑、器官之间相互联系、相互影响的通道，是维持人体生命活动的重要保障。

4. 病因病机理论

病因病机理论深刻揭示了疾病的发生和发展规律。病因包括了内因和外因，病机反映了病理变化的本质和规律。这一理论为中医的临床治疗和中医药的预防、康复提供了重要指导[9]。

（1）中医病因理论：病因是导致疾病的因素，在中医学中至关重要，它关系到辨证论治。中医强调，辨别病因是认识疾病本质和制定治疗方案的关键。病因主要包括外感病因、内伤病因、继发病因和其他病因。

（2）中医病机理论：病机是指疾病发生、发展、变化及其结局的机制。病机学说旨在阐明疾病的发生、发展过程以及疾病的发展规律。围绕阴阳五行、气血津液、藏象、经络、病因和发病等基础理论，探讨和阐述疾病发生、发展、变化和结局的机理及其基本规律。

5. 诊断方法

中医诊断主要依靠望、闻、问、切四种方法。望诊通过观察神色、皮肤、舌苔等来判断病情；闻诊通过听声音、嗅气味来识别病情；问诊通过询问病史和生活习惯来了解病情；切诊通过触摸脉象来判断病情。四诊结合能全面反映病情，为治疗提供依据[10]。

6. 治疗原则与方法

中医治疗原则涵盖治病求本、扶正祛邪、调整阴阳，以及因人、因地、因时采取相应治疗。治疗方法包括中药、针灸、推拿按摩等。中药通过性味、归经、功效等调理脏腑经络；针灸通过针刺或艾灸刺激穴位、调节气血；推拿按摩通过手法疏通经络、调和气血。这些方法各有特点，能根据病情和患者体质进行个性化治疗，以达到治疗目的。

中医学以天人相应的整体观念、辨证论治的诊疗特色、独特的理论体系和治疗方法为基本特征。这些特征不仅展现了中医学的魅力和优势，也为人类健康事业贡献了智慧和力量。未来，中医学将继续传承与创新，推动现代化和国际化，为全球健康福祉作出更大贡献。

第三节　中医学辨证论治体系

一、中医学的疾病观

中医学对疾病的认识，不是简单的症状堆砌，而是深入到人体内部，探寻其发生、发展与变化的根本规律。这一疾病观，根植于中医学的整体观念和阴阳五行学说，强调人与自然的和谐统一，以及人体内部之间的动态平衡。

（一）中医疾病观的深化理解

1. 阴阳失衡是疾病发生的根本

中医视阴阳为宇宙间对立统一的属性，它们相互依存、制约。人体阴阳平衡是生命活动的基础，阴阳失衡会引起病理变化，导致疾病的发生。

2. 气血不和是疾病的重要表现

气和血是人体基本物质，对生命活动至关重要。气具有推动、温煦等功能，血为脉中营养物质。气血失衡时，可能出现气滞、血瘀等病理状态，这些是疾病发生和发展的关键因素。

3. 脏腑功能失常是疾病病机的核心

脏腑是人体关键器官，具有特定功能和相互联系。功能失常会引起病理变化，如心功能异常导致心悸、失眠、多梦，肝功能异常引起胁痛、易怒、月经不调。

（二）中医疾病观的实践应用

中医通过望、闻、问、切四种方法诊断疾病，综合这些手段有助于全面了解病情。同一种疾病可能因多种因素表现出不同证候，需采用不同治疗方法；不同疾病若证候相同，可采用相同治疗方法，体现了中医同病异治和异病同治的思想。中医强调预防胜于治疗，通过饮食、作息、情绪调整等养生方法维持阴阳平衡，增强体质，降低疾病风险。

（三）中医疾病观的现代意义

深入研究中医疾病观，有助于推动其现代化、创新和发展，提升疗效和科学性。同时还能促进中西医结合，利用两者疾病观的互补性，为患者提供更全面有效的治疗方案。中医的预防和养生理念，通过普及健康知识和养生方法，引导人们养成良好习惯，有效预防疾病，提高生活质量，从而提升全民健康水平。中医学的独特魅力和优势将在人类健康事业中发挥更大作用。

二、中医四诊

中医四诊作为中医学诊断疾病的基本手段，承载着千年智慧，是中医临床实践的基石。它包括望、闻、问、切四种方法，每一种都蕴含着深厚的中医理论和丰富的实践经验，共同构成了中医独特的诊断体系。

（一）望诊

望诊是通过观察患者的外在表现，如神态、面色、形态、体态和舌象，来推断其内部脏腑功能和病情变化的方法。中医认为体表变化能够反映内部病变，因此望诊在中医诊断中非常重要。

医生在望诊时会细致观察患者的面色、眼神、形态、体态等，评估其气血状况、脏腑健康和精神状态。舌象是望诊的关键，通过分析舌体和舌苔的特征，医生可以初步了解病性、病位和病情程度。

（二）闻诊

闻诊是通过听声音和嗅气味来诊断疾病的方法。中医认为这些外在表现能反映生理病理状态。医生通过聆听患者声音的高低、强弱、清浊等，判断肺气盛衰和病变位置。嗅身体及排泄物气味，如口气、汗味、痰味、二便气味，为诊断提供线索。例如，口气腐臭可能提示胃火盛，汗味腥膻可能与湿热内蕴相关。

（三）问诊

问诊是中医诊断的关键环节，医生通过询问病史、症状和生活习惯等，全面了解病情，为治疗提供依据。在问诊时需细致了解发病经过、症状、生活习惯和情绪变化，并关注既往史、家族史及过敏史，以准确判断病情和制定方案。

（四）切诊

切诊分为脉诊和按诊。脉诊通过触摸脉象诊断疾病；按诊通过按压检查病变。脉诊是中医诊断特色，通过脉象变化判断气血和脏腑状况；按诊帮助了解局部病变，指导治疗。

（五）四诊合参

中医诊断中，四诊需结合使用，以全面了解病情，制定个性化治疗方案。例如，诊断感冒时，医生会综合望、闻、问、切四诊信息，进行辨证论治。

三、中医治则治法

中医治则治法是中医理论的重要部分，指导临床实践，体现中医智慧。它强调深入探究疾病的本质和根源，制定针对性的治疗方案。

治则是中医治疗疾病的基本原则和指导思想。它主要包括治病求本、扶正祛邪、调整阴阳、标本缓急、三因制宜等方面。

治法是治疗疾病的方法。在治则的指导下，制定具体的治法。中医最常用的治法是八法，即“汗、吐、下、和、温、清、补、消”。

第四节　与时俱进论中医

在内在动力与外在机遇的条件下，中医在新时代背景下展现了创新发展态势，不断与时俱进。中医象思维、“自然—生物—心理—社会”中医学模式以及中医现代化的多方面内容，不仅展示了中医学的深厚底蕴，还揭示了其在现代医学体系中的重要价值和广阔前景。本节内容将为读者提供一个全面、系统的视角，共同见证中医学在现代文明中的华丽蜕变与辉煌绽放。

一、中医象思维

中医运用了“取象比类”的思维方法，体现了其整体性和动态性。这里的“象”指的是直观可见的形象，即客观事物的外在表现形式。根据“取象”思想代表作——《周易》中的内容，可以认识到这是一种在思考过程中利用“象”作为工具，旨在认识、理解、模拟客体的方法。在中医中，这种思维方式不仅仅局限于传统的望闻问切，还体现在个体与自然环境的和谐共鸣、相互映照。即通过观察自然界的现象，中医能更好地理解人体的生理和病理变化，对疾病本质和人体机能有更深刻的洞察，从而制定出更为精准的治疗方案。这种与自然和谐共生的智慧，为现代人提供了一种全新的健康理念，使中医在今天的医疗体系中继续发挥着不可替代的作用[11]。

象思维不仅是中医学的核心，更是连接传统与现代的桥梁。它并非简单的比喻或象征，而是一种深植于中医理论体系的思维方式，通过观象、构象、比象、抽象等过程[9]，揭示了人体与自然的和谐关系，为现代医学提供了独特的视角。正如2017年诺贝尔奖揭示的昼夜节律机制，其实早在《灵枢》中就有“子午流注”的论述，彰显了中医理论的深邃与前瞻。在运用象思维的同时，还要深化中西医协同研究，以中医理念拓展西医思维，借助前沿科技解读中医药理论，争取在阴阳、脏腑、经络等领域取得突破，使中医药学更精准。同时，强化人民在中医药文化建设中的主体地位，通过丰富活动和产品供给，提升中医药文化的生命力和传播力。

（一）象思维的内涵与特征

1. 象思维的内涵

象思维这一概念在中医领域具有独特的内涵与价值，在全国中医药行业高等教育“十四五”规划教材《中医基础理论》（新世纪第五版）中也提到了象思维，书中指出“象思维是以直观的形象、物象、现象为基础，以意象、应象为特征和法则来类推事物的发展变化规律，从而认识生命、健康和疾病的思维方式”[12]。

在中医中，“象”指的是事物的外在表现和内在联系，是疾病、人体状态等的外在反映和内在本质的统一。象思维通过观察和分析这些“象”，来推断和理解事物的本质和规律。

20 世纪 90 年代，王树人[13]提出了“象思维”的概念。许多学者将中医的原创思维定义为意象思维或象数思维。关于中医原创思维的定义，王永炎院士明确表示：“所谓原创思维，是指独特的、与众不同的、具有创造性的思维方式。”中医学是通过与西医学截然不同的视角与思维方式所形成的具有特定概念与理论的医学体系……它代表了真正意义上的原创思维。中医学以形象思维和整体观念为核心，重视临床医学，其原创思维不仅体现了科学与人文的融合，还强调了天人相应、调身与调心并重。王琦[14]指出，“原创”一词蕴含着时间上的先驱性和独特性。他提出，中医原创思维模式是中国传统医学理解自然生命现象、解决医疗实践问题的独有思维方式。其核心内涵是“取象运数，形神一体，气为一元”的整体思维模式，即中医学的“象数观—形神观——元观”。

中医在分析人的生理功能结构时，将人体脏腑、器官、生理部位和情志活动与外界的声音、颜色、季节、气候、方位、味道等按功能属性分门别类地归属在一起。在《素问 · 五脏生成》中提到：“五脏之象，可以类推。”比如心脏的基本功能是主血脉、主神志，心对应的五色为赤，五音为徵音、五行属火、五季为夏、五方在南……故和赤色、徵音、火、夏、南等相关的事物或现象均可归属于心，其他四脏以此类推。另外，这种“取象”的范围还可不断扩大，只要功能关系、动态属性相同，就可无限地类推、类比。

在疾病的理解方面，中医采用了基于“象”的类比方法。中医强调“证”

的重要性，而非仅仅关注“病”。它将多种病症表现归纳为“证”。例如，眩晕欲扑、手足抽搐、震颤等症状都表现出动摇的特性，与自然界中“风”的善行数变相类似，因此这些症状可以归类为“风证”。中医的“同病异治、异病同治”原则，正是基于对动态功能之“象”的类比，进而归纳为“证”而形成的。因此，即便某些疾病在病因或症状上相似，它们可能被划分为不同的“证”；相反，病因和症状不同的疾病，有时却可能被归纳为同一“证”。关键在于是否具有相同的病机，而不是单纯依赖症状或病因。以慢性腹泻、脱肛、子宫下垂这三种不同的疾病为例，尽管它们的症状（象）和发病原因各异，但它们的病机（动态功能）都可能指向“中气下陷”，因此可以归为同一“证”，并采用补中益气汤法进行治疗。王永炎强调，中医的临床诊疗路径与模式，即“以象为素，以素为候，以候为证，据证言病，病症结合，方证相应”，其核心与根本在于象思维。在中医诊断中，医生通过观察患者的舌象、脉象等外在表现，结合患者的面色、声音等信息，综合分析判断其内在的病理变化。如舌质红、舌苔黄腻、脉滑数等象，可能提示患者体内有湿热蕴结的情况，可以采用清热化湿之法治疗。

此外，通过解读患者的生活环境、精神状态等“象”，中医师能够深入理解患者的整体健康状况，进而引导其走向身心平衡。这种思维模式的成功应用，证明了中医学不仅是一门科学，更是一种深具人文关怀的治疗艺术。取“象”旨在进行分类或类比，其理论根基在于将世界万物视为一个有机的整体。取象比类是将具有相似动态属性、功能关系、行为模式的“象”归为一类，依据这一原则，可以推断出世间万物的相似性。

2. 象思维的特征

《素问·上古天真论》中提到：“上古之人，其知道者，法于阴阳，和于术数”，深刻地概括了中医取象比类的方法。“法于阴阳”指的是遵循自然界的阴阳变化规律，而“术数”则包括了易学中的阴阳五行、生克制化等理论，是观察自然现象、预测人与社会以及人体自身发展规律与变化的方法[15]。象思维是中医学的核心思维模式，它具有整体性、类比性、动态性、融合性等特点。这些特点不仅体现了中医的整体观念和动态思维，还为中医理论发展和临床实践提供了重要的指导。通过深入理解和运用中医象思维，我们可以更好地发挥中医的优势，为人类健康事业作出更大的贡献。象思维的特征主要体现在以下几个方面：

（1）强调整体观念

中医的象思维蕴含着深刻的整体性观念，将人体视为一个不可分割的有机整体，并且将人体与自然界、社会环境紧密相连，它们相互依存、相互影响。在中医的理论架构中，人体内部的五脏六腑、经络气血等众多要素并非孤立存在，而是相互联系、相互作用，共同构成了一个错综复杂却又精妙绝伦的生命系统。

以中医的五行学说为例，这一学说巧妙地将人体的五脏与自然界的五行元素相对应，构建起一个极具内涵的整体模型。在这一模型中，肝属木，代表着生长、升发的特性；心属火，象征着温煦、推动的作用；脾属土，寓意着生化、承载的功能；肺属金，体现着清肃、收敛的属性；肾属水，关联着滋养、潜藏的机能。这五脏之间并非简单地并列存在，而是通过相生相克的复杂关系，维持着人体生理功能的动态平衡。

从相生的角度来看，木能生火，肝藏血以济心，肝的疏泄功能正常，有助于心气的充沛与心神的安宁；火能生土，心能助脾，心的阳热之气可以温暖脾土，促进脾的运化功能；土能生金，脾运化的水谷精微能够滋养肺脏，使肺气充沛，肺的宣发肃降功能得以正常发挥；金能生水，肺的清肃之气可以输布津液以养肾，肺的肃降功能正常，有助于肾水的充盈；水能生木，肾藏精以养肝，肾精充足，肝血得以充养，肝的疏泄功能才能正常运转。这种相生的关系，就像一条生生不息的链条，推动着人体生命活动的持续进行。

而相克的关系也同样重要，木克土，肝木过旺会克制脾土，导致脾的运化功能失常；土克水，脾土过盛会抑制肾水，影响肾的藏精功能；水克火，肾水充足能制约心火，防止心火过旺；火克金，心火旺盛会克制肺金，影响肺的宣发肃降；金克木，肺金清肃之气过旺会克制肝木，使肝的疏泄功能受阻。这种相克的关系，就像一套精妙的调节机制，确保了人体各脏腑功能的协调与平衡。

这种整体性的思维方式赋予了中医独特的视角，使其能够从宏观层面全面把握人体的健康状态和疾病的变化趋势。在诊断疾病时，中医医生不会仅仅局限于局部的症状表现，而是会综合考虑全身各脏腑经络的功能状态，以及患者所处的自然环境和社会环境等因素。例如，当患者出现咳嗽这一症状时，中医医生不会简单地将其归结为肺部的问题，而是会进一步探究咳嗽的病因是否与肝气郁结、木火刑金有关，或是与脾虚生湿、痰湿上犯肺有关，或是与肾虚不能纳气有关等。通过对全身状况的综合分析，找出疾病的根本所在。

在治疗疾病时，中医也注重疾病的全身影响和整体调理。中医不会仅仅针对局部病变进行治疗，而是会采用多种方法，如调整脏腑功能、疏通经络气血、调和阴阳等，来恢复人体的整体平衡。例如，在治疗脾胃疾病时，除了调理脾胃本身，还会考虑到肝的疏泄功能对脾胃运化的影响，通过疏肝理气来辅助治疗脾胃疾病；在治疗心脑血管疾病时，也会关注肾精对心脑功能的滋养作用，通过补肾来改善心脑血管疾病的症状。这种整体调理的治疗方式，不仅能够缓解局部症状，还能够从根本上改善患者的体质，增强机体的自我调节能力和抗病能力，从而达到更好的治疗效果。

中医的整体性象思维，体现了古人对生命本质的深刻洞察和对自然规律的精准把握。它强调人体是一个有机的整体，与自然界和社会环境相互依存、相互影响。这种思维方式不仅为中医的诊断和治疗提供了坚实的理论基础，也为现代医学的发展提供了宝贵的启示，促使人们更加关注人体整体健康和与自然环境的和谐共生。

（2）重视取象比类

在中医的理论构建中，象思维的取象比类特点发挥着至关重要的作用。在人与自然相统一的整体观念指导下，中医借助类比推理的方式，深入认识和解释各种事物。通过对自然现象和社会现象的细致观察，中医将这些外部现象与人体内部的生理和病理现象进行巧妙类比，从而逐步搭建起一套独特而完整的理论体系。

以中医的五脏与五行的类比为例，这种类比并非简单的对应关系，而是一种深刻的功能性映射。五行的相生相克规律被巧妙地引入到五脏之间的相互作用解释中。木能生火，正如肝（木）的疏泄功能有助于心（火）的正常搏动；火能生土，心（火）的阳热之气可以温暖脾（土），促进其运化功能。这种类比不仅阐释了脏腑之间的生理联系，也为理解病理变化提供了思路。当肝木过旺，克制脾土，就会出现脾气虚弱的病理状态，表现为消化不良、食欲不振等症状。

再如，中医将人体的经络比作自然界的江河，这种类比形象而生动。经络作为气血运行的通道，其功能与江河中水流的流淌有着诸多相似之处。气血在经络中有序流动，为全身各部位输送营养和活力，就像江河之水滋养着沿岸的万物。当经络通畅，气血运行顺畅，人体便能保持健康；反之，若经络受阻，气血瘀滞，就如同江河堵塞，会导致疾病的发生。例如，当外邪侵袭人体，经络受阻，气血瘀滞于局部，就会出现疼痛、肿胀等症状，这与江河因泥沙淤积而泛滥成灾有着异曲同工之妙。

这种取象比类的方法，极大地丰富了中医的理论内涵。它使中医能够以更加直观、形象的方式理解人体的复杂生理机制和病理变化。《黄帝内经》中所言："天地万物者，不以数推，以象之谓也。"深刻地揭示了象思维在中医理论构建中的核心地位。通过这种思维方式，中医医生在面对复杂多变的疾病时，能够灵活地进行辨证施治。他们根据患者的具体症状，结合自然现象和社会现象中的类似情况，精准地判断疾病的本质和病机，从而制定出个性化的治疗方案。

在临床诊断中，取象比类的思维方式为医生提供了重要的线索。例如，当患者出现面色发黄、身体困重、食欲不振等症状时，医生会联想到自然界中湿邪困阻的景象，从而判断患者可能患有湿邪困脾的病证。在治疗过程中，这种思维方式同样发挥着关键作用。医生会根据病证的类比特征，选择相应的治疗方法。如对于湿邪困脾的患者，会采用健脾化湿的方药，就像疏导江河中的淤泥，使经络通畅，气血运行顺畅，从而达到治疗疾病的目的。

此外，象思维的取象比类特点还使中医在调理人体内外环境方面独具优势。中医认为，人体的健康状态与自然环境和社会环境密切相关。通过观察自然界的气候变化、四季更替等现象，中医能够预测人体可能出现的生理和病理变化，并提前进行调理。例如，冬季自然界万物收藏，中医会建议人们保养肾精，以顺应自然界的收藏之气；夏季自然界阳气旺盛，中医则会提醒人们注意清心降火，以防止心火过旺。这种内外兼顾的调理方式，有助于增强人体的抵抗力，预防疾病的发生。

在现代医疗体系中，中医药非遗面临着传承与发展的挑战。然而，象思维的取象比类特点为中医药非遗的传承和发展提供了强大的动力。它使中医的理论和实践更加贴近人们的生活经验，易于被大众理解和接受。同时，这种思维方式也为现代医学研究提供了新的视角和思路。通过与现代科学技术的结合，象思维中的许多理念和方法正在得到进一步的验证和完善，从而在现代医疗体系中焕发出新的活力。例如，现代研究发现，经络穴位的刺激可以调节人体的神经系统和内分泌系统，这与中医经络理论中气血运行的调节作用有着内在的一致性。这种跨学科的研究不仅为中医的科学性提供了有力证据，也为中医药非遗的创新发展开辟了广阔的空间。

（3）注重动态功能

“象”这一概念并非静止不变的，而是一个动态的、充满活力的存在，且具有多种不同的功能。中医的许多概念，其核心并不在于实体结构，而是侧重于功能的体现。正如《灵枢·阴阳系日月》中所言：“阴阳者，有名而无形。”这里的“阴阳”已经超越了“日月”等具体的实体意义，被抽象为一个更为宽泛的动态范畴。它不再局限于指代某一具体事物的形体，而是泛指事物的共性，是对事物本质特征的高度概括与提炼。因此，中医在诊疗过程中更注重功能状态的变化，强调阴阳平衡、气血调和，以及脏腑功能的协调。

以中医“脏腑”概念为例，它绝非简单地指代生理解剖意义上的实体结构。在中医的视角下，“脏腑”是一个更为复杂且富有内涵的概念，它所涵盖的是一组功能相同、在时空节律形态上具有同步性与全息性特点的动态结构。这种结构并非肉眼可见的实体，而是通过功能的相互关联与协同作用来体现其存在与价值。

再如“肝左肺右”这一说法，不能直观地理解为肝脏位于身体的左侧，肺脏位于身体的右侧。在中医的理论框架中，这种表述实际上是在强调一种功能上的对应关系。“左”与“肝”之间存在着一种上升的阳性功能的联系，这种功能代表着一种积极向上、向外的运动趋势，是生命活力的重要体现。“右”与“肺”则具有下降的阴性功能，代表着一种向内、向下的收敛与沉降作用，是维持生命平衡与稳定的关键因素。“左”与“右”的动态功能由太极象数模型的规定性所决定。通过这种功能上的划分与对应，中医构建起了一套独特而完整的理论体系，用以解释人体的生命活动与疾病的发生发展规律。

除此之外，象思维所具有的动态性特征，还着重强调了事物的运动变化以及相互之间的转化。在中医的理论体系中，人体的生命活动并非静止不变，而是一个充满活力、持续运动变化的复杂过程。同样，疾病的发生、发展以及最终的转归，也呈现出一种动态的演变趋势，绝非一成不变。

以疾病的治疗过程为例，中医充分体现了这种动态性的思维方式。中医医生并不会局限于一种固定的治疗方案，而是会紧密关注患者病情的细微变化，随时对治疗方案进行灵活调整。以感冒这一常见疾病为例，当患者受寒感冒初起时，往往表现为发热、恶寒、鼻塞流涕等一系列风寒表证的症状。此时，中医会根据病情的具体表现，采用辛温解表的方法来进行治疗，如使用麻黄、桂枝等具有辛温发散作用的中药，以驱散体内的风寒之邪，使患者汗出而解。

然而，随着病情的不断发展，患者的身体状况和症状也会随之发生变化。倘若病情进一步加重，患者出现了高热、咳嗽、痰黄等风热表证的症状，此时中医便会及时调整治疗方案，改为清热解表的方法。例如选用薄荷、菊花、连翘等辛凉药物，以清热解表，缓解患者的高热、咳嗽等症状。

这种动态的思维方式，使得中医在面对复杂多变的病情时，能够做到游刃有余，灵活应对。它充分考虑到了每个患者病情的独特性和个体差异，避免了千篇一律的治疗模式，从而实现了真正意义上的个体化、精准化治疗。中医医生通过对病情动态变化的敏锐观察和精准把握，不断调整治疗策略，力求在每个阶段都能为患者提供最适合的治疗方案，以达到最佳的治疗效果。这种以动态变化为核心理念的治疗模式，不仅体现了中医深厚的文化底蕴和独特的医学智慧，也为现代医学的发展提供了宝贵的借鉴和启示。

（4）融合多种学科

中医象思维的多学科融合特征，使其能够与现代医学相结合，推动医学创新。它不仅局限于医学领域，还融合了哲学、天文、地理、气象等多学科的知识。这种多学科融合的思维方式使得中医能够从更广泛的视角认识和解释人体的生理和病理现象。例如，中医通过天文气象学的知识，解释四季变化对人体的影响，通过地理学的知识，解释不同地区人群的健康差异。这种多学科融合的思维方式为中医的理论发展和临床实践提供了丰富的资源。

中医象思维的整体性和动态性，使其在应对现代疾病谱系变化时展现出独特优势。通过汲取古代医家智慧，结合现代科技手段，中医药学在慢性病防治、健康管理等领域取得显著成效。例如，在慢性病的预防、保健、治疗等方面，中医药以其独特的理论和疗法，展现出显著优势。基层医疗作为慢性病防治的第一线，对于早期识别、干预和长期管理慢性病具有重要实践价值。正如2024年“最美医生”中以李伯藩、林丽珠等为代表的中医工作者们，他们不仅在传统医学领域有所建树，还积极借鉴现代科技，提升医疗服务水平。这种跨学科的思维方式，正是中医象思维在现代医疗实践中的生动体现，为健康中国建设注入了强大动力。

此外，现代科技（如人工智能）在中医药领域的应用，也为中医象思维的多学科融合提供了新的途径。例如，通过智能诊断、药物创新、治疗技术升级、信息化管理等手段，中医药正逐渐与现代科技深度融合，展现出前所未有的生机与活力。这种融合不仅促进了中医药的规范化和标准化进程，还为中医药的国际化传播搭建了桥梁。

综上所述，中医象思维以其强调整体性、注重取象比类、关注动态功能以及融合多种学科知识的综合特性，构建了一个独特而深刻的医学理论体系。这种思维方式不仅使中医能够从宏观角度全面把握人体的健康状态和疾病变化，还通过取象比类的方法，将自然现象与人体生理病理现象相联系，丰富了中医的理论内涵。同时，动态功能的视角让中医在面对疾病时能够灵活应对，实现精准辨证施治。此外，多学科知识的融合为中医的理论发展和临床实践提供了丰富的资源，使其在现代医学中焕发出新的活力。中医象思维的这些特点，不仅为中医的传承和发展提供了坚实的基础，也为现代医学的创新和发展提供了宝贵的借鉴和启示，为健康中国建设注入了强大动力。

（二）象思维在中医诊断和治疗中的应用

在浩瀚的医学宝库中，中医药象思维犹如一颗璀璨的明珠，散发着独特的魅力。它以其深邃的哲学底蕴、丰富的实践经验以及创新的思维方式，为现代医学的诊断和治疗开辟了新的天地。中医药象思维强调整体观念，将人体视为一个有机整体，与自然界和社会环境紧密相连，形成了一个动态、多维度的医学体系。通过取象比类的方法，中医将自然现象与人体生理病理现象相联系，构建出一套独特而深刻的理论框架。这种思维方式不仅使中医能够在宏观层面上全面把握人体的健康状态和疾病变化，还通过动态功能的视角，灵活应对各种复杂多变的病情，实现精准辨证施治。在现代医学快速发展的今天，中医药象思维的独特魅力正引领着医学的创新发展，为人类健康事业贡献着不可替代的力量。

在现代医学快速发展的背景下，中医象思维的独特魅力正逐渐被人们所认识和重视。中医象思维在临床实践中，要求中医师不仅要关注疾病本身，更要关注患者的生活、环境和精神状态，以达到对“象”的全面把握。通过这种综合考量，中医能够实现个性化的治疗，使患者在生理、心理和社会关系等多方面得到均衡与和谐，进而达到理想的治疗效果。这一思维模式为整合医学的发展提供了有力的支持和参考，证明了传统医学与现代科学的融合潜力。

望闻问切是中医诊断疾病时运用象思维为疾病画像的过程。这一过程包括了望、闻、问、切四种基本的诊断方法，它们共同构成了中医独特的诊断体系。在这四种方法中，望诊作为首要的诊断手段，其水平的高低直接决定了治疗效果的优劣。望诊不仅仅是对患者外在表现的观察，更是一种深入的内在疾病状态的推断。正如《灵枢·本脏》中所记载的那样，“视其外应，以知其内脏，则知所病矣”，通过观察患者的外在表现，医生可以推断出其内脏的健康状况，从而准确地诊断出疾病所在。这种从外在到内在的推断，体现了中医象思维的整体性和动态性，为现代医学的诊断提供了新的视角和方法。

1. 象思维在中医诊断中的应用

（1）望诊

望诊是中医诊断的重要方法之一，它主要依赖于对患者外在表现的细致观察，以此来获取有关病情的宝贵信息。在望诊的过程中，象思维的应用显得尤为突出和关键。例如，通过观察患者的面色，医生可以洞察到其气血运行的状况以及脏腑功能的健康程度。如果患者面色红润，通常意味着气血充足，脏腑功能处于正常状态；而面色苍白则可能暗示着气血亏虚；面色发黄则可能表明脾胃功能有所虚弱。除此之外，望舌象也是望诊中象思维应用的一个重要方面。舌质的颜色、形态、舌苔的厚薄以及质地等，都能够反映出人体内部的病理变化。例如，舌质呈现红绛色，这可能预示着热邪已经侵入营血；而舌质颜色淡白，则可能表明气血不足。

（2）闻诊

闻诊是中医诊断疾病的一种独特方式，它通过聆听患者的声音和嗅闻其体味来获取病情信息。在这一过程中，象思维同样扮演着至关重要的角色。例如，通过听取患者的语音，医生可以判断出其肺气的强弱以及心神的稳定程度。如果声音洪亮有力，这通常表明肺气充足，心神安宁；相反，如果声音低微无力，则可能意味着肺气不足或者心神失养。在嗅气味方面，如果患者体味出现特殊的变化，这亦可能暗示着某些疾病的潜在存在。例如，口气臭秽，这可能表明胃中有热邪或者脾胃功能出现了问题。

（3）问诊

问诊是中医诊断疾病时不可或缺的一个环节，它通过询问患者的病史、症状以及生活习惯等详细信息来深入了解病情。在问诊的过程中，象思维帮助医生全面而深入地掌握患者的病情及其相关因素。例如，通过询问患者的饮食习惯，医生可以评估其脾胃功能的状况。不规律的饮食、过量摄入生冷或油腻食物，都可能导致脾胃受损，从而引发消化不良、腹痛、腹泻等症状。此外，询问患者的情绪变化，可以帮助医生了解情志因素对健康的影响。长期的情绪抑郁、焦虑等，可能导致肝气郁结，从而出现胸胁胀痛、失眠多梦等症状。

（4）切诊

切诊是中医诊断疾病的一种传统方法，它主要通过触摸患者的脉搏来获取病情信息。在切诊的过程中，象思维的应用体现在对脉象变化的深入分析上。脉象的变化能够反映出人体气血运行的状况以及脏腑功能的健康状态。例如，出现浮脉通常提示病邪位于体表，如感冒；而沉脉则可能表明病邪潜伏于体内，如内脏器官的疾病。此外，脉象的快慢、强弱、节律等特征，也能提供丰富的病情信息。例如，脉搏细数可能预示着阴虚内热，脉搏迟缓则可能表明阳气不足。

2. 象思维在中医治疗中的应用

（1）辨证论治

辨证论治是中医治疗的核心原则，其过程充分体现了象思维的应用。通过望、闻、问、切四诊收集病情信息，结合患者的体质、环境等因素，综合分析判断其证候类型，然后根据证候类型制定相应的治疗方案。例如，对于风寒感冒初起的患者，中医会采用辛温解表的方法，如使用麻黄汤等方剂，以驱散风寒、解表散邪；而对于风热感冒初起的患者，则会采用辛凉解表的方法，如使用银翘散等方剂，以疏风散热。这种辨证论治的过程，就是通过象思维对病情进行分类和归纳，从而实现个体化、精准化的治疗。在辨证论治中，中医师会仔细观察患者的面色、舌象、脉象等外在表现，同时询问患者的主观感受和生活背景，通过这些信息的综合分析，来判断疾病的本质和病位，从而制定出最适合患者的治疗方案。这种治疗方式强调的是对证下药，而不是千篇一律的治疗模式，体现了中医治疗的灵活性和个性化。

（2）方剂配伍

方剂配伍是中医治疗的重要手段，其过程也离不开象思维。中医方剂的组成，是根据药物的性味、归经、功效等特性，按照一定的配伍原则进行组合，以达到协同增效、相互制约的目的。例如，四君子汤是补气的常用方剂，由人参、白术、茯苓、甘草四味药物组成。人参大补元气，白术健脾益气，茯苓利水渗湿，甘草调和诸药。这四味药物的配伍，既能够补益脾气，又能够兼顾脾的运化功能，体现了象思维在方剂配伍中的整体性和协调性。在配伍过程中，中医师会根据药物之间的相生相克关系，以及药物与患者体质的适应性，来调整方剂的组成，确保药物之间能够相互促进，达到最佳的治疗效果。这种配伍的智慧，是中医方剂学中的一大特色。

（3）针灸治疗

针灸是中医的重要治疗手段之一，其过程同样体现了象思维的应用。在针灸治疗中，选择穴位和针刺手法都需要根据患者的病情和证候类型来决定。例如，对于气虚乏力的患者，可以选择足三里、气海等补气的穴位进行针刺，以增强机体的元气；而对于肝气郁结的患者，则可以选择太冲、肝俞等疏肝解郁的穴位进行针刺，以缓解肝气郁结的症状。针灸治疗的过程，是通过象思维对病情进行分析和判断，从而选择合适的治疗方案。针灸治疗不是仅仅局限于局部的治疗，它还涉及整体的调节，通过刺激特定的穴位，调整人体的气血运行，达到疏通经络、调和阴阳的目的。这种治疗方式充分展现了中医对人体整体观和动态平衡观的重视。

（三）象思维在中医现代化中的意义与挑战

1. 象思维在中医现代化中的意义

（1）促进中医理论的传承与发展

象思维作为中医理论的核心思维方式，其在中医现代化的进程中扮演着至关重要的角色。它不仅有助于传承和发扬中医的传统理论，而且通过深入研究和挖掘象思维的内涵及其应用，使我们更加深刻地理解和掌握中医的基本理论和诊疗方法。这种深入的理解和掌握为中医的创新发展提供了坚实的基础。例如，现代中医研究者可以通过对古代中医文献的深入研究，挖掘象思维在中医诊断和治疗中的独特应用，从而丰富和发展中医的理论体系，使其更加适应现代社会的需求。

（2）推动中医诊疗方法的创新

象思维的灵活性和创造性为中医诊疗方法的创新提供了新的思路和可能性。在中医现代化的过程中，将象思维与现代科学技术相结合，可以探索出新的诊疗方法和技术。例如，结合现代影像学技术，可以更准确地观察和分析人体的“象”，从而提高中医诊断的准确性和可靠性。又如，结合现代生物技术，可以深入研究中药的药效成分和作用机制，为中医药的现代化应用提供科学依据，使中医药的疗效得到更广泛的认可和应用。

（3）增强中医的国际影响力

象思维作为中医的独特思维方式，具有鲜明的中国特色和深厚的文化内涵。在中医现代化的过程中，通过向国际社会传播和推广象思维，可以显著增强中医的国际影响力和文化认同感。例如，通过举办国际中医学术会议、开展中医文化交流活动等方式，向世界各国介绍象思维在中医诊断和治疗中的应用，展示中医的独特魅力和价值。这不仅能够促进中医在国际上的传播和发展，还能够推动中西医学的交流与融合，为全球健康事业的发展贡献中医的智慧和力量。

2. 象思维在中医现代化中的挑战

（1）与现代科学的融合难题

象思维，作为一种深植于中医传统中的思维方式，它具有很强的主观性和经验性，这与现代科学所倡导的客观性和实证性之间存在着明显的差异。在中医现代化的进程中，如何有效地将象思维与现代科学理念和方法相结合，已经成为一个不容忽视的重要挑战。例如，现代医学特别强调对疾病的精确诊断和治疗，而象思维在诊断和治疗过程中，往往更多地依赖于医生的主观判断和长期积累的经验。因此，如何将象思维的主观经验与现代科学的客观数据相结合以提高中医诊断和治疗的科学性和准确性，无疑是一个需要深入研究和解决的复杂问题。要实现这一目标，中医界和科学界需要进行跨学科的对话和合作，共同探索能够融合两种思维方式的有效途径。

（2）标准化和规范化难度大

由于象思维的应用在很大程度上依赖于个体的差异和主观性，不同医生对于同一病情象思维的理解和应用可能存在显著的不同。这种个体差异性给中医的标准化和规范化带来了极大的挑战。例如，在中医诊断过程中，不同医生对于舌象、脉象等的观察和分析可能存在差异，这可能导致诊断结果的不一致。因此，如何制定统一的象思维应用标准和规范，以确保中医诊断和治疗的标准化和规范化，已经成为一个亟待解决的重要问题。为了解决这一问题，可能需要开发新的评估工具和方法，以量化和标准化象思维的应用，同时还需要加强医生之间的交流和培训，以减少个体差异对诊断和治疗的影响。

（3）人才培养和传承问题

象思维作为中医的核心思维方式，其传承和应用不仅需要医生具备丰富的临床经验，还需要有深厚的理论功底。然而，在现代医学教育体系中，象思维的培养和传承面临着一定的困难。例如，现代医学教育更加注重知识的系统性和科学性，而象思维的培养往往需要通过大量的实践和经验积累来实现。因此，如何在现代医学教育中加强对象思维的培养，提高医生的象思维能力和应用水平，也是一个需要特别关注和解决的重要问题。为了解决这一问题，可能需要在医学教育课程中增加象思维相关的教学内容，同时鼓励学生参与更多的临床实践，以便更好地理解和掌握象思维。

二、“自然—生物—心理—社会”中医学模式

（一）“自然—生物—心理—社会”中医学模式的内涵

“自然—生物—心理—社会”中医学模式是一种全面、综合的医学模式，它将自然环境、生物因素、心理因素和社会因素等多方面因素纳入医学研究和临床实践的范畴。这一模式认为，人体的健康和疾病是多种因素共同作用的结果，需要从多维度、多层次进行研究和干预。它强调了在医学实践中，除了关注传统的生物医学因素，还应重视自然环境的影响、心理状态的作用以及社会环境对个体健康的影响。

1. 自然环境因素

自然环境因素包括气候、季节、地理、生态环境等。在中医理论中，自然环

境对人体健康有着重要的影响。例如，气候的变化对人体的生理功能和病理变化有着直接的影响。寒冷的冬季，人体的阳气内藏，容易出现气血运行不畅、手脚冰凉等症状；炎热的夏季，人体的阳气外泄，容易出现心火旺盛、口干舌燥等症状。此外，地理环境的差异也会影响人体的健康状态。如高原地区，由于氧气稀薄，人体需要适应高海拔环境，可能会出现高原反应等健康问题。自然环境因素还涉及居住环境的卫生状况、噪声污染、空气污染等，这些因素都可能对人的健康产生不利影响。

2. 生物因素

生物因素主要包括人体的生理结构、功能状态、遗传因素等。在“自然—生物—心理—社会”中医学模式中，生物因素是基础因素，对人体的健康和疾病有着决定性的作用。例如，人体的脏腑功能状态直接影响着人体的健康状况。肝主疏泄，若肝气郁结，容易导致情绪抑郁、胸胁胀痛等症状；肾主藏精，若肾精不足，容易导致腰膝酸软、头晕耳鸣等症状。此外，遗传因素也对人体的健康和疾病有着重要的影响。一些遗传性疾病，如先天性心脏病、遗传性高血压等，与遗传因素密切相关。生物因素还包括人体的免疫系统状态、病原体感染等，这些因素都可能影响人体对疾病的抵抗力和易感性。

3. 心理因素

心理因素包括情绪、心理状态、心理压力等。在“自然—生物—心理—社会”中医学模式中，心理因素对人体健康有着重要的影响。中医认为，情志不畅是导致疾病的重要原因之一。长期的情绪抑郁、焦虑、愤怒等不良情绪，会影响人体的气血运行和脏腑功能，导致疾病的发生和发展。例如，长期的抑郁情绪，容易导致肝气郁结，出现胸胁胀痛、失眠多梦等症状；长期的焦虑情绪，容易导致心神不宁，出现心悸、失眠、多梦等症状。此外，心理压力也对人体健康有着重要的影响。过大的心理压力，会导致人体的免疫功能下降，增加疾病的发生风险。心理因素还涉及个体的心理适应能力、应对压力的能力等，这些能力的强弱直接关系到个体的健康状况。

4. 社会因素

社会因素包括社会环境、社会关系、社会经济状况等。在“自然—生物—心理—社会”中医学模式中，社会因素对人体健康有着重要的影响。例如，社会环境的稳定与否，会影响人体的心理状态和健康状况。社会动荡、战争等不良社会环境，会使人们产生恐惧、焦虑等不良情绪，影响身体健康。社会关系的和谐与否，也会影响人体的健康状态。良好的社会关系能够为人们提供情感支持和心理安慰，有助于身心健康；而不良的社会关系，如家庭矛盾、人际关系紧张等，会使人们产生心理压力和不良情绪，影响身体健康。此外，社会经济状况也对人体健康有着重要的影响。经济状况的优劣，决定了人们的生活水平和医疗条件，从而影响健康状况。社会因素还包括教育水平、职业压力、社会支持系统等，这些因素都可能对个体的健康产生深远的影响。

（二）“自然—生物—心理—社会”中医学模式的应用

1. 在疾病预防中的应用

（1）自然环境因素的预防

在疾病预防的过程中，我们不得不重视自然环境因素所带来的影响，并且采取一系列的预防措施来应对。比如，在寒冷的冬季，我们应当注意保暖，采取措施避免受寒，从而预防感冒、冻伤等与寒冷相关的疾病；而在炎热的夏季，我们则需要采取防暑降温的措施，以避免中暑，预防热射病等与高温相关的疾病。除此之外，我们还应该关注不同地理环境的差异，做好相应的健康防护措施。例如，在高原地区，人们需要特别注意适应高海拔环境，预防可能出现的高原反应。

（2）生物因素的预防

在疾病预防的范畴内，生物因素的维护和调节同样占据着重要的位置。为了保持良好的健康状态，我们应当培养良好的生活习惯，包括合理饮食、适量运动以及规律作息，这些都有助于维持人体的生理功能和脏腑功能的正常运作。同时，对于那些有遗传性疾病家族史的人群，我们还应当鼓励他们进行遗传咨询和基因检测，以便采取科学的预防措施，减少遗传性疾病的发生。

（3）心理因素的预防

在疾病预防的众多方面中，心理因素的调节和维护同样不容忽视。保持良好的心态，学会调节情绪，避免长期处于情绪抑郁、焦虑等不良情绪状态，对于预防疾病具有重要意义。人们可以通过参与运动、旅游、听音乐等多种方式来缓解心理压力，保持心情愉悦。此外，注重心理健康教育，提高人们的心理健康意识和心理调节能力，也是预防疾病的重要策略之一。

（4）社会因素的预防

在疾病预防的实践中，社会因素的影响同样不可小觑，因此，我们应当努力营造一个良好的社会环境。维护社会的稳定与和谐、减少社会动荡和不良社会现象的发生对于预防疾病具有积极作用。同时，促进社会关系的和谐，加强家庭、邻里、同事等社会关系的建设，也是预防疾病的重要方面。此外，提高社会经济水平，改善人们的生活条件和医疗条件，为疾病预防提供更加坚实的保障，也是我们应当努力的方向。

2. 在疾病诊断中的应用

（1）综合分析病情

在进行疾病诊断的过程中，医生需要全面地考虑多种因素，包括自然环境、生物因素、心理因素以及社会因素等。以长期居住在寒冷地区的患者为例，如果他出现了关节疼痛和活动受限等症状，医生在诊断时除了要考虑到可能的生物因素，比如关节炎等疾病，还必须考虑自然环境因素的影响，例如寒冷的气候可能导致关节僵硬。此外，医生还应当关注患者的心理状态和社会环境，探究是否存在心理压力、社会关系紧张等其他因素，因为这些因素同样可能引起或加剧关节疼痛的症状。

（2）制定个体化诊断方案

在疾病诊断的过程中，医生应当根据患者的具体情况，制定出个体化的诊断方案。以一位因长期承受巨大工作压力和心理压力，出现失眠、焦虑等症状的患者为例，医生在诊断时除了要进行生物因素的检查，如脑电图、激素水平检测等，还应当重视心理因素的评估，比如通过心理测试、心理咨询等方式来了解患者的心理状况。同时，医生还需要考虑患者的社会环境，包括工作环境、家庭关系等，因为这些因素都可能对患者的病情和诊断结果产生影响。

3. 在疾病治疗中的应用

（1）综合治疗

在疾病治疗中，采取综合治疗的方法，从多方面进行干预，体现了“自然—生物—心理—社会”中医学模式的全面性和多维度。例如，对于一位因长期情绪抑郁、心理压力大而出现高血压的患者，除了采用西药治疗控制血压外，还可配合中医汤药或针灸方法，同时需注重心理治疗，如进行心理咨询、心理疏导等。这种综合治疗的方法，不仅能够控制高血压，还能改善患者的整体健康状况，促进疾病的全面康复。

（2）个体化治疗

在疾病治疗中，根据患者的具体情况制定个体化的治疗方案，体现了“自然—生物—心理—社会”中医学模式的个性化和精准化。例如，对于一位因遗传因素导致糖尿病的患者，除了采用药物治疗控制血糖外，还应结合中医辨证论治理论，根据不同人群的体质，给出相应的生活方式的干预方案，如合理饮食、适量运动等，帮助患者控制血糖。此外，关注患者的心理状态，如是否存在心理压力、焦虑或抑郁等，通过心理咨询、心理疏导等方法，帮助患者缓解心理压力，保持良好的心态。同时，关注患者的社会环境，如是否存在社会支持不足、家庭矛盾等问题，提供必要的社会支持和家庭干预，改善患者的生活环境。这种个体化治疗的方法，不仅能够提高治疗效果，还能改善患者的疾病预后，促进患者的全面康复。

（三）“自然—生物—心理—社会”中医学模式的意义与挑战

1. 促进医学的全面发展

“自然—生物—心理—社会”中医学模式突破了传统医学的局限，将多方面因素纳入医学研究和临床实践的范畴。这有助于促进医学的全面发展，提高医学的整体水平。例如，通过研究自然环境对人体健康的影响，可以更好地预防和治疗与环境相关的疾病。具体来说，研究气候变化、环境污染等因素对呼吸系统疾病、心血管疾病的影响，有助于制定更有效的公共卫生策略和个体防护措施。通过研究心理因素对人体健康的影响，可以更好地开展心理治疗和心理保健。例如，研究长期心理压力、焦虑、抑郁等心理状态对免疫系统、内分泌系统的影响，有助于开发心理干预方法，如认知行为疗法、正念冥想等，以改善患者的身心健康。

2. 提高疾病的预防和治疗效果

“自然—生物—心理—社会”中医学模式强调从多维度、多层次进行疾病的预防和治疗，这有助于提高疾病的预防和治疗效果，促进患者的身心健康。例如，在疾病的预防中，通过综合考虑自然环境、生物因素、心理因素和社会因素等多方面因素，可以更全面地制定预防措施，降低疾病的发生风险。具体来说，通过改善生活环境、减少职业暴露、提供心理健康教育等措施，可以有效预防多种慢性疾病。在疾病的治疗中，通过综合治疗和个体化治疗，可以更好地针对病因和病理机制进行干预，提高治疗效果。例如，对于因长期情绪抑郁、心理压力大而出现高血压的患者，除了采用药物治疗控制血压外，还需注重心理治疗，如进行心理咨询、心理疏导等，帮助患者缓解情绪抑郁和心理压力。此外，关注患者的生活环境和社会关系，改善工作环境、缓解家庭矛盾等，以减轻患者的心理压力，促进疾病的康复。同时，鼓励患者进行健康的生活方式干预，如合理饮食、适量运动等，进一步控制血压，改善整体健康状况。

3. 促进中西医结合

“自然—生物—心理—社会”中医学模式与现代医学模式有着很多相似之处，这为中西医结合提供了良好的基础和条件。例如，在疾病的诊断和治疗中，可以将中医的整体观念、辨证论治与现代医学的精确诊断、精准治疗相结合。通过中西医结合，可以更好地发挥各自的优势，提高医学的整体水平。具体来说，中医的整体观念和辨证论治强调从整体出发，综合考虑患者的生理、心理和社会因素，制定个性化的治疗方案。现代医学的精确诊断和精准治疗则通过先进的科学技术手段，如影像学、基因测序等，提供详细的病理信息，帮助更准确地诊断和治疗疾病。例如，在治疗肿瘤时，中医可以通过辨证论治，采用中药、针灸等方法，增强患者的体质，减轻放化疗的副作用；现代医学则通过手术、放疗、化疗等手段，直接针对肿瘤进行治疗。通过中西医结合，实现优势互补，提高治疗效果，改善患者的生活质量。

三、中医现代化

（一）中医现代化的内涵

1. 理论创新

中医现代化需要对中医理论进行创新和发展。这不仅包括对传统中医理论的深入研究和挖掘，还涉及结合现代科学技术和现代医学理念，形成新的中医理论体系。例如，通过结合现代生物学和分子生物学的研究成果，对中医的脏腑理论、经络理论等进行深入研究，揭示其现代科学内涵。具体来说，研究脏腑功能与基因表达、蛋白质相互作用的关系，可以为中医脏腑理论提供分子层面的解释。此外，还需探索中医理论与现代心理学、社会学等其他学科的交叉融合，以拓展中医理论的应用范围和深度。例如，研究心理因素如何通过神经内分泌系统影响脏腑功能，可以为中医的情志学说提供现代科学依据，从而更好地开展心理治疗和心理保健。

2. 技术创新

中医现代化需要在诊疗技术、药物研发等方面进行创新。这包括将现代科学技术应用于中医的诊疗过程中，提高中医诊疗的准确性和可靠性。例如，结合现代影像学技术，如 CT、MRI 等，可以更准确地观察和分析人体的脏腑形态和病变情况，从而提高中医诊断的准确性。结合现代生物技术，如基因测序、代谢组学等，可以深入研究中药的药效成分和作用机制，研发新的中药制剂。同时，还需利用信息技术，如人工智能和大数据分析，来优化中医诊疗方案，实现个性化治疗。例如，通过大数据分析患者的病历和治疗效果，可以为中医师提供更精准的诊断和治疗建议，实现个体化治疗方案的制定[16]。

3. 管理创新

中医现代化还需要在医院管理、人才培养等方面进行创新。这包括建立现代化的中医医院管理体系，提高中医医院的管理水平和服务质量。例如，引入现代医院管理理念和技术，如信息化管理系统、质量控制体系等，可以提高医院的运营效率和服务质量。建立现代化的中医教育体系，培养高素质的中医人才，是中医现代化的关键。例如，结合现代教育技术和方法，如在线课程、虚拟实验室等，可以提高中医教育的质量和效率。此外，还需推动中医服务的标准化和国际化，以适应全球化的医疗需求。例如，制定中医诊疗的国际标准和规范，可以提升中医在国际上的影响力和竞争力。通过这些管理创新措施，中医不仅能够在国内得到更好的发展，还能在国际上获得更广泛的认可和应用。

（二）中医现代化的目标

1. 提高中医的诊疗水平

中医现代化的目标之一是提高中医的诊疗水平。为了达成这一目标，中医界正在通过理论创新、技术创新和管理创新，使中医的诊疗方法更加科学、准确和有效。例如，通过结合现代科学技术，如影像学、基因测序、代谢组学等，提高中医诊断的准确性和可靠性。这些技术不仅能够提供更详细的病理信息，还能帮助中医师更精准地判断疾病的性质和程度。同时，通过研发新的中药制剂，结合现代制药技术，提高中药的纯度和疗效，确保中药的质量和安全性。此外，利用信息技术，如人工智能和大数据分析，优化中医诊疗方案，实现个性化治疗。这些努力旨在确保中医能够更好地服务于人民健康，同时保持其独特的理论体系和治疗方法，提升中医在现代医疗体系中的地位和影响力。

2. 促进中医的国际化发展

中医现代化的另一个目标是促进中医的国际化发展。为了实现这一目标，中医界正在通过加强中医的国际交流与合作，提高中医在国际上的影响力和认可度。例如，通过举办国际中医学术会议，展示中医的诊疗技术和研究成果，吸引国际学者和从业者参与，促进中西医的交流与融合。通过开展中医的国际教育和培训，培养国际中医人才，推动中医在海外的传播和发展。此外，通过与国际科研机构和高校合作，开展联合研究项目，如中药的药效研究、针灸的机制研究等，为中医的国际化提供科学依据。这些举措有助于将中医的智慧和经验传播到世界各地，让更多人受益于中医的治疗，提升中医在国际上的影响力和竞争力。

3. 实现中西医结合

中医现代化的目标还包括实现中西医结合。通过中西医结合，充分发挥中医和西医的优势，提高医学的整体水平。例如，在疾病的诊断和治疗中，将中医的整体观念和辨证论治与西医的精确诊断和精准治疗相结合。具体来说，中医的整体观念强调从整体出发，综合考虑患者的生理、心理和社会因素，制定个性化的治疗方案。现代医学的精确诊断和精准治疗则通过先进的科学技术手段，如影像学、基因测序等，提供详细的病理信息，帮助更准确地诊断和治疗疾病。在治疗肿瘤时，中医可以通过辨证论治，采用中药、针灸等方法，增强患者的体质，减轻放化疗的副作用；现代医学则通过手术、放疗、化疗等手段，直接针对肿瘤进行治疗。通过中西医结合，可以实现优势互补，提高治疗效果，改善患者的生活质量。这种结合不仅能够为患者提供更为全面和个性化的医疗服务，而且有助于推动医学科学的发展，为人类健康事业作出更大的贡献。

（三）中医现代化的实践路径

1. 加强理论研究

（1）深入研究传统中医理论

深入探究传统中医理论是推动中医现代化的关键。通过系统整理和研究传统中医文献，我们能够揭示其深邃的内涵和宝贵的价值。以《黄帝内经》《伤寒杂病论》等经典著作为例，深入分析这些著作，有助于我们领会其理论的核心和临床实践的精髓。这些经典不仅承载了丰富的医学知识，还融入了深奥的哲学理念和独特的思维模式。进一步深入研究这些经典，有助于我们更深刻地理解中医的整体观念、辨证论治、脏腑经络等核心理论，为中医现代化奠定坚实的理论基础。同时，我们还应致力于寻找传统中医理论与现代医学的交汇点，推动中西医的融合，以期实现对疾病的更全面理解和更有效的治疗。例如，将中医的“治未病”理念与现代预防医学相结合，可以为疾病的早期预防和干预开辟新的途径和方法。

（2）结合现代科学技术进行研究

利用现代科学技术，深化对中医理论的探索。例如，将现代生物学和分子生物学的原理应用于中医的脏腑理论和经络理论研究，以揭示其背后的现代科学原理。具体而言，通过基因测序、蛋白质组学等先进技术，探究脏腑功能与基因表达、蛋白质相互作用之间的联系，从而为中医脏腑理论提供分子层面的阐释。再如，借助现代信息科学，构建中医数据库，对中医的诊疗经验和数据进行深入分析和研究。运用大数据分析和人工智能技术，对海量的中医病历、方剂、疗效数据进行挖掘和分析，揭示潜在的规律和模式，为中医的诊断和治疗提供科学依据。通过这些方法，我们能够更深入地理解中医理论的科学基础，推动其理论的创新和进步，使其更好地适应现代医学的要求和标准。

2. 推动技术创新

（1）诊疗技术的创新

推动中医诊疗技术的创新，提升中医诊断的精确度和可信度。例如，将现代影像学技术，如 CT、MRI 等与中医诊断相结合，可以更精确地观察和分析人体脏腑的形态及病变情况，从而提高诊断的精确度。同时，结合现代生物技术，如基因测序、代谢组学等，深入研究中药的药效成分和作用机制，有助于开发新的中药制剂。此外，运用信息技术，包括人工智能和大数据分析，可以优化中医诊疗方案，实现个性化治疗。同时，现代信息技术的应用，如远程中医诊疗，能够提高中医服务的便捷性和普及度。

（2）药物研发的创新

促进中药研发的创新，提升中药的纯度与疗效，保障中药的质量与安全性。例如，融合现代制药技术，包括纳米技术、缓释技术等，开发新的中药制剂，增强中药的生物利用度和疗效。运用现代分析技术，如高效液相色谱（HPLC）、质谱（MS）等，对中药质量进行严格把控，确保中药的质量与安全性。此外，通过临床试验和循证医学研究，验证中药的疗效与安全性，为中药的现代化应用提供科学支撑。

3. 加强人才培养

（1）完善中医教育体系

为了进一步完善中医教育体系，需要致力于培养出更多高素质的中医人才。这包括加强中医基础理论的教学，让学生深入理解中医的哲学思想和基本原理，同时强化临床实践的教学，确保学生能够将理论知识应用于实际的医疗活动中，从而提高他们的中医理论水平和临床技能。此外，开展中西医结合教育，培养既懂中医又懂西医的复合型人才，对于促进中西医的交流与融合，以及提升整体医疗水平具有重要意义。

（2）加强继续教育和培训

在学历教育培养内容方面，根据国家中医药管理局发布的《“十四五”中医药人才发展规划》，提出了深化中医药教育改革的方针。该规划强调要巩固中医药类专业的核心地位，调整并优化中医药院校的学科专业设置，特别强调了中医养生学、中医康复学等与生命全周期相关的中医药专业的重要性。规划还提出整合中医药课程内容，优化中医药类专业的培养方案，构建以中医药课程为主导、先中后西的本科中医药专业课程体系。此外，加强中医药经典课程的教学，强化学生中医思维的培养。同时，推动院校教育与师承教育的融合，推进早期跟师、早期临床教学模式和方法的改革，确保师承教育贯穿临床实践教学的全过程，明确师承指导教师的角色，并增加跟师学习的时间。

此外，完善中医药毕业后教育体系是提升中医人员业务水平的关键途径。

规划建议完善中医医师规范化培训模式，特别强调中医思维的培养和临床实践能力的训练。强化培训基地的动态管理，加强内涵建设，改善培训条件，完善管理制度，以提升培训质量。同时，发挥师承教育在毕业后教育中的作用，加强培训基地师承指导教师队伍的建设。完善考核制度，强化师承考核、过程考核、出科考核，并完善结业考核试题库，严格实践技能考核标准。落实“两个同等对待”的政策要求，增加对中医药毕业后教育的投入，确保培训对象的合理待遇。

定期举办中医学术会议和培训班，为中医人员提供了一个交流和学习的平台，使他们能够及时了解和掌握中医的新理论、新技术，从而不断提高自身的专业能力。此外，开展中医的远程教育，为在职中医人员提供了更加灵活和便捷的学习途径，使他们在工作之余更方便地进行学习和提高。这种多样化的教育方式不仅有助于在职中医人员及时更新知识，还能促进他们的终身学习和职业发展，对提升整个中医行业的专业水平具有积极的作用。

4. 促进国际交流与合作

（1）加强国际学术交流

为了进一步加强中医的国际学术交流，应当积极展示中医的诊疗技术和研究成果。这可以通过举办国际中医学术会议来实现，邀请来自世界各地的知名专家和学者参与，从而促进学术思想的交流与碰撞。此外，加强与国际学术机构的合作关系，共同开展中医研究项目，以此来提升中医的国际影响力，促进中医学术的创新与发展。通过这些活动，可以搭建一个国际化的平台，让世界各地的中医学术研究者和实践者能够相互学习，共同进步，推动中医学术的全球化进程。

（2）开展国际教育与培训

开展中医的国际教育与培训是培养国际中医人才的重要途径。通过设立专门的中医国际教育基地，可以吸引来自不同国家和地区的国际学生，让他们有机会深入学习中医理论和实践技能。同时，开展针对国际中医从业人员的培训项目，不仅能够提高他们的专业水平，还能帮助他们在各自的国家和地区推广中医知识和技能，从而扩大中医的国际影响力。此外，通过在线教育平台，可以将中医教育的资源和课程推广到全球，让那些无法亲自来到教育基地的学生也能接受高质量的中医教育，进一步拓宽中医的国际教育网络。

（四）中医现代化的意义与挑战

1. 中医现代化的意义

（1）提高中医的科学性和权威性

为了进一步提高中医的科学性和权威性，中医现代化的进程显得尤为重要。通过理论创新和技术进步，中医的诊疗方法可以变得更加科学、准确和有效。例如，可以结合现代科学技术，对中医的诊疗经验和数据进行深入的分析和研究，从而揭示其科学内涵，进一步提升中医的理论基础和实践应用。此外，通过现代医学验证和临床试验，可以验证中医治疗方法的有效性，从而增强公众对中医的信任和认可。

（2）促进中医的传承和发展

中医现代化不仅有助于促进中医的传承和发展，而且还能使中医的理论和实践更加丰富和完善。通过加强理论研究和技术创新，可以对传统中医理论进行深入研究和挖掘，形成新的中医理论体系。同时，研发新的中药制剂，提高中药的疗效和安全性，从而更好地服务于临床和患者。此外，通过现代信息技术的应用，可以建立中医知识库和数据库，方便中医知识的传播和学习，为中医的长远发展奠定坚实的基础。

（3）提高中医的国际影响力

中医现代化对于提高中医的国际影响力具有不可忽视的作用。通过加强国际交流与合作，中医可以展示其独特的诊疗技术和研究成果，从而在国际上得到更广泛的认可和应用。例如，可以举办国际中医学术会议，展示中医的诊疗技术和研究成果；开展中医的国际教育与培训，培养国际中医人才等，这样不仅能够推广中医文化，还能为全球健康事业做出贡献。同时，通过与国际医学组织的合作，推动中医标准的国际化，使中医在全球医疗体系中占据一席之地。

2. 中医现代化的挑战

（1）传统与现代的融合难题

中医现代化的进程要求我们把传统中医的智慧与现代科学技术以及现代医学理念相结合。然而，在这一过程中，我们面临着传统中医与现代科学技术和现代医学之间存在的差异和隔阂。如何有效地实现传统与现代的融合，已经成为一个重要的挑战。例如，探讨如何将中医的整体观念和辨证论治的方法与现代医学的精确诊断技术和精准治疗手段相结合，以期达到更好的治疗效果。

（2）标准化和规范化问题

中医现代化的推进需要加强标准化和规范化的工作。然而，在中医的诊疗方法和中药的质量控制等方面，面临着一定的标准化和规范化问题。例如，不同医生对于同一病情的诊断和治疗可能存在差异，这影响了诊疗的一致性和可重复性；中药的质量标准和质量控制体系还不够完善，这影响了中药的安全性和有效性。因此，如何加强中医的标准化和规范化，提高中医的诊疗质量和中药的安全性和有效性，已经成为一个亟待解决的问题。

（3）人才培养和传承问题

中医现代化的持续发展依赖于高素质的中医人才。然而，中医人才的培养和传承面临着一定的困难。例如，在现代医学教育体系中，中医教育的地位和重视程度相对较低，这限制了中医人才的培养和发展；同时，中医的传承方式和方法也面临着一定的挑战，这影响了中医知识和技能的有效传承。因此，如何加强中医教育，培养高素质的中医人才，实现中医的有效传承，成为一个需要关注和解决的重要问题。

展望中医的未来发展，我们充满信心和期待。随着科学技术的不断进步和人们对健康需求的不断提高，中医将面临更多的机遇和挑战。未来，中医将在理论创新与融合、技术进步与应用、国际化发展与交流、标准化与规范化建设以及文化传承与创新等方面实现更大的发展。

第三章

中医数字化基础

第一节　中医数字化的基本概念

中医数字化包括三个基本概念，即中医、数字化以及中医数字化。

中医是指中华民族的传统医学（包括少数民族医学），中医学在世界医学中独立存在，具有完整的理论体系，是以中医药理论与实践经验为主体，研究人类生命活动中健康与疾病转化规律及其预防、诊断、治疗、康复和保健的综合性科学。数字化是指利用计算机将信息（数据、文本、图像、音频、视频等）转换为数字信号（二进制数字），以便于计算机的存储、检索、处理、传输的过程。

中医数字化即利用现代数字化技术手段在所有中医相关领域（中医药临床实践、中医药科学研究、中医管理与服务）的结合与应用研究，是一个复杂网络系统。现代信息数字化技术手段包括大数据、云计算、人工智能（Artificial Intelligence，AI）、物联网和区块链等数字化技术手段。中医数字化是对人体生命健康、生命活动及其规律进行数字化转化、分析、提取、存储、处理的综合系统；对中医相关领域包括中医基本理论及相关古籍、名老中医经验医案数字化的分析与总结；为中医传统四诊“望、闻、问、切”诊断及处方用药、针灸推拿治疗等方面及其可能存在的模糊性疗效评估提供明确和量化的解决方案，更是强而有力的技术支撑。

在飞速发展的当今时代，中医也要与时俱进，不断发展与创新。中医学是中华民族的伟大创造，是中国古代科学的瑰宝，是打开中华文明宝库的钥匙，不仅为中华民族繁衍生息作出了巨大贡献，而且对世界文明进步也产生了积极影响。用数字化技术手段完整重现与认识中医学，本身就是对中医最好的继承。重现得越完整，继承的水平就越高。数字信息具有易保存、不失真等特性，可以让中医学更好地保持与延续，在重现的过程中，利用数据挖掘技术对海量数据进行分析、研究与应用，可以大大地提高对信息利用的能力，做到对大量信息及其隐含知识的深度挖掘与利用。同时，中医数字化可以充分利用中医药的各种资源，通过全国乃至全世界的资源共享，促进中医学的持续发展。

从国家层面来看，党和政府高度重视中医药改革发展，重视中医药产业的数字化发展，《中共中央国务院关于促进中医药传承创新发展的意见》强调以信息化支撑服务体系建设，实施“互联网+中医药健康服务”行动，建立以中医电子病历、电子处方等为重点的基础数据库，鼓励依托医疗机构发展互联网中医医院，开发中医智能辅助诊疗系统，推动开展线上线下一体化服务和远程医疗服务，依托现有资源建立国家和省级中医药数据中心。

《“十四五”医疗装备产业发展规划》在中医诊疗装备研究中强调，发挥中医在疾病预防、治疗、保健康复等方面独特优势，在中医学理论指导下，深度挖掘中医原创资源，开发融合大数据、人工智能等新技术的中医特色技术装备，重点开展脉诊、舌诊以及针刺、艾灸、养生、康复等中医技术装备，促进中医临床诊疗和健康服务规范化、远程化、现代化、数字化发展。《“十四五”中医药发展规划》指出，实施中医药振兴发展重大工程，补短板、强弱项、扬优势、激活力，大力推进中医学和现代科学相结合。推动中医和西医相互补充、协调发展，推进中医学现代化和产业化，推动中医学高质量发展和走向世界，为全面推进健康中国、更好保障人民健康提供有力支撑。

2023 年 2 月，《国务院办公厅关于印发中医药振兴发展重大工程实施方案的通知》强调中医药关键技术装备研究，一是开展中医特色诊断治疗装备研究，研发中医数字化辅助诊断装备、中医特色疗法智能化装备、中医治未病现代化装备。二是开展中药品质智能辨识与控制工程化技术装备研究，研发推广中药材生产与品质保障、中药饮片智能炮制控制与调剂工程化、中成药制造核心工艺数字化与智能控制等技术装备。三是开展中医技术装备共性标准等可度量技术规范体系建设和应用转化，开展中医技术装备在慢性病防控中的应用示范。

中医数字化需要跟上时代发展的步伐，并与之同步前进。同时，中医数字化系统还可以将多学科、各部门地域所有与中医药相关的研究力量通过统一的数字化手段整合为一个整体，凭借我国在中医药学数千年的文化积淀与宝贵资源积累，将中医学打造成领先学科。

总之，在祖国的大力支持下，中医数字化通过将中医学领域概念数字化、微观化、智能化，使之一跃成为在国际上领先的新兴学科。中医数字化也是多学科交叉融合的新生产物，中医数字化的研究与建立是中医科学发展的必然结果。

第二节 中医数字化的特点

中医数字化的特点主要指现代医学所不具备或者所欠缺的特殊性。中医数字化，一方面传统中医的精髓与精华不能丢，体现出整体观念和辨证论治；另一方面，由于中医数字化的快速发展，其特殊性和优势尽显，中医的标准化、智能化与国际化势不可挡。西医采用现代仪器进行组织形态与成分分析，其特点为重复性高、直观且可以精确到细胞、基因层面。然而这种精细诊断较少考虑个体差异，以多数正常人的均值作为参考标准，在一定程度忽略了置信区间以外小部分群体，因此对这些人群的诊断极有可能存在偏差。而中医从人体大环境和全时程角度出发，观察疾病与人体活动、时间和环境的关系，多时间、多空间、多动态地观察疾病细微的发展变化，更加精确地描述人体功能及疾病状态，进而得到精确的、个性化的诊断。中医数字化特点主要体现在以下两个方面。

一、多维度立体化空间

中医学理论体系是以气一元论和阴阳、五行学说为哲学思辨模式，以整体观念为指导思想，以脏腑、经络和精气血津液神等的生理和病理为基础，以辨证论治为诊疗特点，包括理、法、方、药在内的医学理论体系。

人体是一个有机整体并具有自身的完整性，也是一个开放而复杂的巨系统，传统中医学理论有大量相关记载，《素问·六节藏象论》[17]云："心者，生之本，神之变也，其华在面，其充在血脉，为阳中之太阳，通于夏气。肺者，气之本，魄之处也，其华在毛，其充在皮，为阳中之少阴，通于秋气。肾者，主蛰，封藏之本，精之处也，其华在发，其充在骨，为阴中之太阴，通于冬气。肝者，罢极之本，魂之居也，其华在爪，其充在筋，以生血气，其味酸，其色苍，此为阴中之少阳，通于春气。脾、胃、大肠、小肠、三焦、膀胱者，仓廪之本，营之居也，名曰器，能化糟粕，转味而出入者也，其华在唇四白，其充在肌，其味甘，其色黄，此至阴之类，通于土气。"同时人体以五脏（心、肝、脾、肺、肾）为中心，配合六腑（胆、胃、大肠、小肠、膀胱、三焦）、形体（筋、脉、肉、骨、皮毛）、官窍（目、舌、口、鼻、耳、前后二阴），通过经络系统的联络作用，精、气、血、津、液的生理作用，在神的主宰调节下，构成了脏腑形窍的五脏核心系统。《金匮要略·脏腑经络先后病脉证》云："五脏元真通畅，人即安和。"《素问·上古天真论》[18]云："能形与神俱，而尽终其天年。"《灵枢·天年》[19]云："血气已和，荣卫已通，五脏已成，神气舍心，魂魄毕具，乃成为人。"形神合一，是人体生命存在的基础，因此，从生理功能上，人的整体性不仅包括五脏一体观，还包括形神的统一性。由于生理功能上是整体性与联系性的，那么病理上必然也是整体性与联系性的。如肝其华在爪、其体在筋，开窍于目，其腑为胆，其味酸，其色苍，为阴中之少阳（足厥阴肝经和足少阳胆经）。所以肝病经常可见到爪甲不荣，肢体麻木、震颤，关节拘急不利，两目干涩或视物模糊，胆汁排泄不畅而引起的口苦、黄疸、胆怯、失眠等临床表现，从经络循行上，以巅顶、小腹、环阴器及两侧身体病变为主，如巅顶痛、少腹痛、疝气、耳鸣、胸胁隐痛等，同时脏腑之间也是整体联系的，肝系统功能病变进一步影响脾胃的运化功能，如《金匮要略》云："见肝之病，知肝传脾，当先实脾。"

人体的局部还可以反映整体情况，比较有代表性的有三部九候的脉诊，舌尖、舌边、舌中、舌根分布的舌诊，面诊、手诊、足底反射区等，如中医眼诊将眼部根据五行八卦理论进行分区定位取穴，将球结膜分为相等的 8 个经区进行观察，每个经区所代表的脏腑如下：1 区为肺和大肠，2 区为肾和膀胱，3 区为上焦，4 区为肝胆，5 区为中焦，6 区为心和小肠，7 区为脾胃，8 区为下焦。主要通过观察球结膜（白睛）上的血管变化，推测病情。这些具有中医特色的诊断方法，都是通过局部来反映人体整体的病理生理变化的，在临床实践中经过了反复验证，经得起实践的检验，是符合辩证唯物主义的。但其科学解释并不完善，目前的科学理论为全息论，部分是整体的缩影，任一部分包含整体的全部信息，中医对其是有哲学解释的，即宇宙一体观和气一元论，并通过经络系统（十二正经、奇经八脉、十二经别、十二经筋、十二皮部、十五别络）相联系。

多维空间性还体现在地域对人的影响。不同的地域由于地势、气候条件及生活习惯各异，人的生理活动和病理变化特点也不尽相同，例如，西北多燥寒、东南多湿热。随着科技的发展，既往根据气候推断的因地制宜概念可能发生改变，如空调、冰箱等电器的广泛使用，冷饮等夏季产品的热销，导致东南地区阳虚、阴暑、寒湿病邪类疾病的发病率逐渐增高，淡舌、胖舌、齿痕舌屡见不鲜，因此广东地区产生了扶阳派、火神派；而东北地区冬季长、气温低，暖气成了必备之品，加之寒邪闭郁毛孔，人们嗜食酒肉，导致火热内生，红舌、黄苔比比皆是。因此，在结合地域、气候进行辨证的同时，更应该与时俱进，考虑科技发展对疾病谱造成的变化[20]。

二、以人为根本

现代医学从基因、分子、细胞层面认识人体，而中医的观察对象则是有个体差异的人，因此，中医更注重患者的自我感觉与身体反应。症状反映了人体对病理状态的反应能力、代偿能力与适应能力，其个体差异由体质、性别、年龄等因素决定。中医正是通过观察人体外在的综合反应，即症状、体征，以了解内在的个体差异，从而给出个性化的治疗方案。从对疾病的认识中不难发现，与西医参照正常人不同，中医更多地采用自身前后对照，这种认知方法很好地解决了置信区间以外 5% ～ 10% 人群的诊断偏差，特别是对具有临床症状，但检测指标正常的患者，体现出中医个性化诊疗独具优势。中医学秉持以人为根本的理念和因人制宜的原则，采用细致入微的诊查方法和对疾病全时程、多维度的精准把控，体现了中医学先进的哲学思维。

第三节　中医数字化的研究方法

中医数字化发展是全过程、多维度的，也就是与中医相关联的所有内容。人体的功能状态是对作用于有机体内外环境各种因素的反应状态，同时也与心理、社会、气候、地域等因素紧密相关，因此通过人体进行证候研究是中医学的主要研究方法。而中医师在使用中药时，强调“辨证论治”与“君臣佐使”的配伍，尽可能地保留中药天然、多成分、微量成分组合的特点，使其成为一种针对人体多环节、多层次进行整合调节的药物。中医学强调对人体多样性的保持；强调整体、动态、个体化地掌握人体规律；强调将人作为其研究人体功能状态变化的主要对象。因此，中医学所面临的是海量信息、非线性信息、多源多类型信息，而中医学的理论、概念、方法等都是通过对这些信息进行分析整理、研究而产生的，离开了临床信息就没有中医学。由此可见，中医对人体生命活动变化规律的把握水平如何主要取决于对海量信息的采集、存储、使用方式、效率和能力等。中医数字化的研究方法主要包括中医要素分析、证候要素辨证、中医计量诊断、主诉诊疗路径，中医古籍数字化、名老中医经验传承数字化以及中医医院数字化。

一、中医要素分析

中医要素分析是中医数字化的第一步，是将中医基础理论中的模糊部分或者是在当今科学技术条件下能精细化分析的部分进一步剖析，从而达到细致化、同一化的目的，或实现工程化。中医要素分析能提高对疾病的认识和诊疗水平，缩小诊疗过程中的灰色地带，从而优化临床用药效果，提升中医学的可信度与科学性，更好地为中医数字化服务。中医要素分析涉及多种途径。

（一）中医症状的要素分析

中医十分重视对症状和体征的深入挖掘与剖析，通过望、闻、问、切四诊，尽其所能地挖掘患者的每个细节变化，为诊断提供依据。如头痛，我们除了需要区分疼痛的性质（如胀痛、刺痛、重痛、空痛等）外，还需要进一步了解疼痛部位、范围、诱因、加重或缓解因素，疼痛与饮食、活动、情绪乃至季节、时辰的关系。又如在患者提及口渴时，我们还应继续追问患者是否口渴欲饮，对冷饮或热饮的偏好以及饮入后的反应等。这种认知方法考虑了人的体质、对疾病的适应能力及身体调节能力，通过对症状进行精细的要素分析，有利于中医精准辨证。

（二）中医病因的要素分析

例如风寒湿三气相合导致痹证，临床称为风寒湿痹证。如果没有深入具体地分析中医病因的主次顺序，就会将其诊断为风湿寒痹证、寒风湿痹证、寒湿风痹证、湿风寒痹证、湿寒风痹证等。在进行中医病因要素分析时，可将风寒湿痹证的三个病因变量进行试验研究。在受试对象相同的情况下，分别控制风速、温度、湿度、持续时间四大因素，进行不同程度的排列组合，观察其对同一机体产生的不同影响，如在相同温度、湿度、持续时间的情况下，以不同风速作用于同一机体，可测量其皮肤紧张度、肌肉松紧度、关节活动度、血流速度及风湿全套分析等数据，再结合其生物反应，探索致病条件的具体特点及其排列组合后条件的“序列”，可以基于试验探索得出致病条件的特点，再与传统中医理论整合，这样既能印证中医的基础理论，又能为诊疗的精细化提供具体量化依据。

（三）中医病机的要素分析

中医的病机常常存在互为兼夹、互为影响、互为转化的关系，某个笼统的病证概念又可根据病因、病性、病位等进一步划分，如血瘀证，可根据病因病机不同划分为气虚血瘀证、气滞血瘀证、寒凝血瘀证、热结血瘀证、痰凝血瘀证、阴虚血瘀证等，不同证型使用的方药也会相应不同；又如阴虚证，根据病机的变化程度不同，可分为单纯的阴虚证，而阴虚证会进一步出现阴虚火旺证、阴虚阳亢证、阴虚内热证。以常见痰瘀互结证为例，痰浊与瘀血是互为影响的两个病理因素，痰浊可阻滞气机，导致气血运行不畅，形成瘀血，而瘀血反过来又会加重痰浊的程度，因此两者往往互为兼夹，难以分开，甚至有气虚、气滞等重叠的病理因素存在。有关痰浊与瘀血的研究仍是当下的热点，其相应的病理机制、标志物等尚未被完全阐明，而痰瘀互结证的机制更需要进一步被深入挖掘。

（四）方药的要素分析

中医病机具有层次性，同时治法也具有层次性，如调整阴阳属于治疗大法，益气活血、祛痰止咳属于具体治法，又如下法为治疗腑实证的大法，还可细分为寒下法、温下法、润下法、逐水法和攻补兼施法五类具体方法。此外，方剂和中药也会具有作用环节上的差异，如同为活血化瘀药，根据效用的不同，可分为和血、活血、破血、攻血，代表性的药物如当归、川芎、桃仁、䗪虫等；又如同为补气药，可对其补气的作用进行大致排序，如人参 > 黄芪 > 茯苓 > 甘草。方剂则存在同证多方的现象，即方剂之间各有差异，如活血化瘀方剂，可有补气活血、行气活血、温经活血、化痰活血等不同，在疗效上，通过前期对五首活血化瘀方治疗血瘀证的疗效对比，发现血府逐瘀汤、失笑散、丹参饮、活络效灵丹、桃红四物汤在治疗血瘀证的作用靶点及环节上存在差异，且改善血瘀状态的疗效呈现逐渐减弱趋势。

综上所述，中医症状、病因、病机、方药都存在模糊性、复杂性，因此有必要对其进一步梳理与拆解，进而明确并规范相关名词的概念，从而促进中医诊疗的精细化、数字化、标准化。

二、中医证候要素辨证

目前，临床医疗的社会认同感大多对西医学“看病治病”的理论和方法容易理解和接受，而对中医学“辨证论治”理法方药的特点认识不深、理解不够。在临床上，即使是按中医辨证论治思维治好的疾病，包括许多中医临床医生也只能解释为病情缓解，而不是“辨证”准确，往往导致中医特色被埋没，辨证论治被冷落。其实中医临床医生清楚按病分型难以反映疾病发生发展的复杂性，相同“疾病”的临床症状、体征等会因疾病个体不同、病因差异、过程变化等呈现复杂多样性，相同“疾病”经过辨病后只能获得一个病名，不可能体现中医辨证论治的灵活性。因此，中医临床辨证论治是在中医整体观念的思维指导下，对疾病的发生、发展、变化过程等综合信息进行分析处理，并得出准确“证候”的过程，临床疾病的单一辨病治疗，代替不了临床辨证论治“证”的多样性的结果。中医临床辨证论治是一病辨多证，自然也就是一病用多方。而中医证候要素辨证的数字化原理要求解决临床辨证的准确性和规范性，确保临床的疗效。

中医证候要素辨证在继承与创新的基础上科学地发展了中医辨证论治体系，更加准确地揭示了中医辨证的普遍规律，提高了辨证论治的临床疗效，而证候要素辨证的应用推广集中体现了中医数字化的理论基础和实践成果。当然，要全面实现中医数字化表达，不是一项简单的工程，证候要素辨证也只是实现了中医辨证论治数字化建设的第一步，但这足以证明中医数字化研究的科学性和可信性。中医学作为生命科学的理论和实践，主要是对人体生命活动变化规律的认识和把握，关键取决于对人体生命体征和证候表现等大量信息的采集、存储和使用。中医数字化研究工程正是运用计算机技术采集与处理、解读与表达、规范与使用这些中医数字化信息。中医数字化是多学科交叉的产物，是传统中医学研究人体复杂巨系统的方法、思路及数字化重现，它的研究与建立必将对系统科学与信息科学的发展作出巨大贡献。开展中医数字化研究需要有能够支持多学科人员长期深入合作的平台，以中医药规范化、标准化建设为主要研究目标，加快促进中医药现代化和市场化进程，提高中医学社会认同的普遍性和广泛性。

三、中医计量诊断

在中医辨证精细化、规范化的基础上，对其进行计量判别，有助于临床诊疗实现量化、标准化、智能化，这对病证诊断、预后判断、疗效判定以及科学研究具有十分重要的意义。中医计量诊断一方面包括对症状、体征的定量，以考量症状和体征的严重程度，如心绞痛的症状计量；另一方面体现在辨证上，不同的症状、证候等对诊断存在贡献度差异。

在临床上，症状等病情资料有很多，每份临床资料都具有辨病及辨证的意义，同时每个症状对病、证的诊断意义，并不是“一对一”的简单关系，而是一个症状对多种病或证具有不同的诊断价值。而对诊断一个病证，孤立地去看单一的症，其诊断意义是有限的，若将单一的症与其他相关情况做排列组合的关联分析，其诊断意义就会大大增强。以脘腹疼痛为例，横向询问脘腹疼痛紧密相关的同系统疾病的病因、症状，如大便情况、饮食口味等，具体内容如下：腹痛并见里急后重，提示痢疾；腹痛并见泻后痛减，提示肝郁乘脾证；腹痛并见呃逆，病位在胃；腹痛伴便溏矢气，病位在肠；腹痛隐隐、食欲不振，病位在脾；腹痛厌油腻，病位涉及肝胆。由于疾病的病理常涉及许多环节，形如病态链（有时甚至是环形或网络状的），各病理环节间的关联程度不同，可导致各症状在部位、性质、时间等方面的联系方式不一样。

四、中医主诉诊疗路径

实现中医诊疗的路径化与智能化是中医数字化研究的最终目的，目前已初步开展中医诊疗路径的探讨，创建了基于主诉的中医诊疗路径。该路径思路清晰，主线明确，贴近临床，简明易行，其由纵向挖掘主诉、横向挖掘主诉、辨别证素、明确病证诊断、确定治法及处方用药五步组成，涉及收集临床资料、证型思辨和处方开具等环节的实际操作与应用，环环紧扣，被称为中医临床诊治的“常规路径”或“完整路径”。然而临证中还可以看到这样的情况，某些经验丰富的老中医，通过询问患者某关键症状，或仅通过察言观色得到某些关键体征，即可直接开具处方，这种诊疗路径省去了繁杂的纵、横向挖掘，甚至跳过了证型思辨的过程，称为“简捷路径”。

（一）完整路径

以“脘腹疼痛”主症为例，揭示中医主诉诊疗的完整路径。

1. 纵向挖掘中医主诉

围绕脘腹疼痛询问疼痛的具体部位、性质、程度、诱发因素、时间长短、频率、持续状态、疼痛加重或缓解方式等，对脘腹疼痛的特征进行深入细致的描述。

2. 横向挖掘中医主诉

四诊合参并以十问歌为线索，询问与脘腹疼痛紧密相关的同系统的症状，如是否过食生冷、大便情况、饮食口味，以及全身伴随症状，如肢冷不温等；此外，结合望诊、舌诊、闻诊、脉诊、按诊等方法，鉴别容易混淆的症状，为病证诊断鉴别提供依据。

3. 辨别中医证素

根据前两步获取的信息，初步判定病位、病性证素。如依据脘腹疼痛、呕吐症状，确定病位在胃；依据胃脘痛由前一晚过食生冷引起，腹部疼痛为冷痛，痛势暴急，遇寒加剧，得温则减，口淡不渴，腹泻清稀，或腹胀便秘，面白或青，肢冷不温，舌苔白润，脉弦或沉紧，确定病性属寒。

4. 明确中医病证诊断

根据以上步骤确定中医病证，如胃脘痛、寒滞胃肠证。

5. 确定中医治法及处方用药

根据病证确定中医治法、方药，如温中散寒、理气止痛等，用良附丸合厚朴温中汤加减。

该诊疗路径可总结为“抓住主症问深全，相关症状紧相连，求因辨性定病位，十问歌诀亦可参，若求辨证无遗憾，望闻问切需相兼”。

（二）简捷路径

简捷路径是在丰富的临床实践中总结经验的路径。近年来提出的《伤寒论》中的方证对应，就是简捷路径的一种体现，张仲景通过大量的临床实践，为后人总结出疗效较佳的经典方剂，看到某方面证候，即可用某方剂，如“太阳中风，阳浮而阴弱，阳浮者，热自发，阴弱者，汗自出，啬啬恶寒，淅淅恶风，翕翕发热，鼻鸣干呕者，桂枝汤主之。”“伤寒五六日，中风，往来寒热，胸胁苦满，嘿嘿不欲饮食，心烦喜呕，或胸中烦而不呕，或渴，或腹中痛，或胁下痞硬，或心下悸、小便不利，或不渴、身有微热，或咳者，小柴胡汤主之。”简捷路径省去了其中辨证的过程，简单明了，且疗效确切，后人通过背诵条文，即可复制这一路径。

还有一些特殊的方药但见一证便是，以下列举几项：① 小柴胡汤的“伤寒中风，有柴胡证，但见一证便是，不必悉具”，只要见到往来寒热，胸胁苦满，干呕不能食，口苦咽干中的一项即可用小柴胡汤。② 痛泻，只要见到泻必腹痛，泻后痛缓的典型痛泻证候，即可使用痛泻要方。③ 五更泻，只要见到黎明泄泻、大便稀薄，即可用四神丸。④ 只要见到心动悸、脉结代，即可用炙甘草汤。⑤ 只要见到潮热、颧红、盗汗，即可用青蒿鳖甲汤。这样的简便疗法还有很多，民间的单方、验方亦是如此，有赖于常年的临证积累，有的老中医对望诊、切诊关注较多，甚至可以做到望而知之、切而知之。

综上所述，无论是完整路径还是简捷路径，基于主诉的中医临床诊疗路径可为中医的精准诊断、智能化诊断提供良好的路径基础。

五、中医古籍数字化

中医学理论体系形成于战国至两汉时期。四大经典《黄帝内经》《难经》《伤寒杂病论》《神农本草经》等医学专著是中医学理论体系形成的基础，在两千余年的发展与实践中，产生了浩如烟海的医籍、古籍，它们对中医理论体系的发展与完善添砖加瓦。中医典籍、古籍的数字化，加强古籍研究利用，编撰中华医藏，制定中医药典籍、技术和方药名录，建立国家中医药古籍和传统知识数字图书馆，研究制定中医药传统知识保护条例，都是中医古籍数字化的研究内容。

所谓古籍，指古代的所有文献，就是古代的图书典籍。中医古籍通常是指在1911年以前手写记录和印刷出版的关于中医中药的医学文献书籍，以图文的形式记载了自古以来中医学积累的理论知识与实践经验，是中华民族的重要瑰宝和智慧载体。

中医古籍数字化是中国古籍数字化的一部分，中华文明源远流长，中国古籍在传承中华文化上起到了至关重要的作用，同样中医经典古籍也是中医理论的源头，是中医学术体系和原创思维的载体，是中华文化的重要组成部分，对中医药文化起到承前启后的作用，例如《神农本草经》《黄帝内经》《伤寒杂病论》《针灸甲乙经》《本草纲目》等古籍。然而由于年代久远、战争战乱、自然灾害、虫蚁侵食、人为破坏等因素，导致大量古籍，尤其是医学相关古籍的缺漏、散失、甚至销毁，这是中华民族的重大损失。出于保护中医古籍的需要，尤其是已经破损的孤本、善本，利用数字化技术尽快恢复和还原其本来面貌刻不容缓。因此，现代社会利用数字化技术，将纸质版中医古籍上的文字与图片转换为计算机能识别的数字语言，并通过大数据上传到网络进行永久保存，同时利用现代科技、人工智能进行分析与利用的数字化进程是必由之路。

（一）中国古籍数字化

近年来我国古籍数字化取得了较大进展，一些古籍数字化平台建设已经取得了优秀的成果，不仅在数量上实现了比较全面的古籍数字转化，而且在数据准确性、使用便利性、图文对照率等方面亦日趋完备。李林澳等[21]对2008—2017年CNKI数据库中典籍数字化的有关文献进行了统计分析，从典籍数字化保护、典籍数字化标准体系建设、典籍数据库建设、中医药典籍数字化、民族典籍和地方志的数字化、典籍数字化特殊技术应用和其他研究七个方面对我国典籍数字化的研究成果进行了梳理和总结。李明杰等[22]运用Cite Space软件对2009—2019年间古籍数字化研究的作者、关键词进行共现图谱分析，分析期刊论文研究及国家社科基金项目的主要研究领域和主题分布，对现有古籍数字化产品的主要功能进行考察，总结出我国古籍数字化研究的三大总体特征和五个主要问题，指出在学术传承、用户需求、信息技术发展的驱动下，面向知识服务是未来古籍数字化研究的必然趋势。华林[23]等以CNKI中文期刊数据库为统计源，运用文献计量法对我国古籍档案数字化研究领域进行分析梳理，借助因子分析法从微观技术、管理建设和开发利用三个维度对核心领域进行归纳分析。

（二）中医古籍数字化平台的现状

目前与中医古籍相关的数字化平台大致可分为综合古籍数字化平台和专门的中医古籍数字化平台两大类。相对而言，中医古籍数字化起步较晚，中医数字古籍多作为综合古籍数字化内容的一个组成部分，散在各综合古籍数字化平台中，欠缺系统化和针对性的设计；而专门的中医古籍数字化平台数量、收录的古籍数量亦相对有限，质量上与综合古籍数字化平台相比尚有一定差距。现有的中医古籍数字化平台在质量评估和规范制定上没有统一标准，从而存在中医古籍数字化产品质量参差不齐的现象。中医古籍的综合古籍数字化平台如中华古籍资源库、中华经典古籍库、读秀学术搜索、国学宝典、鼎秀古籍全文检索平台、古籍馆数据库等，这些平台起步较早、规模较大、功能较多，有一定的用户基础，但大部分平台所含的中医古籍数量有限，中医古籍文献也不是重点内容，亦缺乏针对中医古籍文献的个性化设计。而专门的中医古籍数字化平台既包括如博览医书、国医典藏、中医古籍数据库、中华医典等主要以中医文献检索为主体功能的平台，还包括中医智库、大家中医等，同时集合了中医 AI 辅助诊疗、课程培训等多种功能的综合平台，但其共性是起步较晚，尚缺乏类似大型综合古籍数字平台的图文对照功能等。有医学出版单位利用其自身特有的版权资源搭建了书籍数字化平台，具有版权明确及专家资源丰富等特点，在中医古籍整理成果与更新方面亦显现出特有的优势。例如人民卫生出版社的“人卫临床知识库”“人卫知识数字服务体系”，中国中医药出版社的“悦读中医知识服务平台”“中医数字图书馆”等，均包括了很大比重的中医古籍数字化内容[24]。

（三）中医古籍的特点

中医古籍具有数量众多、专业性强、延续性大、关联性强、实用性强、价值巨大、形式多样、内容杂糅等特点。中医古籍数字化的复杂性在于既要考虑古籍文献的特点，同时还需考虑中医学术的特殊性。中医学归根到底是一门实用性科学，中医文献中包含大量的信息层次和类别，因此，需要对中医古籍进行充分的信息重组和知识挖掘，例如对中医古籍内容进行全文解析，在此基础上进行多级标注，将每一标注点作为检索的链接点或知识关联点，进而开展深层次开发，提取有意义的信息和找寻规律，构建中医古籍文本知识库和相应数据模型，以满足不同用户对中医古籍知识服务的需求。

（四）中医古籍数字化研究和存在的问题

沈旺等[25]将国内中医古籍数字化研究划分为三个阶段，识别出各阶段的研究主题及主题在不同阶段中的演化路径，在总结前人研究基础上，从数字化资源、技术体系构建和应用服务方向三个方面提出未来中医古籍数字化的发展趋势。李筱颖等[26]认为中医古籍知识库存在缺乏高性能信息处理模型与高效知识表示方法、术语不规范、资源共享体系未建立等诸多问题，导致知识库效率低下，无法充分有效地发掘利用知识。基于SWOT–PEST模型，深入分析中医古籍知识库建设的自身优势和劣势，并从政治、经济、社会和技术等维度梳理其发展的外部机遇与挑战。SWOT–PEST是现代战略分析与决策制定的系统分析模型。SWOT分析从优势、劣势、机遇和挑战四个层面，客观公正地评价组织“内部”综合情况。PEST分析从政策、经济、社会和技术四个宏观因素，对“外部”环境因素错综复杂进行全面深入地剖析。

王咏梅等[27]针对现有中医古籍书目数据库存在的书名著录规则不统一、分类法不统一、主题标引欠缺、子目录无法检索、无法提供不同版本在不同单位的收藏线索等问题，通过对安徽中医药古籍书目提要信息数字化建设和数据管理进行探讨，使用新一代网络数据表示、传递和交换标准来表示安徽中医药古籍书目提要的信息，创建符合元数据规范的文档，实现了安徽中医药古籍书目提要信息的存储、管理以及在网络上的跨平台传递与共享。安徽中医药古籍书目提要信息的存储与管理基于的数据库系统分为NXD（Native XML Database）和XEDB（XML Enable Database）两类。NXD是以文档为基础的数据库管理系统，XEDB则是在传统数据库中增加了支持技术的功能，需要结构映射或者模型映射才能允许传统数据库访问XML。在安徽中医药古籍书目提要信息的存储方面，由于需要保存中医药古籍的层次型结构信息，同时针对书目提要信息数据库的操作主要是查询和存储，而对数据进行修改更新的需求较少，因此，可以选择专门处理XML数据设计的NXD系统。XML是用于新一代网络数据表示、传递和交换的标准。用XML可以清楚地描述和储存中医药古籍书目提要的层次型结构特征，解决目前CNMARC格式对古籍文献并不适用的问题。引入XML处理机制DOM，可以利用ASP编程，实现XML文档的在线交互，在不同应用平台之间传递和共享数据。利用XML数据库技术，构建安徽中医药古籍书目信息资源管理系统，对半结构化的中医药古籍书目信息进行管理并提供检索，在有效解决现有古籍书目数据库问题的基础上，实现安徽中医药古籍书目提要信息的数字化。

杨镭等[28]以中国古代（前202—1911）湖湘中医为研究对象，《中医人名辞典》《中国分省医籍考·湖南省》《湖南中医源流》为主要数据来源，对湖湘中医药文献进行整理，从技术创新与模式创新的思路出发，探讨湖湘中医文献的数字化创新研究。将湖湘中医文献的古籍文本进行智能化转化、智慧化利用，不仅能提高对中医古籍的保护能力和利用效率，而且对提高中医医疗水平、提升中医传承创新能力、加快推进中医药现代化有着极其重要的意义。杨镭等以语义网技术驱动湖湘中医文献的知识组成，当前湖湘中医文献的知识重组通常是借鉴其他领域的语言模型，语义描述不够规范，句读和词性标注的规则也较为模糊。研究思路应多维度、细粒度、对象化，由粗粒度的文献研究层面向细粒度的知识单元层面转变。将语义网技术应用到湖湘中医文献数字化的研究与开发中，对全文内容进行知识关联重组，链接领域内的数据孤岛，从而充分揭示湖湘医籍的内涵与特色，降低使用门槛。通过语义网技术对文献数据进行预处理，优化对湖湘中医文献数字资源的整合，形成标注语料库，简化文献数据的处理流程，实现不同文献的知识聚合，为湖湘中医文献的知识发现提供技术前提和效率保障。以数据挖掘技术构建湖湘中医文献的知识图谱数据挖掘技术是湖湘中医文献数字化过程中极为重要的辅助技术工具。在未来应加强数据挖掘技术与湖湘中医文献研究的进一步融合，通过知识抽取、知识表示、知识融合以及实体对齐等环节，拓宽对文献内容研究的深度与广度，实现对文献中理法方药等内容的关联挖掘及辨证分析，完成湖湘中医文献知识图谱的构建。并在此基础上通过分析文献中的药方配伍规律、对病名源流进行考辨、梳理湖湘名医学术经验传承脉络等，激发海量数据中蕴含的潜在价值，序化知识库中知识因子，实现知识关联网络化，构建针对不同疾病或证型的湖湘方药库。以大数据及人类反馈的强化学习（RLHF）技术实现基于湖湘中医文献大数据的智能诊疗。湖湘中医文献数字化平台的建设需要依托于大数据技术，对多元化的资源进行知识挖掘，完成对数据从显性信息到隐性知识的提取和升华，实现对湖湘中医文献更深层次的开发和利用。基于RLHF技术可以通过不断迭代，使模型具有生成答案的能力。通过RLHF技术，对平台收集的湖湘中医案例的理论及临床数据进行加工、整理和强化学习，形成一套具有湖湘特色的智能中医诊疗系统。该系统能够处理患者描述的疾病信息，进行有效的自然语言处理和语义分析，基于算法对用户作出个性化的诊断和辅助决策，如医学史上相似病例情况、湖湘名中医对该疾病的临床经验和用药规律、预测疾病的转归等。

焦阳等[29]分析近代浙派中医文献整理的背景和意义，通过计算机检索、查阅文献资料、运用统计学方法对《中国中医古籍总目》中的目录进行整理，按照医家籍贯等进行筛选，选出浙江地区中医医籍目录，介绍医籍分布和医学分类情况，对该书目医著进行数字化研究，探讨数据库平台建设实践。调查统计结果显示，《古籍总目》中共整理出近代浙派中医医著 475 部，各种版本的医籍数据 3 944 条，涉及医家近 100 位。从馆藏角度将 3 944 条医籍数据录入计算机系统进行统计分析，得出版本数 879 种，藏于 139 个图书馆中，主要集中在上海中医药大学图书馆（226 种）、中国中医科学院图书馆（212 种）、上海图书馆（149 种）和浙江省中医药研究院（105 种）。这些单位收藏量都在百种以上，其中上海中医药大学收藏最多。收藏量分列其后的是中国国家图书馆（89 种）、南京图书馆（88 种）、南京中医药大学图书馆（81 种）、安徽中医药大学图书馆（81 种）、成都中医药大学图书馆（76 种）、浙江中医药大学图书馆（74 种），另外，苏州市中医医院图书馆、北京中医药大学图书馆也收藏了 70 种以上的医籍。由于版本的原因，这些医籍种类是存在重复的，为避免重复建设在文献扫描前对文献数字化情况进行了查重调查，调查发现，当前有关近代浙派医家的医著主要散见于各个古籍数据库中或收录在民国图书数据库中。进行近代中医文献全文数字化保存的单位有中国国家图书馆、北京大学图书馆、上海图书馆等。通过检索单位已购买或公开可共享的大型古籍全文数据库后发现，前期整理的 475 部浙派中医医著目录中有 139 部医籍已经完成数字化，约占 29.3%，其中超星读秀数据库全文数字化数量最多，多达 101 部，之后依次是中国国家数字图书馆（76 部）、大学数字图书馆国际合作计划（以下简称 CADAL，26 部）和瀚堂数据库（3 部）。各个数据库之间数字化医籍互有重复，相互补充，采用版本也不同。其中超星读秀数据库可以提供全文检索，使用方便，而 CADAL 扫描的医籍质量较高，内容清晰。可以看出，目前浙派医家医著数字化程度不高。对于已经数字化的文献，可以购买数字化全文，下载已购数字资源或远程调用全文链接。除此之外，针对收藏的 70 余种浙派中医文献，再进行

CCD扫描数字化处理，通过纠偏、裁剪、加水印、文件命名等技术化操作，完成数字化加工。对于其中属于古籍的，数据采集过程严格按照国家古籍保护中心的《古籍数字化工作手册》（2014）来执行。对于非本单位收藏的文献，则以单位的名义与该文献的收藏单位协商解决数字化问题。在数字化过程中保证文献资源全貌，符合读者阅读习惯。

熊枫等[30]为响应《“十三五”时期全国古籍保护工作规划》中对古籍数字化建设的要求，对高校中医古籍资源建设情况进行调查，并且对调查结果进行整理，提出了目前在古籍数字化建设的过程中存在数字化标准不统一、古籍资源建设资金以及人员管理等问题和对策。其中上海中医药大学图书馆、广州中医药大学图书馆、成都中医药大学图书馆等6所高校在资源分类中将古籍资源作为一个独立的资源模块；南京中医药大学图书馆、福建中医药大学图书馆以及甘肃中医药大学图书馆将古籍资源作为特色资源；另外，江西中医药大学图书馆与山西中医药大学图文信息中心拥有自建古籍资源，当然其他高校也有自建古籍数字化平台，但分类时并无自建库类别。从具体的数据库方面来看，常用的古籍数据库主要有爱如生古籍数据库、瀚堂典藏古籍数据库和书同文古籍数据库。部分高校古籍数据库具有很强的地方性特征，例如成都中医药大学图书馆的巴蜀古籍数据库、浙江中医药大学图书馆的浙江中医药古籍数据库等。通过调查结果发现，早稻田图书馆古籍数据库、雕龙中日古籍全文资料库等海外古籍数据库也占据了我国高校图书馆古籍资源的一部分。

张君冬等[31]认为数字化技术对中医古籍的保护和传承做出了探索，但还存在困境，一是数字化研究局限于传统文献学扫描、整理、构建知识库等范畴，重藏轻用；二是数字化挖掘方法以浅层统计分析数据为主，新技术利用率低；三是数字化利用以古籍文献检索查询为主，用户检索出来的为“数据”而非“知识”；四是古文简洁晦涩，现代普通读者难以理解，专业壁垒强，服务对象受限于中医古籍专业性人群。现有古籍资源库数字化建设这一阶段已经初步完成，数字化存储占据主要研究部分。对于使用者而言，用户更希望直接获取有价值的各类中医知识，而非对中医数据的简单查询。并且在Ziya-LLa MA-13B-V1开源模型基础上，通过继续预训练、有监督微调、DPO优化的全流程训练的步骤构建中医古籍生成式对话大语言模型，最后通过自动评估和人工评估验证了其在中医古籍领域的优异性能。自动评估结果表明训练损失函数成功收敛，各对话类目下 BLEU、ROUGE 指标值均偏低，侧面反映出该模型具备强大的领域创造力。人工评估结果显示，该模型在古籍知识问答方面性能显著优于现有的中医药垂直领域两类模型，部分类目如预防养生的回答能力与 ChatGPT−4 相比略有不足。突破了中医古籍数字化固有的研究模式，实现了古籍资源的深度融合与利用，可满足古籍知识解答、中医问诊、养生保健等多元化的知识服务。

六、名老中医经验传承数字化

国医大师评选自 2009 年开始，每五年评选一次，每届评选 30 名，截至 2024 年共评选表彰了 120 名国医大师。全国名中医评选自 2017 年首评以来，共组织了两届全国名中医评选表彰工作，在全国范围内评选出了 101 名全国名中医。近年来国医大师与全国名中医的宝贵经验传承数字化研究也是迫在眉睫。

名老中医经验传承数字化是指采用数字化技术手段对名老中医知识、技能、经验等进行记录、整理、保护、传播、分享和创新，有助于克服传统经验传承方式的低效率问题，实现中医文化传承与发展。龚文洁等[32]以中医机构和非中医机构的知名老中医的经验传承作为研究对象，基于文献计量学的方法对中国知网检索的相关文章数据进行处理，对年发表文章数量、文献作者、研究机构、关键词和期刊进行分析并得出相应知识图谱。研究结果表明，文献发文量整体呈上升趋势；中医机构发文量中，高等中医院校占比较高；非中医机构发文量中，医院单位占比较高；研究学者之间合作较少，中医机构和非中医机构研究较分散。其提出中医机构和非中医机构要紧密合作，要利用现代科学技术推动知名老中医经验数字化传承发展。其研究发文量的年代变化规律和趋势，将知名老中医经验数字化传承分为两个阶段：萌芽期（1991—2010 年）和上升期（2011—2019 年）。1991—2007 年期间，受科学技术的限制，发文量较少，维持在每年 2 篇左右，大多数传承方式停留在从传统文化和中医思维方面进行传承；2008—2010 年开始出现数据挖掘、关联规则等科学技术运用到名老中医经验传承中，探究其在名老中医传承中的应用前景，文章量开始呈现上升趋势，对名老中医经验传承起到积极作用。上升期为 2011 年至今，各大机构开始重视对中医药人才的培养和中医文化的传承，通过数字化的方式构建中医传承辅助平台传承知名老中医经验。其中从2014年开始，年发文量呈急剧上升的趋势，中医传承辅助平台得以广泛应用，出现运用大数据、“互联网+”、人工智能等现代科学技术传承知名老中医的案例。

中医药的传承与发展尤其需要名老中医，名老中医是中医的宝贵财富，名老中医档案记录了其本人成长的历程，不仅是其医疗经验积累的过程，也是其医疗水平沉淀的见证。陈燕溪等[33]在大数据时代背景下对名老中医档案价值进行挖掘研究，提出名老中医档案的作用与功能，包括有利于中医药的传承与发展；有利于继承和发扬民族文化，是教学和科学研究的可靠素材；有利于提升医院社会影响力；有利于激发医院发展活力。同时，也对名老中医档案管理中存在的问题分析了原因，首先是管理不规范，主要表现在无统一场所用于存放名老中医档案且无专人对其进行规范管理。一方面，名老中医档案主要分散在名医工作室、科教科、病案科及名老中医个人手中等。据了解，名老中医的学术研究、科研成果、经典医案等主要由名医工作室保管，而名老中医的诊疗记录、查房记录等又由病案室保管；另一方面，名老中医档案主要由工作室兼职秘书管理，兼职秘书多为医务人员，不熟悉档案管理相关要求，且承担了大量的临床业务工作，无暇系统整理名老中医档案。其次，数字化工作滞后，多数中医院未建立名老中医工作室专用数据库，而是依托于国家中医药管理局网站上传资料，但上传的资料不完整，且未对外公开，具有较强的私密性；名医工作室虽然建立了自己的网站，但网站上的信息多为简讯、活动报道等，形式内容单一，且没有连续性，信息参考价值不是很大，影响了名老中医档案数据资源的开发利用。产生以上问题的原因主要在于档案意识淡薄、收集难度大、制度不健全、缺乏参考依据、资金匮乏、数据标准不统一、开发利用难度大等。

倪敬年等[34]从以下几个方面对名老中医经验数字化传承进行了阐述。首先是数字化传承的必要性，经典名老中医经验传承方式有跟诊学习、聆听学术讲座、阅读论文著作和病案记录等，这些传统的传承方式传播效率不高、传播范围有限。跟诊是目前被广泛应用和认可的名老中医传承方式，具有真实情境、具体问题和针对性的处置方式，对疑问的实时解答有助于学习者深刻理解知识。跟诊源于传统师徒授受模式，这种方式主要缺点是传承人数有限，因而影响了传承的广泛可及性。名老中医讲座交流是另一种常用传承方式，讲座交流内容往往是被高度选择的内容，听众不能获取就诊者的完全信息，讲座更侧重于案例展现和学术思想的展示，很难进行深刻的讨论和互动，对疗效反馈不够全面。同时不同的人在听讲座时会对讲授内容和重点有不同的理解，因此以讲座交流的方式传承经验也存在局限性。此外，论文著作和病案记录的传承方式也有一定局限性，只有少数论文著作和病案资料是真正由名老中医自己整理完成，多数通常由学生或传承人筛选整理，并不能直接反映名老中医的真实观点。中医病案资料也存在病例定义不够明确、缺乏规范随访评价，导致个案经验的重现性不理想。名老中医经验传承的理想方法应能很好地克服以上问题，并解决如何去粗取精、如何重组知识、如何进行验证、如何解决难题、如何推广应用等问题。名老中医经验复杂多样，相同疾病的治疗方式可能多样化，不同经验之间的优劣和价值需要进行客观评估，应去粗取精，沉淀那些真正有价值的经验进行传承。对于筛选出来的有价值的经验，需要找到恰当的知识传播途径，让更多人能发现并学习，并且在经验保存和梳理之初进行设计，从而使知识的沉淀和传播一体化。基于所传承的经验解决新的医学难题，还需要对已有的经验进行知识重组和升华，以此产生新的理论和假说。最后是对理论和新假说的应用和验证确认。通过上述步骤实现知识螺旋式更迭，不断推进中医学理论和实践发展。

其次，阐述了数字化传承的方法，第一，构建中医药知识数据库，包括医学知识库、疾病数据库、标准症状库、中药数据库和方剂数据库等。医学知识库来源包括教材指南、文献典籍，以及医学教学和临床的音频、视频资料等。疾病数据库包括中医病种和西医病种的常见疾病。标准症状库要基于医案知识库，结合其他行业权威资料，按照统一的标准规范，进行梳理、汇总、筛选，建立覆盖绝大多数疾病症状的标准症状库。中药数据库要基于药典和其他文献资料，构建中药知识库，主要是中药饮片的名称、编码、性状、适用病症、药效、用法用量等。同时，需要搜集、整理名老中医常用的教材指南、文献典籍中的方剂，梳理出方剂的配伍、用法等建立方剂数据库。此外，也应纳入中成药和非药物疗法库，如经络、腧穴、外治、运动、情志疗法等。第二，构建名老中医经验病案资料库。通过名老中医诊疗过程中建立的比较完整的病案资料，包括四诊信息、理化检查、中医诊断、西医诊断、中医证候、处方用药、随访跟踪记录、疗效分级及改善情况，进行疾病统计、药物频次统计、症状统计、证候统计、疗效统计等，用算法加以训练和调整。第三，利用数据挖掘寻找辨证处方规律。数据挖掘就是从大量的、不完全的、模糊的、随机的数据中，提取隐含但有用的信息和知识的过程。通过数据挖掘技术，可以对名老中医经验中病—证、病—药、病—方、方—证、症—药等规律进行实时在线分析与展示，提炼出临证经验中蕴藏的新理论、新方法、新知识，对名老中医经验进行归纳和总结，即把蕴含在其中的大量隐性信息转为显性知识。第四，研发机器学习算法支持的辅助决策系统。数字化经验传承的目标是智能化传承，为用户提供个体化的精准中医药诊疗辅助决策。辅助决策系统可以基于疗效的反馈对疾病、症状、证候和药物的关系进行调整，使其不仅更贴近实际诊疗过程，也更有助于中医的传承创新，缩短传承者的学习试错过程。同时，数字化传承系统也能进行系统的有效性验证。循证医学的有效性验证既包括治疗决策（如中医处方）的有效性验证，也包括系统的有效性验证，即使用数字化传承系统是否提高了中医辨证的准确性，是否改善了患者的预后。根据系统的开发目标，有效性验证可以采用不同的方式。如果系统是为了模拟某个名老中医治疗某病的经验，处方的一致性应作为有效性指标，系统的应用评价可以采用富集分析探寻名老中医经验的适应人群从而提高疗效。如果系统的开发是为了集合不同的名老中医经验，面对不同中医药诊疗需求做出适应性处方，有效性评价的重点是目标疾病的转归。有效性验证也包括效应的机制合理性探讨，利用生物信息学探寻可能的作用机制，并进行相应验证。这些数字化传承的成果将具有时间更高效、地域更广泛、临床更有效的特点。通过建设名老中医数字化传承平台进行技术和成果的应用转化，一方面成为普通中医师的临床助手，提高临床辨证水平和中医处方的有效性；另一方面可以实现名老中医经验向基层的传播，提升基层中医药服务质量，助力中医药服务的高质量均衡发展。

刘嫒嫒等[35]对基层名老中医工作室信息化管理系统进行了设计研究，包括名老中医工作室对外交流平台、名老中医工作室管理系统、名老中医工作室学习平台、名老中医工作室数字化传承系统四个组成部分。其目标是通过建设一批规范的具备较好条件的基层名老中医专家传承工作室，整理、传承基层老中医专家学术经验，培养基层中医药人才，提升基层中医药服务能力，满足人民群众对中医药服务的迫切需求。

七、中医医院数字化

随着信息化的不断发展，人们已经快速地进入数字化时代。以计算机网络为特征的现代化信息技术在医疗领域的广泛应用，各医院纷纷提出了建设“数字化医院”。数字化医院就是借助各种先进的计算机网络技术，将病人的诊疗信息、卫生信息与医院管理信息等进行有效的收集、储存、传输与整合，并将数据信息纳入整个社会医疗保健数据库中，使医院的服务对象由有病求医的患者扩展到整个社会。作为中国传统医学，更应该利用信息技术发展的今天，抓住机遇建立具有“中医特色的数字化医院”信息系统。国务院2019年发布的《关于促进中医药传承创新发展的意见》提出，实施“互联网+中医药健康服务”行动，建立以中医电子病历、电子处方等为重点的基础数据库，鼓励依托医疗机构发展互联网中医医院，开发中医智能辅助诊疗系统，推动开展线上线下一体化服务和远程医疗服务。

张亚男等[36]认为信息技术对提升中医医院急诊能力具有重要作用。基于中医医院数字化建设的业务需求，通过预检分诊系统实现患者有序分诊，转运交接管理系统实现诊疗环节闭环管理，信息共享平台解决数据碎片化问题，利用中医急诊知识库和专科质控管理系统推动中医急诊医疗质量提升等。

刘涛[37]从以下四个方面对数字化时代中医医院档案管理的创新进行了分析。中医医院数字化档案管理主要是指在保证档案原件与档案数据真实性的基础上，借助计算机硬件功能与软件功能，对档案进行数字化处理的管理模式，这一方式能够有效促进医院档案信息资源作用的充分发挥。

第一，数字化时代中医医院档案管理创新的必要性。表现在以下几方面：① 推动资源共享。中医医院档案作为医院各项管理活动的数据支撑，档案信息资源的共享性对各项管理活动的质量具有重要影响。在传统的中医医院档案管理中，工作人员查找档案资料的难度较高，使得中医医院档案存在使用率偏低的问题，对医院领导层决策的完整性与准确性的提升产生不良影响。而借助信息技术实现中医医院档案的数字化管理，提高了中医医院档案数据资源的共享性，同时极大地提高了数据信息资源获取的方便度，对管理工作效率的提高创造了条件。② 数据档案保存的需要。档案作为各项管理工作展开的数据支撑，其真实性与完整性对中医医院的管理质量具有重要影响，在传统的档案管理中，对人工的依赖度较高，极易受到主观因素的影响，使得档案收集与整理存在一定的问题，加上以纸质为媒介的档案管理形式，在数量上受到较多的限制，同时纸质档案的管理本身具有一定的难度，对档案管理的质量产生不良影响。数字化档案管理相较于传统档案管理形式而言，受空间与时间的限制较少，不仅能够有效提高档案管理的效率，对档案使用率的提升亦具有良好的推动作用。

第二，中医医院数字化档案管理的具体化应用，主要表现在以下几方面：① 纸质档案的数字化管理。针对纸质档案的数字化处理，更多采用光电扫描的方式，先将纸质档案扫描为图像文件，再在计算机中进行保存处理。但是，光电扫描无法对扫描的图像进行适当的优化，因此档案多以原始形式保存，对此，在实际的管理过程中，工作人员应当明悉图像文件会占据较多的空间，一般只用于珍贵档案的数字化处理，以节约内存空间。此外，针对纸质档案的数字化处理还可以借助拍照的形式完成，其具有操作简单且清晰度较高的特点，在实际的档案管理过程中，相关工作人员可以结合实际情况自行选择最为恰当的方式。同时，档案管理人员在工作过程中，应当避免原始档案因装订与扫描而造成的损坏。由于数字化处理所得的档案数据大小与原始文件存在一定的差异，工作人员在上传时，应当对数据进行适当的处理。② 特种载体档案的数字化处理。特种载体档案主要是指照片和声像等档案，一般而言，照片档案的数字化处理方式，主要包括扫描处理和数码处理。扫描处理主要是指运用扫描仪对纸质照片进行扫描处理，之后再进行存储。数码照片主要是指借助数码相机对档案进行翻拍，通过这种方式能够实现对档案图像的完全获取。对实物档案管理也应当进行数码保存。③ 电子病历的数字化处理。在中医医院档案管理中，患者病历在档案的比例中最大，工作人员在处理病历档案时，应当做好数字档案与电子病历的实时传输，并在当地档案多采用录像录音的方式进行处理，由于声像档案的容量较大，对此，在实际的数字化处理过程中，档案管理人员应当对其进行压缩处理，并完善挂接工作，以方便数字文件的调用并做好备份，以保证电子病历的安全性与完整性。一般而言，需备份处理的档案主要包括医院信息、电子病历以及影像视频等内容，由于其容量较大且重要性较高，备份载体包应当分开创建。

第三，数字化时代中医医院档案管理存在的问题主要表现在以下几方面：① 信息准确度偏低。在传统的档案管理模式中，由于重视程度偏弱、档案管理规范度偏低等因素的影响，档案信息的收集、记录以及传递存在规范度偏低的状况，使得中医医院档案管理存在信息完整度偏低、真实性不高等方面的问题。这给中医医院数字化档案管理价值的实现带来一定的阻碍，对中医医院管理质量的提升产生了一定的不良影响。此外，在传统的档案管理过程中，中医医院记录信息的方式较为落后，部分档案管理人员习惯了传统的信息整理模式，一时难以适应数字化的档案管理模式，进而对中医医院档案数字化管理的质量产生不良影响。② 数字化管理认识不足。在传统的档案管理中，中医医院对档案管理的重视程度较弱，并未充分认知到档案管理的重要性，将档案管理局限于档案的保护与存放上，并未充分认知到档案管理的最终价值在于推动档案价值的充分发挥，在这一管理理念下，使得中医医院档案管理的数字化发展面临较多的限制。③ 管理模式落后。数字化档案管理模式的构建对管理人员和管理体系皆具有较高的要求，但由于传统管理模式的长久影响，使得中医医院存在管理人才缺失或管理人员能力不足等方面的问题，再加之培养体系的缺失，使得部分档案管理工作人员的成长机会较少，进而对数字化档案管理的推进产生不良影响。④ 管理机制陈旧。在传统的档案管理模式中，档案管理工作的侧重点在于档案信息的收集、整理以及储存，管理机制同样侧重于以人工为导向的信息收集、整理以及保存工作的管控。数字化时代，中医院档案管理的工作模式与侧重点发生了较大的变化，相较于传统的档案管理而言，对人工的依赖度有所降低，但对档案管理人员的职业技能与工作规范等提出了更高的要求，在此背景下，传统档案管理模式下的管理机制难以适应数字化档案管理的需要，使得数字化档案管理仍存在工作规范度偏低与有效性较低等方面的问题。⑤ 安全管控滞后。在传统档案管理中，档案资料多以纸质文件的形式出现，安全管控依赖于管理人员的职业能力，数字化档案管理中，档案资料的呈现方式逐渐多样，相较于传统的档案管理而言安全系数更高，安全隐患亦有所变化，集中体现在黑客攻击、系统崩坏等方面，极易导致档案文件丢失的问题出现。在实际的安全管理过程中，中医院对安全维护管理的重视程度偏弱，对档案管理系统的维护力度不足，在一定程度上增加了档案安全管理的风险。

第四，数字化时代中医医院档案管理的特征，主要包括以下几方面：① 综合性。医院档案管理的综合性特点主要体现在医院档案的分类来源于多方面，医院档案主要由医院办公室下属的综合档案室管理，各业务部门定期上交部门档案，档案内容涵盖医院人事、财务、科研、党务、基建等方面。从档案资料来源看，除了上级下发的各种行政文件、政策性文件、党务文件、指导性文件外，还包括各业务部门往来的文件。② 专业性，医院档案管理的专业特点主要体现在档案管理的内容上。医院以医疗工作为主，工作中产生的专业档案是医院档案主体的客观反映。基于医疗工作专业技术性强的特点，相关档案专业性也很强，如医学研究、医院未来发展规划以及医院在不同时期制定的各项制度等，都具有非常鲜明的专业特点。③ 阶段性，医院的行政管理涉及方方面面，许多科室设置了不同的行政职责。另外，医院由各个不同的科室组成，因此产生的档案有一定的分散性。为保证医院各业务部门提供档案的连续性，其间形成的资料应定期报送综合档案室。特别是一些医院的大事记资料要及时送到综合办公室保存，以免数据丢失。在保持档案资料连续性的同时，还要对产生的各类文件资料进行系统管理，确保档案的完整性。综合档案室对医院档案的整理时间一般为半年或一年。④ 保密性，医院档案收集整理的目的，不仅是为了保存这些资料，而且是为了提供各种服务，有效利用和提高档案的社会价值。医院档案的专业性决定了档案的保密性。虽然医院对档案实施了信息管理，建立了共享平台，但仍需对不同类型的档案设置保密等级。由于医院档案开放程度有限，不能提供更深层次的社会服务，而仅限于医院工作人员的使用。⑤ 数字化。在数字化时代，传统的档案管理模式的实效性、完整性以及共享性等方面皆有所欠缺，借助网络对档案进行管理，有效促进了档案管理效率的提高。刘涛认为，在数字化时代的背景下，人们的工作方式发生了较大的变化，快节奏的工作方式成为常态，在此背景下，档案管理效率与质量的提升成为中医医院的重点关注对象。对此，中医医院应当顺应数字化时代的发展变化，借助信息技术搭建档案管理系统，为档案管理的信息化发展创造条件，再通过完善管理模式与管理内容的方式，促进数字化档案管理质量的提高。

八、深度学习阶段

深度学习技术的快速发展为中医数字化发展带来了新的机遇。相较于传统机器学习，深度学习具有自动特征学习和处理复杂关系的优势，能够充分利用大数据和高性能计算。深度学习在中医诊疗领域的信息处理流程包括卷积神经网络（Convolutional Neural Network，CNN）、迁移学习、强化学习（Reinforcement

Learning，RL）、对抗学习、集成学习等多种深度学习方法，有效提升了中医数据特征提取效果，随后根据特征提取结果进行证候分类，并提供最终的诊疗建议。

（一）卷积神经网络方法

卷积神经网络通过在输入数据上应用卷积操作来提取特征，通过池化层减少计算量，并通过全连接层实现分类或回归任务。卷积神经网络的独特结构能够有效捕捉望诊图像中的纹理、颜色等特征，采用语义卷积网络、R-CNN、Faster R-CNN、Mask R-CNN 等方法进行图像特征提取，为中医舌诊和面诊提供精准的图像分析。除在望诊中的应用，卷积神经网络也能应用于中医闻诊中的声音信息的特征处理以及脉诊中的脉象信号处理，促进了中医四诊智能化发展[38]。此外，通过结合卷积神经网络与机器学习方法，可以进一步提高中医诊疗算法的准确率和应用效率。LU 等提出了主成分分析（Principal Component Analysis，PCA），结合切片逆回归和卷积神经网络来提取有价值的特征，这种方法可以减少机器学习方法的训练时间，且其准确率可与经验丰富的中医医生相媲美。此外，TANG 等基于舌苔具有多形性以及不同的舌苔具有不同的颜色、形状、质地和位置等特性，将多实例支持向量机（Multiple Instance Support Vector Machine，MI-SVM）与卷积神经网络结合应用于舌苔分类中，成功克服了定位不确定的问题。

卷积神经网络在中医诊疗中虽然取得了显著进展，但仍存在一些不足之处：中医诊疗包含多模态数据，传统的卷积神经网络更擅长处理图像数据，对于多模态信息的有效融合和处理仍是一个挑战。此外，卷积神经网络对于不同患者之间的个体差异性处理相对较弱，缺乏个性化的特征提取能力。为了克服这些挑战，需要结合其他技术手段，以更好地理解和利用这些信息。

（二）迁移学习方法

通过在已有大规模医学数据上进行预训练，迁移学习可以提取通用的医学特征，然后将这些特征应用于中医诊疗任务中，从而在少样本的情况下实现模型的快速学习和适应。使用 VGG、YOLO 系列、GoogLeNet、Res Net 和 U-net 等模型分别进行舌诊和面诊信息处理，有效提升望诊的准确率，在识别儿童自闭症患者、早期脏腑癌风险分类等方面均有应用。

迁移学习方法有助于解决中医临床数据相对稀缺的问题，提高了模型的泛化性和可靠性，为中医四诊信息的智能化处理和临床应用提供了一种有效的解决方案，但此类方法仍主要关注单模态信息，在多模态数据的融合、标准化数据处理、模型可解释性等方面均有待提高。

（三）强化学习方法

强化学习作为经典的深度学习范式，通过智能体在未知环境中进行学习，使智能体通过与环境的交互获得最大化奖励。基于强化学习适应处理复杂、动态环境和能够实现个性化决策的特性，可以优化中医证候分类的治疗方案。通过与患者的交互，模型可以逐步学习和调整最优的治疗策略，实现个性化诊断和治疗。强化学习在中医诊疗方案制定方面发挥着重要作用，如 WANG 等提出了监督强化学习与递归神经网络（Supervised Reinforcement Learning with Recurrent Neural Network，SRL-RNN）采用非政策行为者批判框架来处理多种药物，疾病和个体证候之间的复杂关系，实现疾病诊断并给出相应处方；SUN 等建立了针对 2 型糖尿病的治疗推荐模型，使用深度强化学习的数据驱动模型根据预期的临床结果对候选药物进行筛选，提高了模型处方推荐的准确率。此外，XIE 等结合强化学习和知识图谱挖掘文本中隐藏的实体关系，将词频-逆文献频（Term Frequency—Inverse Document Frequency，TF-IDF）思想应用于中医计算机辅助诊断的证候计算评分，推断从症状到综合征的路径，为医生和病患提供更可靠的诊断结果。

目前，中医 AI 大模型已经开始崭露头角，例如以下几种。① 岐黄问道：大经中医出品的中医大模型，拥有超过 1 100 万条中医知识图谱数据、1 500 本中医古籍和文献数据、10 万份真实中医专家医案数据等。主要采用四层递进的训练方式，即预训练→监督微调→奖励模型→强化学习，目前已完成预训练和监督微调阶段，正在进入奖励模型和强化学习阶段。可以提供中医问诊服务，通过自然语言描述输入患者信息，使得诊疗过程中沉淀的数据集规模大幅增加，提升 AI 辨证论治的深度和广度。② 华佗 GPT：由香港中文大学（深圳）和深圳市大数据研究院联合开发的中医大模型，提供在线对话服务，目前处于测试阶段。该模型致力于通过融合 ChatGPT 生成的“蒸馏数据”和真实世界医生回复的数据，使语言模型具备像医生一样的诊断能力和提供有用信息的能力。能够提供医疗咨询、病例分析和医学教育服务，具备强大的生成能力和理解能力。③ 左医 GPT：基于 Transforme 架构的自研模型。通过语音识别和自然语言理解技术，实时记录医患对话，并自动生成电子病历。为医生提供智能辅助功能，如用药指导、诊断建议、随访管理等，可以智能辅助电子病历生成。④ 医联 MedGPT：推出的国内首款 AI 医生，与各大医院及机构合作，面向患者使用，是国内首个进行线下医院实际问诊等流程场景使用测评的大模型。能够提供精准、高效、可及的医疗服务，实现医疗普惠的目标。⑤ 砭石：智慧眼开发的医疗领域大模型，支持多模态输入，提供智能问诊、辅助诊断、智能用药等服务。可以提供中医问诊服务，结合中医理论与砭术操作手法，适用于中医院校师生、中医临床医师等。⑥ 京东 JDH 京医千询：基于京东自己的言犀大模型打造，融合了京东互联网医院积累的上亿级医疗问诊数据，目前与互联网医院及医疗机构合作面向患者使用。能够提供专业的医疗解答，连接线上线下医疗资源，一站式解决寻医问药和健康科普问题。

（四）对抗学习方法

对抗学习的核心思想是通过模拟多个智能体之间的对抗性交互来提高模型的准确性和泛化能力。一方面，可以通过对抗学习生成虚拟的中医诊疗数据，用于训练和优化中医诊断模型。这有助于解决中医临床数据不足的问题，提高中医诊断的准确性和可靠性。另一方面，可以利用对抗学习对中医诊疗过程进行模拟和仿真，以更好理解中医的诊疗原理和机制，为中医临床提供更有力的科学依据。生成对抗学习（Generative Adversarial Learning，GAN）是对抗学习的重要方法之一。CHANG 等使用 GAN 用于脉搏诊断，使用 GAN 网络处理一维脉搏数据。RONG 等将序列 GAN 和条件 GAN 应用于处方生成，以中医知识为基础，可以成功生成具有不同特点的方剂。

对抗学习在中医诊疗领域中虽已有一定应用，但仍需进一步探索和深入研究。中医诊疗注重整体观念和辨证论治，具有独特的理论体系。因此，将对抗学习应用于中医诊疗领域，需要充分考虑到中医的特点和优势，结合现代医学技术，探索出最适合中医诊疗的对抗学习模型和方法。

（五）集成学习方法

通过整合多个基础模型的预测结果，集成学习能够减小模型的泛化误差，提高模型对中医四诊信息的综合识别和预测能力。沈苏泽基于面象、手象、舌象和脉象四种数据，采用了多特征融合、多模型融合和 D 证据决策理论三种数据融合方式，设计了疾病诊断模型和综合诊断模型[39]。YAN 等采用支持向量机

（Support Vector Machine，SVM）与深度卷积神经网络结合对脉搏信号进行处理决策，使用集成学习方法提高了 4.16% 的准确率。张明琪等采用了多种机器学习方法和神经网络集成方法构建肝硬化代偿期中医智能辨证模型，AUC 值高达 0.99。集成学习方法在面对中医临床数据的多样性和复杂性时表现出色，有效地解决了个别模型可能存在的局限性，为中医四诊信息的精准分析与综合诊断提供了一种可靠的学习框架。

（六）其他方法

除上述方法外，循环神经网络（Recurrent Neural Network，RNN），尤其是长短时记忆网络（Long short-term memory，LSTM）在中医命名实体识别过程中也有广泛应用，但在其他诊疗问题上应用相对较少。此外，少样本学习（Few Shot Learning，FSL）由于不需要大量标注样本的训练在中医诊疗领域受到广泛关注。针对舌象特征，卓力等提出双阶段元学习舌象分类方法，提高了少样本情况下的舌色分类效果；WEN 等提出了一种基于舌象的零样本学习的新型体质识别方法。针对中医证候辨证，ZHAO 等提出了一种混合双注意匹配网络，可以从少量病例和中医文献资源中探索证候辨别规律。其他方法，例如对比学习、主动学习等在中医处方推荐、中医知识图谱构建中也均有应用，但整体仍处于发展阶段。

综上所述，深度学习方法在中医诊疗中的应用正在不断发展和完善，大模型作为深度学习方法在中医领域的发展趋势尤为明显。随着技术的不断进步和数据的不断积累，相信未来会有更多的深度学习技术被应用于中医诊疗领域，为传统中医药的现代化和国际化做出更大的贡献。

九、基于自然语言处理的人工智能模型（ChatGPT）技术

随着技术的进步和创新，人工智能已经成为当今世界经济和社会发展的重要支撑技术。机器学习是人工智能的子领域，根据不同的建模方式，机器学习模型主要分为判别式模型和生成式模型。基于生成模型构建的生成式人工智能可以根据已经学习的内容创造性地生成新的内容，因此很可能成为专用性人工智能走向通用式人工智能的关键转折点。

生成式人工智能可以利用网络上容易获取到的大规模无标记数据进行预训练，并通过简单适配和高效微调应用到大量的下游任务中。目前生成式人工智能

已经在学术研究和技术应用上取得了突破性进展。在自然语言处理领域，生成式人工智能已经能够生成质量较高的自然语言文本，并在对话系统、机器翻译、文本摘要等领域得到应用。比如 2020 年出现的第三代文本生成模型（Generative Pre-trained Transformer，GPT–3）[40] 凭借其非凡的模型能力、多任务的泛化表现以及小样本学习能力，成功入选 2021 年“全球十大突破性技术”。

（一）ChatGPT 的发展过程

ChatGPT 是由 OpenAI 开发的一种基于自然语言处理的人工智能模型。其发展可以追溯到 OpenAI 先前发布的一系列语言模型，如 GPT（Generative Pre-trained Transformer）系列。

2015 年，谷歌发布了一种名为“Seq2Seq”的模型，它利用了 Transformer 架构和注意力机制，极大地改进了机器翻译等自然语言处理任务的性能。这项技术的成功引发了对更大规模、更强大语言模型的研究兴趣。2018 年，OpenAI 发布了首个 GPT 模型，即 GPT–1。GPT–1 是一个基于 Transformer 架构的语言模型，通过预训练和微调的方式，可以生成连贯的自然语言文本。GPT–1 的成功展现了预训练模型在自然语言处理任务中的潜力。随后，OpenAI 于 2019 年发布了 GPT–2 模型，它是 GPT–1 的改进版本，具有更大的模型规模和更强的生成能力。GPT–2 引起了广泛的关注和讨论，因为它展示了在生成文本方面的出色表现，同时也引发了对滥用大规模语言模型可能带来的潜在风险的担忧。

为了探索更先进的语言模型和解决潜在的滥用问题，OpenAI 于 2020 年发布了 GPT–3 模型。GPT–3 是迄今为止最大规模的语言模型，拥有 1 750 亿个参数。它在多个自然语言处理任务上取得了令人瞩目的成绩，并引发了对语言模型能力和应用前景的广泛讨论。为了进一步提高模型的性能和效率，OpenAI 于 2021 年发布了 GPT–3.5 Turbo，即目前使用的 ChatGPT 模型。GPT–3.5 Turbo 在保持相当性能的同时，显著减少了模型的计算资源需求，使得更多的开发者和用户能够访问和使用这一强大的语言模型。

ChatGPT 的发展代表了语言模型在自然语言处理领域的重要进展，提供了强大的对话和交流能力。它为人们提供了更加智能化及个性化的服务和支持，同时也带来了对话系统的新挑战和新机遇。随着技术的不断发展，ChatGPT 有望在各个领域和行业中发挥更大的作用，并推动新一代信息技术的进一步发展。

（二）ChatGPT 的基本原理和特点

ChatGPT 和其他生成式人工智能工具正在将有关大型语言模型的对话带到公众关注的最前沿，并且带着一种前所未有的紧迫感[41]。

1. ChatGPT 通过预训练和微调的方式进行训练

（1）预训练（Pretraining）

ChatGPT 使用了大规模的互联网文本数据进行预训练。在预训练阶段，模型通过自监督学习的方式学习语言模型。它尝试预测给定上下文的下一个单词，从而学习到语言的语法、语义和上下文相关性等知识。

（2）数据集

ChatGPT 的预训练数据集是从互联网上多个来源收集而来的大规模文本数据。这些数据包括网页、书籍、维基百科、论坛、新闻文章等，数据集的规模通常达到数十亿个单词级别。

（3）微调（Fine-tuning）

在预训练完成后，ChatGPT 使用特定的任务和数据集进行微调。微调的目的是将模型针对特定任务进行优化，使其更加适应具体的应用场景。微调过程中，模型会接收特定任务的数据集，如对话数据集，以学习如何生成合适的回复。

（4）人工审核和过滤

在训练过程中，OpenAI 会对生成的模型输出进行人工审核和过滤，以确保生成的回复符合道德、法律和使用指南的要求。这个过程旨在减少不当、有害或低质量的回复。

2. ChatGPT 采用基于 Transformer 架构的深度神经网络

（1）模型结构

ChatGPT 模型由多个 Transformer 编码器组成，每个编码器由多个自注意力（self-attention）层和前馈神经网络层组成。自注意力层用于捕捉输入序列中不同位置的上下文关系，前馈神经网络层用于对特征进行非线性变换和映射。

（2）输入表示

ChatGPT 将输入文本转换为向量表示，称为词嵌入（Word Embeddings）。词嵌入将每个单词映射到一个高维向量，以表示其语义和上下文信息。这些向量作为模型输入，并通过多个编码器进行处理。

（3）自注意力机制

自注意力机制允许模型在编码过程中动态地关注输入序列中不同位置的相关信息。计算每个位置与其他位置的相似度得分，并对相似度进行加权，模型可以自适应地捕捉到不同位置之间的依赖关系。

（4）解码过程

在解码过程中，ChatGPT 使用自回归（autoregressive）的方式生成输出序列。它逐步生成每个单词，利用已生成的单词作为上下文来预测下一个单词。生成过程可以通过采样或基于概率的搜索来完成。

（5）上下文处理

ChatGPT 通过维护一个上下文历史，将先前的对话或文本作为上下文输入模型。这样，模型可以在生成回复时考虑到先前的对话内容，以提供连贯和有意义的回复。

（6）微调和特定任务

预训练后，ChatGPT 通过对特定任务进行微调来适应具体的应用场景。微调过程中，模型会利用特定任务的数据集进行训练，以优化模型在该任务上的性能。

ChatGPT 的工作原理是基于大规模预训练和微调的方式。预训练过程使模型学习到广泛的语言知识和语义理解能力，而微调过程则使模型对特定任务进行优化，以提供更准确和合适的回复。模型通过自注意力机制和编码—解码结构，有效地处理输入序列和生成输出序列，实现了强大的自然语言处理能力。

（三）ChatGPT 的关键技术

1. 预训练语言模型

预训练语言模型是一种基于深度学习的自然语言处理技术，旨在通过大规模的文本数据进行自监督学习，使模型学习到语言的潜在结构、语法规则和语义关系。自 2018 年以来，预训练语言模型获得了越来越多的关注。预训练语言模型的研究包括两方面重要的内容，即模型预训练与模型网络结构。在模型预训练中，预训练语言模型会接受大量的未标记文本数据，例如维基百科、互联网文档等，通过自监督任务来学习语言的表示。一种常见的自监督任务是掩码语言建模（Masked Language Modeling，MLM），即在输入文本中随机掩盖一些单词或标记，模型需要预测这些被掩盖的单词或标记。其他自监督任务还包括文本生成、文本填空以及句子序列识别等。通过自监督学习，预训练语言模型不仅将词语的语义描述从静态表示提升为上下文感知的动态表示，而且为自然语言处理的任务提供了统一的建模框架。对于预训练语言模型的结构，目前主要有三种，即自编码语言模型（Autoencoding Language Model）、自回归语言模型（Autoregressive Language Model）和混合语言模型（Hybrid Language Model）。具体来说，自编码语言模型主要以 BERT 为代表，可以进行双向编码并根据上下文编码信息预测被随机掩码的文字。自回归语言模型以 GPT-1 为代表，采用仅解码器的方法进行单向语言解码和逐字预测。混合语言模型以 T5 为代表，结合上述两类模型的方法，对输入文本进行双向编码，并采用单向语言解码进行逐字预测。综上所述，预训练语言模型的优势在于能够学习到大规模文本数据中的语言知识，并具备一定的通用性，可以迁移到多个下游任务上。此外，预训练语言模型还可以通过不断增加预训练数据和模型规模的方式进一步提升性能。

目前，OpenAI 的 GPT 系列，即 GPT-1、GPT-2、GPT-3、GPT-4，是应用广泛的预训练语言模型。它在多个自然语言处理任务上取得了令人瞩目的成果，并在生成文本方面展现了出色的能力。具体来说，GPT-1 采用了单向的 Transformer 架构，首先在未标记的原始互联网文本上学习通用语言模型，然后根据特定任务对其进行微调。GPT-2 与 GPT-1 采用相同的模型架构，但扩充了网络参数并在更多的数据集上进行训练，也因此具备更强的语言生成能力。GPT-3 仍沿用了 GPT-2 的模型结构，但网络参数达到 1 750 亿，能够生成连贯并富有逻辑的文本，还能够进行多轮对话和理解复杂的指令。自此，预训练语言模型进入了大规模参数时代。基于 GPT-3，GPT-3.5 系列模型也被开发，通过基于代码的预训练、指令微调等方式进一步提高模型性能，Chat-GPT 就是基于该系列模型开发而来。目前，多模态大模型 GPT-4 也被公布，展示出更强的推理与多模态理解能力。总之，得益于规模庞大的预训练数据、强大的 Transformer 架构和创新的训练策略，GPT 系列模型在各种自然语言处理任务上取得了重大突破，并为自然语言生成和理解领域带来了巨大的进步。

2. 上下文学习

上下文学习（In-context Learning，ICL）是 ChatGPT 许多强大功能的基础之一，也是自然语言处理任务的一种新范式。在上下文学习中，模型会基于当前输入数据的上下文信息进行学习和预测。这些上下文信息可以包括任务样例、前文、后文、历史数据、环境条件等。通过综合考虑这些上下文信息和提示，模型可以更好地理解和解释输入数据，通过类比和模仿完成任务，并且在不同的环境下具备更好的适应性。与监督学习或微调不同，上下文学习不需要对模型参数进行更新，而是直接基于预训练语言模型进行类比学习和任务预测，提高了模型应用的效率，帮助模型形成零样本和少样本的学习能力。

近年来又提出思维链（Chain of Thought，CoT）技术，来进一步提高模型解决如算数、逻辑推理等复杂问题的推理能力。思维链技术旨在构建更细粒度和分步骤的上下文提示，来模拟人类在完成复杂任务时的思维过程。思维链帮助模型建立了数字、运算符和运算规则之间的关联，从而使系统能够在解决算术问题时表现得更加智能和准确。基于思维链，研究人员开始从多个角度改进生成式语言模型的推理能力，例如构建多个思维链并结合一致性学习完成目标任务，构建思维树（Tree of Thought，ToT），考虑多种不同推理路径并结合自我评估进行全局最优的选择等。

3. 基于人类反馈的强化学习

生成式大语言模型在微调阶段常利用基于人类反馈的强化学习进一步提高对话的质量。基于人类反馈的强化学习是一种机器学习方法，旨在通过与人类进行交互和反馈来训练模型。这种方法将强化学习和人类专家的知识相结合，以提高模型在复杂任务中的性能和效果。ChatGPT 采用了与 InstructGPT 类似的基于人类反馈的强化学习方法。在 InstructGPT 中，强化学习主要包括三个阶段。首先，通过预训练和有监督微调得到初始的大语言模型。第二阶段进行奖励模型的训练。在该阶段中首先要构建数据集，给定问题和多个大语言模型生成的回答，人类标注者需要对这些回答进行综合排序。然后构建奖励模型，并训练奖励模型去预测人类对不同回答的排序结果。在第三阶段，采用近端策略优化算法，基于奖励模型的反馈来优化大语言模型，最终得到满足人类偏好的模型。总之，基于人类反馈的强化学习技术可以根据用户反馈不断学习和优化，从而提高生成式人工智能模型在复杂任务中的性能和效果。最近的 GPT−4 也基于该技术加入一个额外的安全奖励信号，来减少模型的有害输出，帮助模型判断安全边界来缓解风险。

ChatGPT 清晰地预示了新一轮人工智能革命的到来，对这场革命的深远影响进行专业、科学、理性的研判更需要关注 ChatGPT 背后的 AI 技术变革逻辑和产业革命新路径。ChatGPT 不仅可以证明 AI 作为一种通用目的技术（GPTs）的潜能，而且很可能走出了通用人工智能的一条新路，真正以用户为中心，以强大的通用性服务社会，成为 AI 不断前行的方向。需要摆脱传统纯学术视角的思维和观念，站在新型基础设施建设的角度，重新审视通用人工智能的发展路径，重估人工智能的战略价值。未来，生成式人工智能将在智能教育、智能化软件开发和科学智能等领域产生越来越重要的影响，也将在中医学领域发挥更重要作用。综上所述，期待 ChatGPT 能够推动人工智能技术的进一步发展，最终为人类带来更多的技术创新和进步。

十、人工智能生成内容（AIGC）技术

人工智能生成内容（Artificial Intelligence Generated Content，AIGC），是指通过人工智能技术自动生成各种类型的内容，包括但不限于文本、图像、音频、视频等。其出现最早可追溯到 1950 年的“图灵实验”，即判定机器是否具有智能的实验方法[42]。20 世纪 50 年代，人工智能概念首次被提出，早期的自然语言处理和机器学习算法开始出现。随着计算能力的提升，更复杂的算法如神经网络开始被应用于文本和图像生成。21 世纪初，深度学习技术的突破性进展，特别是卷积神经网络（CNNs）和循环神经网络（RNNs）的发展，为 AIGC 技术提供了新的可能性。Transformer 模型的出现，特别是在自然语言处理领域的应用，如 BERT、GPT 等，极大地提高了文本生成的质量和效率。近年来，AIGC 技术开始向多模态发展，不仅包括文本生成，还包括图像、音频和视频的生成。随着技术的成熟，AIGC 在艺术创作、教育、医疗、法律等多个领域的应用日益增多。AIGC 作为一项颠覆性技术，正在以前所未有的速度改变着人们的生活和工作方式。无论是内容创作、数据分析，还是产品设计以及在中医学领域的应用，AIGC 都展现出了巨大的潜力和广阔的应用前景。AIGC 具有推动经济发展和社会变革的巨大潜力，因此，加强对其研究和应用，具有十分重要的现实意义。

AIGC 的核心在于利用深度学习、自然语言处理（NLP）、计算机视觉等技术，使机器能够理解、生成和优化内容，从而在内容生产过程中实现自动化和智

能化。其核心技术是自然语言处理（NLP），用于理解和生成文本内容。AIGC 具备三大前沿能力，即数字内容孪生、数字内容的智能编辑和数字内容的智能创作。随着算法迭代创新，预训练模型和多模态技术的融合推动 AIGC 内容多变性的提升，具有更加通用和更强的基础能力。预计到 2026 年 AIGC 将占据人类全部数据的 15%。

（一）AIGC 赋能的智慧健康知识服务平台框架构建

人工智能（AIGC）技术在医疗健康领域的应用日益广泛且深入，为智慧健康知识服务平台的构建提供了技术支持。AIGC 赋能知识服务从很大程度上为用户提供便捷，其基于 AIGC 技术原理和应用现状，构建出融合算法、设施、数据等 AIGC 赋能的智慧健康知识服务平台框架[43]。

1. 算法设施层

算法基础和设施基础是框架重点所在，需要明确本文讨论的 AIGC 技术范畴，包括但不限于 AIGC 技术、机器学习、深度学习、自然语言处理 NLP。这些 AIGC 技术是相互融合、共同支撑智慧健康知识服务模式的构建。具体而言，机器学习和深度学习为 AIGC 技术提供强大的数据分析和模型训练能力；NLP 技术则使得 AIGC 系统能够更好地理解和响应用户的健康需求；AIGC 技术则以其独特的创造性和灵活性，提供个性化的健康建议和服务方案。通过这些技术的有机结合，智慧健康知识服务模式得以实现智能化、个性化和高效化的健康服务。在 AIGC 驱动下，还可以设置自动问答功能，通过 NLP 技术，分析用户的健康问题，从所建立的数据库中生成回答。

2. 数据资源层

数据资源层通过对用户的使用数据进行挖掘，包括用户与系统的交互记录、用户的搜索记录、用户的点击行为等，为用户进行更加个性化的推荐。同时，利用 AIGC 技术对数据进行各种处理，如可视化分析、ETL 处理等。资源内容的主要来源有医学数据库、病例数据库、临床医学期刊等。平台与医学专家合作，定期更新知识库，反映最新的医学研究成果和治疗进展。

3. 内容生成层

平台在 AIGC 驱动下，将知识库的内容以各种各样的形式表现出来，如图文、视频、动画、代码、音频和数字人，通过大模型进行知识服务内容多模态生成，如生成健康图文、音视频、数字人、对话式 Chat service。通过自然语言处理技术，AIGC 可以根据给定的主题、关键词、上下文等用户所搜索的内容生成文章、新闻报道、短篇小说等文本作品。利用生成对抗网络（GAN）或其他图像生成算法，AIGC 可以根据以上文字描述或风格生成全新的图片，将图片与文字相结合作为智慧健康平台的日常推送内容。同时，也可以出现在用户的搜索结果中，以图文并茂的形式更好地为用户解答问题。AIGC 技术可以用于智能生成数字人，即通过人工智能技术创建逼真的虚拟人类形象，使数字人具备交互能力，如回答问题、提供信息、进行对话等。

4. 应用层

用户可以通过 AIGC 赋能的健康平台获得寻医问药、健康参考、健康咨询等大众服务，还有用户个性化服务，如用药提醒、疾病监测、健康管理等。平台提供全天健康咨询服务，用户通过自然语言与平台进行交互，提出健康相关的问题，平台利用 AIGC 技术快速准确地回答用户的问题，提供专业的健康建议，无论何时用户有问题，都可以得到即时响应，这对于紧急情况或夜间咨询特别有用。

（二）AIGC 赋能的智慧健康知识服务平台设计

作为综合类健康服务平台，通过结合人工智能和互联网技术，为用户提供更便捷、更精准、更高效、更安全的医疗服务。平台的市场定位主要为“用户身边的 24 小时健康管家”，用户可通过在线平台即时获取健康知识、健康管理、健康咨询、药品购买、社群交流等医疗服务，开展更适合自己的健康管理计划。平台通过 AIGC 技术提供全面、准确、实用的健康知识和医疗服务。其次，结合智能设备提供健康监测，可以全方位地记录用户的健康信息。再次，以线上收集为手段，存储患者在各个医院的就诊信息，满足用户需要整合收集就诊信息的需求。云上病历通过整合信息、分析数据，建立完善病历库，医生和患者从而能够随时查看就诊记录和既往病史，对患者进行诊断及出具后续的治疗方案。同时，平台将同步利用大数据和人工智能技术，对健康数据进行深度挖掘和分析。最后，平台提供更准确、智能的健康建议和服务。平台支持在线咨询、专家答疑、健康社区等功能，使用户能够打破时空限制，实现与医生、专家、病友的实时交互，即时获取在线医疗服务，AIGC 系统可以自动收集患者的健康数据，包括生命体征、实验室检测结果、医疗影像等，并进行快速分析，以识别潜在的健康问题。AIGC可以分析来自智联云设备、健康应用程序和医疗记录的数据，例如心率、睡眠质量、步行距离等，自动监测个体的健康状况，并及时提醒用户注意潜在的健康风险。AIGC 可以自动检测健康数据中的异常值，如体温异常、心率过快等，并及时发出警报，提示医生和患者注意。AIGC 可以通过对大量健康数据的分析，精准预测用户潜在的健康风险和疾病发展趋势，帮助用户和医生提前采取预防措施。AIGC 可以结合患者的遗传信息、生活方式和环境因素，进行个性化的健康风险评估，帮助医生和患者制定预防措施。

AIGC 技术的应用可以降低医疗机构和个人的医疗成本，提高医疗资源的利用效率，促进健康管理理念的普及，增强人们的健康意识和自我管理能力。AIGC 技术可以为用户提供个性化、便捷、高效的服务，提高用户的体验和生活质量。但是用户的健康数据是非常敏感的隐私信息，需要采取严格的数据隐私保护措施，保障用户数据的安全性和保密性。然而，由于 AIGC 技术的复杂性和不确定性，数据隐私和安全问题可能会更加突出。同时，AIGC 技术门槛高，其应用需要专业的技术和人才支持，这可能会限制该技术的普及和应用范围。目前 AIGC 技术在智慧健康领域的应用还缺乏统一的标准和规范，这可能会导致不同系统之间的互操作性和兼容性出现问题，同时也会影响用户体验和服务质量。因此，需要加强行业合作和标准化建设，加强技术研发和人才培养。AIGC 技术虽然可以自动化地生成大量的内容，但是难以保证其质量和真实性，这可能会影响用户对内容的信任度和满意度。AIGC 技术虽然可以根据用户的行为和偏好来推荐内容，但是它可能无法完全理解用户的意图和需求，从而影响推荐的准确性和效果。

（三）AIGC 赋能的中医健康管理与养生保健

从辅助诊断到药物研发，再到医学影像分析、机器人手术、个性化治疗、远程医疗和中医健康管理等，AIGC 正逐步改变传统的医疗模式。目前 AIGC 主要广泛应用在中医学领域的疾病检测与诊断、辅助治疗以及治未病三大方面。首先，在疾病检测与诊断方面，一是可以通过对话式人工智能与患者进行智能问答，实现临时自助诊断；二是基于 AIGC 的算法、模型进行中医图像合成、增强、分析辅助专家诊断；三是基于临床数据分析辅助诊断，利用 ChatGPT 分析病例、诊断病情、制订治疗方案。其次，在辅助治疗方面，AIGC 可以准确估计个体化治疗效果并确定最佳治疗方案，实现精准化和个性化治疗；还可以通过文献检索、数据挖掘和知识图谱构建等技术，更快地整理和分析中医四诊相关信息，提高中医服务的质量和效率；AIGC 也可以作为癌症和其他重大疾病患者的长期治疗管理工具，通过提取患者的诊断信息和既往治疗信息等来实现治疗的延续性。最后，在中医治未病方面，AIGC 可以为患者提供个性化健康管理指导，同时作为医疗助手协助医疗人员管理患者信息以及为患者提供服务，主要包括专业答疑、提醒检查和服用药物等。

虽然 AIGC 在中医养生保健领域有广阔的应用前景，但不可否认其在中医学领域的应用也存在隐患。一方面，由于疾病细节的复杂性、输入的医疗数据不全等问题，导致生成的预测结果产生偏差，从而影响患者的治疗效果；另一方面，AIGC 有时难以解释其预测结果偏差的原因，降低医疗专业人员对其信任度，从而限制其在临床实践的应用。此外，患者也会担心隐私泄露以及预测结果的安全性，从而降低他们对中医服务的接受度。这些问题亟需解决以确保 AIGC 充分发挥潜力，使患者和医疗专业人员受益。

第四章

中医数字化产生与发展

第一节 知识驱动的中医信息化创新

在国家“互联网 +”战略形势下，人工智能、大数据、云计算、移动互联网等迅猛发展，技术日趋成熟，医疗行业的海量数据也迅速积累。伴随着 AI 和大数据处理关键技术的突破、数据共享等契机的发展，信息技术将在促进中医药行业发展中发挥重要的作用。如今，新一代信息技术是国家战略发展的重点，高等中医院校也紧随专项计划的实施进程，针对新一代信息技术驱动下的中医药信息化平台建设进行了较深入研究和开发，主要创新之处体现在以下三个方面。

一、中医药信息的知识图谱构建

在信息数据呈现井喷式增长的当下，人们越来越注重对海量数据的组织与运用。知识图谱的出现极大弥补了当下流行的各类机器学习算法对数据描述能力的不足。国内对中医药领域知识图谱构建的相关研究仍然较少，极大地影响了中医药相关知识的传播与发展。因此通过整合多种数据资源，以疾病、症状、药材、方剂等主要知识类型为主体对中医药知识图谱的构建进行研究。

目前已经通过设计爬虫算法与特征模板整合网络以及电子书籍资源，构建了大小约为 1.3G 的中医药文本语料库。搭建 embedding–BiLSTM–CRF 神经网络模型用于命名实体识别处理，训练得到了 F1 值接近 91% 的模型。关系抽取模块使用了本体预定义关系以及特征模板、特征词进行关系发现，取得了较好的效果。在字向量和软余弦相似度的基础上，通过结合术语相似度以及属性关系对比完成知识融合。最后我们搭建了中医药信息平台为用户提供知识检索功能服务，并开放相关接口用以支持图谱的自动化更新以及基于图谱的智能应用开发。基于知识图谱构建技术，对中医诊断学教材中的辨证知识进行梳理，构建了辨证知识图谱结构模型，进行辨证知识的数据抽取，对辨证知识图谱进行表示，实现了基于辨证知识图谱的辨证知识地图网络服务。

二、基于知识图谱的中医药自动问答

传统知识表示的有限规模使其难以适应当今涉猎范围庞大、精度控制较低且

知识推理简易的知识获取需求。而基于知识图谱的问答服务较完美地打破传统知识表示与知识获取间的隔阂，愈发受到学术界及工业界研究和应用的热切关注。对该种服务平台，准确的问题语义解析是提供有效服务的基石，知识图谱的数据互联特性与语义本质的关联性不谋而合，为问答服务进行更智能化的语义解析提供了条件。再者，知识图谱所表示知识的精度及结构都较为优异，从根本上为问答服务平台提供了更高的知识反馈准确率及快速的信息检索效率。

目前设计与实现的中医药服务平台以知识图谱为语义支持，以自动问答诊疗系统为表现形式，主要包含有关中医药领域的快速咨询模块及自助问诊模块[44]。快速咨询模块依据中医领域表述特征制定模板，基于句模匹配技术完成对问题的语义解析并在结合语义消歧情况下提取问题语义特征，完善半结构化语义信息项；自助问诊模块则通过字典匹配、分词及词性标注、字词同义转换以及基于词向量的软余弦相似度计算等分层结构提取问题症状，利用基于知识图谱症状实体权重计算的疾病确诊系数判定和反馈确诊及治疗信息或引入交互部分辅助平台协助诊断。语义解析部分所提取语义信息项将统一转换为结构化查询语句，检索知识图谱后组织并整合答案进行前端反馈。最终，中医药服务平台能够针对求知型问题反馈满足其检索含义的解答，并根据描述型问题进行症状推理、确诊疾病，经真实问题语句测评均能达到较高的语义信息提取比例以及获得良好的解答效果。

三、新一代信息技术助力中医药信息化发展

电子计算机和现代通信技术的诞生，改变了过去那种信息技术的发展只是从属或伴随着其他技术发展的历史，使信息技术一跃成为领导现代技术发展趋势的主导性技术群，并进而成为现代社会经济发展的强大动力，奠定了人类社会迈向信息时代的技术基础。伴随着人工智能、数据库、多媒体数据处理技术的迅猛发展，以及网络的迅速崛起，人类的社会信息化进程不断加快，一个网络化、数字化的信息环境正在加速形成。

中医药是我国独具特色和优势的传统医学，承载着数千年中华优秀传统文化，提高中医医疗质量，促进中医药信息化，有利于实现人人享有基本医疗卫生服务的目标。如果能够借助全球信息化的东风，使中医药学研究搭上信息化的时

代快车，那么实现中医药现代化的步伐将大大加快。信息数字化是信息网络化发展的必然要求，中医信息化与数字化是实现中医药现代化的必由之路。云计算作为一种新兴的计算模型，将计算及存储资源集中，并由软件实现自动管理。中医医疗机构可以运用云计算庞大的计算能力与海量的存储能力，实现中医诊疗信息化与中医药科研信息化[45]。

平台的建设除了需要有关键支撑学科之外，也需要具有影响力的创新平台作为基础。例如，颐健通健康咨询系统的研究和开发为互联网用户提供医疗保健信息咨询服务及更方便快捷获取的医疗信息。该咨询服务平台在国内相应领域内具有领先的技术水平，同时遵循先进性、安全可靠性、开放性、可扩展性、可伸缩性、易使用性的原则。在总体技术要求的指导和约束下，设计实施核心技术，采用组件技术实现，并考虑在性能、可靠性、易使用性等质量要素间的综合平衡，保证技术目标的顺利实现。充分的研究和技术扩展使得颐健通系统综合考虑了当前移动医疗、智能设备的快速发展，保留了扩展接口，满足了移动终端的服务需求。

（一）信息学与中医药学

1. 中医药的优势及制约其优势发挥的关键问题

中医学是中国人民在防病治病、养生保健的长期实践中积累、总结而形成的一种医学体系，面对开放的复杂巨系统——人体及其疾病，与西方医学和其他传统医学比较，独具特色和优势。它的理论体系和诊疗方法能够适应复杂巨系统的要求，因而是21世纪新兴起的复杂性科学在生命科学领域中的前沿，可以与基因组学这个前沿学科并驾齐驱，必将深刻地影响生命科学的进展。

中医药学的优势与特色包括：① 系统的生命科学理论；② 个体化的诊疗体系；③ 综合调节的医疗手段和方法；④ 系统而丰富的养生保健理论和实践；⑤ 浩瀚的古典医籍文献信息资源；⑥ 融自然、人文科学于一体的学科特色。制约其优势发挥的关键问题是：① 技术手段落后，现代科技含量较低；② 缺乏现代社会可以接受的评价标准和技术标准；③ 学科的现代科学基础薄弱；④“以病为本”的办院观念和模式的束缚。因此，要实现中医药现代化，就要以解决制约中医药学优势发挥的关键问题为突破口；以多学科参与和融合为推进中医药现代化进程的首要条件；面向科学前沿，实现跨越式发展。

2. 中医药信息传播渠道不畅导致中医学发展缓慢

信息交流、传播的方式和效率，在很大程度上能够决定一个学科体系的发展速度和水平。千百年来，除了社会制度、科学技术（尤其是印刷出版技术）落后等原因外，学术上的门户之见、迷信古人、技不外传等传统观念和相关社会行为，最终导致了一个结果：信息的传播不畅和交流困难，对中医药学发展产生了巨大的滞后作用。传统的中医药学在对信息的认识和利用上，有其固有的特点。人们重视前人之说而忽略对最新信息的获取和利用；纯中医药理论研究以及与之相关的信息供求，在中医药信息工作中仍占相当比例；人们对书籍这种信息载体较为熟悉和喜爱，对期刊、会议资料、专利文献和学位论文等文献的利用率不高；传统中医药学缺乏严格意义上的医药信息工作这一学术研究环节，以及指导医药信息工作的系统理论和方法。上述原因决定了传统中医药学对信息的需求量小、内容狭窄、信息源单一，总体来说是对信息的依赖程度较低。正因为如此，古老的中医药学虽经历了数千年的历史，发展速度却相当缓慢。

3. 中医药学的信息需求已发生变化

现代中医药学正在改变其传统的信息观。中医药学与现代科学相互渗透和结合推动了中医药学术的发展。所有的变化都无不与信息有关，即在广泛自由的信息交流前提下，产生知识与信息的扩充和融合。表现在中医药学的体系结构开始变化；中医药学的相关学术领域增多；中医药学应用的地域范围迅速扩展。因此，现代中医药学的信息需求出现变化，与传统中医药对“权威”和“成熟”信息的偏好及信息供求以量小和古旧为特点形成鲜明的对比，现代中医药学对“新”“快”“多样化”信息的追求日益迫切[46]。作为信息载体的文献，在种类上更是日新月异。现代信息技术的广泛应用，使中医药文献信息的生产、存储、传递、分析、整理的手段和方式发生了根本变化，从而对中医药信息工作提出了更新和更高的要求。

4. 中医药学面临良好的发展机遇与严峻的挑战

从全球医药学发展的角度看，由于疾病谱的改变，心身疾病已取代传染性疾病成为人类医学关注的焦点；亚健康状态受到愈来愈多人的关注；随着基因组学研究的不断深入，医学界越来越重视个性化的医疗等因素，使中医药学受到越来越多人的重视。随着化学药物的毒副作用、耐药性问题越来越突出，以及化学药物新药开发投入不断增加，难度不断增大，开发时间不断增长，使用寿命不断缩短，使得人们越来越注重天然药物的开发以及非药物疗法的发展。这使得中医药学在全球获得了前所未有的发展机遇。从我国自身发展的角度看，加入 WTO 后，我国的医药市场已经成为国际医药市场的一部分，竞争日趋激烈，而能够在世界范围内具有创新优势及竞争优势的项目之一则是中医药学。随着中医药现代化课题研究的不断深入，中药产业化已提到议事日程上来，国家在“十四五”期间加大对中医药科研及产业化的投入力度，为中医药的发展创造了前所未有的良好环境。

伴随着前所未有机遇到来的是极为严峻的挑战。首先是来自国际上重视天然药物开发的挑战。各国在大力开发天然药物的同时，不断加速对中药的研究与开发，使得我国中药出口不断下降，进口不断上升，在国际市场上所占比例逐渐缩小。而在这很小的出口份额中，中成药的比例越来越小，饮片及中间提取物的比重越来越大。这不仅使得我国中药材资源大量流失，同时也加重了环境污染，加强了国外中药开发的竞争力。其次是目前现代医学的发展遇到了难以克服的障碍，迫使其越来越重视整体医学，重视个性化的医疗。这既为中医药学的发展创造了良好的条件，同时也提出了严峻的挑战。

全球发达国家最著名的医学研究院所以及规模最大、最具实力的制药企业对中医药研究的参与，使得这一领域的竞争越演越烈。因此，组织行业内的有关力量，在多学科参与下，有计划、全面地收集、整理、加工和利用现代中医药信息，并全面抢救、收集、整理、加工和利用数千年来积累下来的古代中医药学文献信息，加快中医药信息转化成为知识的速度，促进中医药知识的不断更新，已经是刻不容缓的重大任务。

目前，许多发达国家为发展天然药物及传统医学，都加强了对其相关信息的研究，一大批相关数据库相继产生。许多国家都在争取获得世界传统医学和天然药物信息收集和分类的主导地位。1998 年 2 月，美国哥伦比亚大学组织了有关国际传统医学数据库资源共享问题研讨会，参加者包括美国、中国、日本、英国、法国、韩国、印度及一些非洲国家进行传统医药数据库研制的机构。美国哥伦比亚大学组织该项目的长期目的是将全球范围内的传统医学数据库联合起来，建立一个共享平台，使全球对此感兴趣的人能够同时使用所有的传统医学数据库；短期目的是尝试不同类型的数据库是否能在同一个平台上运行。当然，美国也就自然而然地成了全球传统医学信息研究的牵头国家，哥伦比亚大学自然成了全球传统医学信息研究的牵头单位。印度政府在 2001 年初已经向世界知识产权组织（WIPO）提交了《传统知识分类》，并立刻得到世界知识产权组织的认可。世界知识产权组织已经将这个分类法确定为在进行传统医药分类时使用的唯一分类法，其他国家如果有不同意见，只能在此基础上进行修改和完善。在此基础上，印度又继续提出，他们将向世界知识产权组织提供传统医学及其相关天然药物的数据库系统，建议以此数据库系统作为世界传统医学及天然药物专利审查的基础数据库之一。这一举动使我国政府在国际专利界处于很被动的地位。很明显，我国早在 1996 年就已经正式出版了《中国中医药学主题词表》，有了远远优于印度传统医学分类的分类法，而我国的中医药学数据库建设无论从规模上还是质量上都远远超过了印度。此外，中医药学无论从其理论体系还是疗效上也均较印度医学为优。因此，必须加快中医药及其相关数据库的研制工作，以保证我国在世界传统医药信息领域中能够占有一席之地。

5. 实现中医药学跨越式发展的关键——中医数字化

（1）“数字地球”的提出促进了信息数字化的发展

1998 年 1 月 31 日，美国前副总统戈尔首先提出了“数字地球”的概念。概括地说，“数字地球”是一个可以嵌入海量地理数据的、多分辨率的、真实地球的三维表示。它是对真实地球及其相关现象统一性的数字化的重现和认识，它包括构成体系的数字形式的所有空间数据和与此相关的所有文本数据，还有涉及把数据转换成可理解的信息，并可方便地获得它的一切相应的理论和技术。它是以互联网为基础，以空间数据为依托，以虚拟现实技术为特征，具有三维界面和多种分辨率浏览器的面向公众的开放系统，本质上是一个信息系统，其实是以数字化数据为基础。“数字地球”是一种全球战略思想，它的核心是指用全盘数字化的信息获取、存储、传输与处理技术，去控制和操纵全球性的事务。用数字化为国家信息化、现代化服务，即它的核心思想有两点，一是用数字化手段统一性地处理地球问题；二是最大限度地利用信息资源。“数字地球”设想一经美国提出，就迅速引起世界各国的反应。我国政府对此也极为重视，很快着手开始了有关的研究规划工作。数字城市、数字农业、数字林业、数字奥运等也随之发展起来，由此带动了各领域的信息数字化工作的蓬勃发展。而中医药学的发展也被纳入了这一战略思想，作为“数字地球”计划的一部分，数字中医药由此产生。

所谓中医数字化，就是通过现代信息技术，进行各种中医药数据的采集，建立数据仓库，并进行数据挖掘；通过海量的数据建立中医药信息平台[47]。数据库建设是信息数字化的基础，信息数字化是有效开发和利用信息资源的技术手段。要实现中医药现代化，其科技发展战略目标之一便是通过古代文献数据库、智能化数据库以及虚拟专业网络技术的建立与应用，使中医药的知识和信息在充分利用现代信息技术的基础上飞速更新和发展。因此，建立完整的中医药科技基础数据库系统受到国内外有关部门的高度重视。

（2）利用中医药信息学解决制约中医药学优势发挥的关键问题

中医药学的发展是建立在长期医疗实践基础之上的，它强调注重观察个体外在表现的变化，强调注重人体整体功能的变化，强调注重人与自然的整体关系，强调治疗的重点应放在人体产生器质性病变之前。因而对于现代社会的身心性疾病以及人体亚健康状态的治疗有着较好的疗效。但由于几千年来中医药学的诊断方法主要是依靠人体感觉器官，通过四诊方法进行，因而虽然较好地解决了定性诊断问题，但定量诊断的问题却始终未能很好地解决，导致作为医生个体提高中医药学知识的水平需要经过一个漫长的经验积累过程，成了中医药学发展的“瓶颈”。近年发展起来的信息科学研究方法及其研究所依赖的整体准则和功能准则，与中医药学的研究方法之间存在着惊人的相似之处。信息技术的飞速发展使得利用信息科学的方法与准则不仅能够进行定性研究，同时也能够很好地进行定量研究，因而为中医药学的跨越式发展创造了良好的条件。充分合理地利用飞速发展的信息技术，必将使人体的感觉器官功能得以扩充，从而使中医诊断的传统方法得以突破，并极大地促进中医诊断技术的发展。与此同时，充分利用信息技术，建立中医药科技信息数据库，对海量数据进行分析处理，必将使经验转化为概念和知识的速度大大提高，大大缩短中医师积累经验的过程。

信息技术的发展对促进中药走向世界也具有重要的意义。长期以来，始终困扰中药走出国门的一个关键问题是中药的质量控制问题。由于中药源于天然，又是以复方的形式出现，因而其化学物质基础及药物在体内的作用机理十分复杂，质量控制难度很大。利用感测技术、信息处理技术和控制技术，对中药材进行定性及定量分析，对中药的生产加工过程进行控制，同时将这些数据存储于中医药科技信息数据库中，利用信息处理技术对其进行深度挖掘和再次开发，必将促进中药质量控制技术的发展，使其早日实现与国际的双向接轨。由此可见，数字中医药的实现对于中医药学的跨越式发展具有重要意义。

（二）中医药信息学发展现状

1. 科研

（1）数据库

在我国进行的“九五”攀登预选项目“中药现代化关键问题的基础研究”中开展了中药复方人工智能信息系统的研究；国家“973”项目“方剂关键科学问题的基础研究”中也开展了有关方剂基础科学数据的信息处理研究；科技部1999年度科技基础性工作专项基金支持的“中药基本数据库”项目，重点加强了中医药行业的信息数据化及其共享工作。目前，国内利用上述科研项目，已初步研制成功多库融合的数据共享平台，实现了部分数据资源的共享。

近年来，国内外相继推出了各种类型不同、规模不等的与传统医药学相关的数据库，其中具有一定影响力、并在传统医学信息工作中发挥一定作用的数据库包括：国内主要传统医药学相关数据库，如中药方剂数据库（中国中医研究院中医药信息研究所研制）、中国药学文献数据库（国家药品监督局科技信息研究所研制）等20余个。此外，中国中医药研究院中医药信息研究所还建立了中医药新闻数据库、中医药报刊数据库等，并尝试建立了中药关联型统计分析数据库平台。该数据库平台目前连接了中国中药数据库等8个数据库，初步实现了8个数据库的关联检索，以及对相关疾病或与中医治则组合检索后的相关方剂的统计排序、中药的统计排序和中药化学成分的统计排序。中国中医研究院中医药信息研究所还组织了全国中医药信息单位协作网，在全国15个省市范围内建立了17个中医药信息中心的分中心，共同承担中医药信息查询、数据资源的开发与利用。目前正在积极筹备成立中国中医药信息研究会中医药信息数字化研究分会。中医古籍整理方面的成果包括《伤寒论》教学、诊疗、咨询系统、李时珍学术思想通检库、《四部医典》通检数据库、《内经》词典通检编制、中医方剂信息实验系统等。另外，山东中医药大学着手开展了“中医药古籍数字化工程”，其“中医药古代文献知识库系统”研究开发的重点任务，主要是将存世的8 000余种中医药古代文献进行收集、整理以及数据挖掘和知识发现等工作。二是国外主要传统医学相关数据库，主要包括 CAM on PubMed、MEDLINE/PubMed（美国国立医学图书馆研制），“汉方集解”数据库（日本社会和医学研究所研制）等近 20 个。

（2）专业网站

目前，中医药专业网站大量涌现。截至 2020 年，可实现访问的传统医药类及医药卫生类网站（主页）达到 1 000 余个，中医药卫生类网站达到 300 多个，传统医药类网站 800 多个。而在传统医药类网站中又分为综合、中药、商务、组织机构、教育、企业公司、医院诊所、针灸、气功、推拿、保健、出版物、个人主页、信息、中医、其他等 16 类。尤其自 1994 年中国中医药文献检索中心与国际互联网联通以来的 10 多年间，我国的中医药网络有了很大的发展，目前用户通过国际互联网可以了解到传统医药的方方面面，并能够实现数据库检索、远程教育和远程医疗等服务。

（3）对外交流

要实现中医药对外交流，必须转换语言表达方式，借助高效准确的翻译手段，翻译中医药各类信息。目前在此方面已取得的成果有：①“中医翻译系统”，此系统建立了简码技术及拼音、汉字、英文等多种精确查询方式和多方式、多层次、多路径、模糊查询功能。以此为标志，中医学又一跨学科的新专业即中医计算机翻译学科同时诞生。②“日汉中医学计算机系统”，它创造性地把日汉语、中医学、计算机数据库和电子编辑出版四者有机地结合在一起，实现了文献存储计算机化、检索自动化和编辑出版电子化。③“中英文版针灸文献分析和检索系统”。

（4）数字图书馆的建设

数字图书馆是信息时代的必然产物和重要标志。2000 年 4 月，我国“中国数字图书馆”工程正式启动。目前中医药领域网络信息资源馆藏化都以柏林核心元数据（Metadata）标准为著录规则，将互联网上丰富且无序和分散的医学信息资源集中并有序化，对网络上中医药信息资源进行规范和管理，以利于教学、医疗、科研和情报人员使用。

2. 医疗

中国影像技术研究会 1998 年在国内率先研制开发了完整的 PACS（Picture

Archiving Communication System，即图像存储通信系统），它包括远程医疗系统、各种医学影像工作站和医院信息管理系统三者为一体，从而最大限度地利用各种医学信息，得到最好的工作效果，是目前世界上发达国家普遍使用的工作方法和实用技术。

（1）中医院信息系统

它是围绕中医院的各项业务活动而建立的一个综合复杂的系统工程。其中涉及业务过程信息、病人信息、费用信息和管理信息，并围绕住院管理和门诊管理两大模块运行，各系统之间信息高度共享。中医院信息系统的网络结构主要包括工作站、服务器、图像工作站、主干网等[48]。中医院信息系统以高度集中的信息流向、相对平稳的宽带需求为特点，涵盖的业务繁多复杂。我国目前已经建立的中医院信息系统一般以此为模式进行总体规划与分步实施，如中国中医研究院广安门医院的医院信息系统[49]。

（2）远程中医学

它是中医学、计算机技术和通信技术共同发展的产物，包含了预防医学、危急重症患者抢救、病例资料、远程中医学教育培训、中医学图书馆和远程中医医疗会诊等许多内容。它通过会议电视在异地建立实时交互连接，在网上不仅能清晰地传输双方的图像、声音，还可实时传送检查表、照片、X 线片、CT 片、B 超、病理切片及计算机记录的病史等资料，供远端的专家对病例作出及时准确的判断。远程中医学可以使人们在无法当面就医的情况下享受远程中医师的治疗，并且实现了最强大的会诊专家网络。网上会诊是目前临床会诊的补充，特别是为农村患者的求医问药提供了一条新的途径，促进了远程中医学的发展。

（3）中医影像学

它从利用声、光、电等物理手段获取的参数入手，查耳辨舌，使信息数据化、定量化、客观化，以便于临证借鉴运用。其成果包括中医电脑诊断检测系统、脾胃病舌质变化规律的计算机分析、MT 多用脉图自动分析系统等。

随着嵌入式技术与芯片制造技术的飞速发展，掌上电脑（Palm-sized PC or Pocket PC）日趋流行。由中国中医研究院中医药信息研究所与浙江大学共同研制的基于嵌入式技术的便携式保健系统，通过模拟医生诊断的思路设计了有效的自动诊断算法，为用户提供了从自我诊断导航、用药导航、个人保健到信息查询的全方位多层次的指导和帮助。同时，由于它基于掌上电脑，并采用了嵌入式数据库技术，便于随身携带，可以随时随地为用户提供帮助，真正起到数字个人医务顾问的作用，具有广阔的应用前景。

3. 计算机辅助教育

在计算机辅助教学方面，已建成了中医舌象真彩色图像系统、中医多学科多功能微机教学管理系统、中国按摩推拿学计算机多媒体辅助教学系统及中医诊断CAI教学系统等多媒体教学系统。目前国家中医药管理局已经批准由湖南国讯网络有限公司与北京中医药大学共同组建“21世纪中医药网络教育中心”，尝试通过国际互联网实现远程中医药教育。

4. 管理

我国启动了“政府上网工程”。目前，国家中医药管理局已经建立了自己的网站，并利用该网站向国内外宣传中医药政策和法规，以不断促进中医药的发展。国际化联网的建立，为政府与行业间的沟通创造了更为有利的条件，许多政策法规的发布可以通过国际互联网在第一时间就使全球各个角落同时获得数据，因而大大加快了信息的传播速度。政府网电子邮件的利用进一步方便了百姓与政府间的沟通和联系，方便了国家公务员能够更为及时地听取百姓的意见，有利于进一步做好工作。

5. 生产与经营

据不完全统计，已有30%左右的中药企业建立了自己的网站，部分企业建立了内部局域网，开始使用办公自动化系统和管理信息系统，部分中药企业在日常管理和决策环节应用了信息技术。大多数中药企业有进一步加大信息化投入的倾向，部分企业已经开始借助互联网开展商务活动。

（1）信息技术及网络基础条件不断完善

随着信息技术产品不断更新，服务质量的不断提高，通信网络条件不断改善，电信资费逐步下调，计算机应用日益普及等，中药企业实现信息化、网络化的条件也越来越成熟，促进了中药企业信息化网络化的实现。在“十四五”期间，中药企业在信息化过程中，实现数据采集、生产调度、经营管理、决策指挥的电子化、科学化；实现监测网与管理网互联、内部网与互联网连接、局域网与广域网互联，最终实现生产过程的自动化。

（2）中药企业信息化建设成效明显

河南省宛西制药公司与联想集成系统有限公司合作开发了宛西联想医药方案，利用 ERP 软件来支撑业务。在联想医药方案试运行的半年时间里，由财务部门提供的相关数据显示，宛西制药的利润比去年同期增长近 50%，营业额增加近 40%，同时，流动资金也从去年的近 1 个亿降低到目前的大约 8 000 万，客户对公司的延期付款总额度也从去年的 8 000 万元降低到现在的不足 5 000 万元。联想医药方案的成功实施，不仅极大地缓解了公司的资金压力，而且也大大增强了公司的竞争力，使得公司能够在更加激烈的竞争当中继续保持领先位置。

（三）中医信息学的发展方向

1. 实现中医信息资源数字化

据不完全统计，中国现存的中医古籍超过 10 000 种，各种不同的版本超过 37 000 种，新中国成立后出版的中医药书籍超过 10 000 种，中医药专业期刊超过 100 种，与之相关的生物医学期刊超过 800 种，刊载的中医药文献超过 50 万篇。如果将这世界上独一无二的信息资源数字化、网络化，必将彻底改变中医信息知识的传播速度和使用方式。但目前这庞大的中医信息资源的数字化程度还远远不够，其利用程度还很低，因此，首先要解决的便是中医信息资源的数字化问题。

2. 利用网络出版中医学相关电子书籍

如利用网络出版《针灸治疗学》，则不仅可以用文字表示，多媒体技术会将人体的穴位图用清晰的图像表示出来，将针灸方法用动画模拟出来，并加入声音进行解说，读者的阅读也不再受时间地点的限制。

3. 促进中医药管理机构实现“电子政府”功能

运用信息及通信技术打破行政机关的组织界限，建构一个数字化的虚拟机关，使人们可以从不同的渠道获取政府的信息及服务，而政府机关之间及政府与社会各界之间也可以经由各种数字化渠道进行相互沟通，并依据人们的需求，提供人们各种不同的服务选择，例如实现办公自动化，它不仅是一种工具的更新，而且将从根本上改变传统办公模式，节约大量办公费用，激发个体创造力，迅速提高办事效率。

4. 实现中医信息的智能化

建立全国性的中医药行业数据共享与分析中心。该中心应具备以下特点：具有协调地方和相关数据库的能力；能够建立中医药行业的数据库运行及信息的技术标准和规范；具备完善的计算机查询、检索和分发服务体系；具备网络化、全球化发展优势；自身具备满足国家重大科技计划或解决重大科学问题所需要的相关领域的核心数据，以及预测研究需求的实时数据；能够正确预见中医药未来发展趋势，形成相应的信息存量；具有数据共享平台；具有在共享基础上进行数据挖掘的能力。

中国中医研究院中医药信息研究所中国中医药文献检索中心，在获得国家连续投资和自主建设的基础上，通过利用外资，已建立了较完善的计算机查询与检索服务体系，具有网络化、全球化的发展优势，并通过自身的努力已经建设起一批行业的基础数据库，形成了较大的信息存储量；通过科技部基础工作项目以及重点研发项目的支持，已经逐步建立起行业数据库建设的技术标准和数据共享平台；在国家中医药管理局的指导和支持下，对全国 17 个分中心具有一定的协调能力，并与国家药品监督局等一批拥有较高质量数据的相关单位建立了良好的合作关系，因而也具备了建成行业数据共享与分析中心的基本条件。

5. 实现中医信息的网络化

（1）加强中医药单位自身的网络化建设

首先是要建设好本单位的局域网，实现单位内部的信息网络化管理系统，以降低成本，提高工作效率；其次是充分利用国际互联网以促进自身建设的发展。

（2）建立中医药虚拟研究机构

为了进一步利用国际互联网的自身优势，应组织好网上各类虚拟机构的建设，为行业内的各类人士提供研究和探讨各种课题或问题的场所。这种虚拟机构应主要包括各类“讨论组”“全球研究村”“虚拟研究院”“虚拟学校”“虚拟医院”等。中医药虚拟研究机构是一种新型的研究机构，它提出了发展中医药研究的新途径。可以通过计算机网络把不同国家、地区的中医药相关研究人员组织起来，形成庞大的研究群体；它是一种面向全世界的、在世界范围内吸纳研究人员、物质资源和学术成果的开放式研究机构。通过它可以实现人力资源、知识资源、研究设备的共享，最大限度地发挥科技人员的才能，最大限度地利用现有的中医药科研设备和设施。同时，还应建立中医药虚拟教育机构，利用多媒体网络进行中医的远程教育；建立中医药虚拟医学机构，开展中医学远程研究。

（3）利用电子商务推动中医药产品走向世界

鉴于21世纪电子商务将具有强大的生命力，而其发展又需要良好的环境和相应的法规制度作保障，必须从现在起着手研究中医药行业电子商务发展的策略，以期能够使中医药行业的电子商务健康发展。与此同时，也应鼓励有条件的单位抓住机遇，尽早地尝试开展电子商务。

（4）建设国家级中医药行业的网络中心

该中心应当具备以下特点：① 应成为行业科研的网络中心，首先应加快虚拟研究中心的建设。② 应成为行业教育的网络中心。③ 应与相关教育单位合作，建设国际中医药网络培训中心。④ 应成为行业医疗的网络中心。⑤ 应与相关医疗单位合作，建设国际传统医学循证医学资料中心、中医药疗效评价数据中心、中医药数字化诊断信息中心等。⑥ 应成为行业企业的网络中心，应重点建设中药生产工艺数据中心、中药生产质控中心、中医药国际市场数据中心等。⑦ 应成为行业管理的网络中心，为管理部门构建畅通的网络通路。

第二节　中医数字化的发展现状

21世纪以来，中医药发展在世界范围内越来越受到重视。随着各种传染病的出现，特别是在2003年暴发的非典型肺炎和2020年暴发的新型冠状病毒感染疫情肆虐期间，中医药在我国的疫情防控工作中发挥了不可或缺的作用，也开始走上复兴之路。中医药具有诸多优点：一是疗效好，对多种世界公认疑难杂症有效；二是治未病，可以有效降低重大疾病发生的风险；三是低成本，中草药成本不高，经验丰富的中医在诊断和治疗时也不需要使用高端医疗装备进行辅助，可以有效减轻患者和医保的经济负担；四是绿色环保，中草药取材于自然，对环境危害较小，而且加工简单、能耗低，符合“双碳”发展要求。

当前，云计算、大数据、人工智能、物联网等新一代数字化技术正在逐步与实体经济深度融合，数字化成为推动行业发展的新动力。中医药行业也已经启动了数字化进程，并取得了一定成绩[50]。但相比其他行业，中医数字化进展还非常落后。为进一步提高中医药行业保障人民身体健康和生命安全的能力，必须加快中医数字化转型的进程。

一、大数据视域下加快推进中医数字化发展的具体路径

传承好、发展好、利用好传统中医，其关键任务就是将中医疗效说清楚与讲明白，用科学的数据让中医学拥有更多话语权。

（一）优化中医数字化发展的顶层设计

大数据视域下，我国中医数字化发展的情况如何，关键还是取决于整个中医药健康医疗大数据、中医数字化发展的顶层设计水平。可以说，优化中医数字化发展的顶层设计是加快推进其发展进程首先要解决的问题。优化中医数字化顶层设计应重点采取相关措施。

首先，依照《关于“十四五”中医药发展规划的通知》方针，优化中医数字化发展的规划设计。依托现有资源持续推进国家和省级中医药数据中心建设，优化升级中医馆健康信息平台。围绕诸如资源共享、队伍建设、大数据平台搭建、大数据成果转化应用等来采取针对性强、实效性强的措施。落实医院信息化建设标准与规范化要求，推进中医院及中医馆健康信息平台规范接入全民健康信息平台。加强关键信息基础设施、数据应用服务的安全防护，增强自主可控技术应用，为提升大数据中医药发展开发效率、优化研发投入产出比等提供基本保障。

其次，完善中医药健康医疗的大数据管理及应用体系建设。患者的病症、病因不同，应用于治疗疾病的中医医术、中药方剂也会有本质不同，这就要求从国家层面上来建立相应的大数据研究中心，围绕诸如传染病、常见慢性病等开展研究，结合不同类型疾病的表现、严重程度等来充分挖掘大数据信息，如业务关联性、发展趋势、异常提示等，提高科学的数字化辨证施治效率与水平，从而为精准化、规范化、标准化施治提供有力支撑。

最后，加强国内各个地区、各个医院之间的协作。通过制定、颁布实施相应的办法、制度等来实现大数据信息、中医数字化发展信息共享，一方面从管理角度对中医药标准的制修订程序进行规范，明确中医药标准制定不同阶段的管理要

求。另一方面是从技术的层面对中医药标准制修订方法进行规范，探索标准制定过程中关键技术的处理方法，切实提高中医药发展的服务质量与水平。

（二）加强中医药大数据的标准化建设

本质上来看，大数据属于宏观层面的事物，而中医药属于中观层面上的事物，即中医药产业，要实现两者的有效融合，就必须要结合中医数字化产业发展的实际情况来加强中医大数据的标准化建设。在发展实践中，为了确保中医数字化的可持续健康发展，必须采取有效措施从源头上确保数据的精准。

首先成立中医技术委员会。该委员会的职责是通过研究大数据技术在中医药领域的应用，强化对中医药大数据标准化组织机构和标准制修订程序的管理，其成员须包括信息管理、信息技术和中医药领域等专业人士。根据我国中医药卫生改革发展的总体目标，其标准管理包含中医药基础及通用标准、中医医疗保健服务相关标准、中药相关标准、中医科研与教学有关的技术要求和方法、中医药行业特有的设备与器具的技术要求等。国家标准化管理委员会需要充分发挥国家中医药管理局、地方各级中医药管理部门、中医医疗、教育、科研等机构在中医药大数据标准化建设制定、推广、实施中的作用，以建设结构合理的中医药标准体系为重点，使中医药标准在制定过程中更加科学、规范、严格，不断提高中医药标准的质量水平。

其次制定中医信息的共享标准。围绕构建国家科学数据管理与共享的服务体系，总结并整理中医药标准制修订程序、中医药诊疗指南、名词术语等，制定与完善科学数据共享的政策、法规与标准体系，增强中医药科学数据资源积累，促进中医药科学数据增值的整合体系目标。操作中，坚持“统一领导、统筹规划、统一标准”的指导方针，系统建设、标准先行，确定以中医药资源的规划为出发点，将资源的组织、分析、获取、调度、整合和共享服务工作贯彻整个建设的始末。如由北京中医药大学牵头《医共体共享中药房信息管理技术服务规范》的制定，填补县域医共体共享中药房信息建设标准的空白，对于中药房的规范化管理、推进优势中医医疗资源下沉起到积极作用。

最后推动区域中医药信息的互联互通，加快中医数字化发展的步伐。在医院建立统一的数字化平台，推动电子病历和电子健康档案在中医药实践领域的应用，通过大数据实现居民基本健康信息和检查检验结果、医学影像、用药记录等中医医疗机构之间的信息共享，实现区域内居民电子健康档案与中医电子病历的实时动态更新，提高数据质量。这样可在很大程度上给中医数字化发展提供相应的技术支持，也为修订现有标准及下一步扩大中医药标准的修订提供方法学上的支撑。

（三）完善中医药数字化与智能化科创平台建设

创新在促进中医药可持续健康发展过程中起着十分重要的作用，通过科技创新进一步解析中医药学的医学原理，完善中医数字化、智能化科创平台建设。主要体现在：① 利用现代科学技术手段，完善中医药体系平台建设。加强对中医药基础理论、疾病病机、诊疗规律、防治技术等有关核心技术的研究。运用现代多学科技术构建高水平中医药科技创新体系，促进体系平台建设，如中医药纳入国家公共卫生体系，重大传染病防治机制体系等。② 完善中医经典古方平台建设。我国传统中医药学也需要充分利用国际先进的科学技术，从现代科技角度来对经典古方的方药和诊治原理进行解读，并利用先进科学技术水平，在我国现有中医药学经典古方的基础上，从中药古方中筛选、研制新药。③ 加大中医药基础研究项目设立和投入，完善中医药作用机理平台建设。运用当代国际前沿技术、现代科学方法解读中医药学原理、经验和方药，科学阐明中药药效物质与作用机制，从科学的角度来阐明中医药学在根除疾病、促进健康方面的作用机理，这样就有助于促进中医药学在临床医学上的应用，从而提升我国中医药学的发展。④ 加快建立高能级中医药科技创新平台。支持高校、科研院所、龙头企业等联合共建多学科融合科创平台，鼓励药企、科研院所、高校之间的合作，促进高能科创平台的发展，从而促进我国中医药学科创平台的有序发展。

（四）注重现代化与智能化技术在中医学发展中的应用

技术先进、信息资源丰富是大数据的突出优势，在加快推进中医数字化发展的过程中，必须要特别注重现代化与智能化技术的推广应用。利用大数据技术促进中医数字化的发展，利用区块链技术建立个体化的信息系统，具体包括生命活动、生命结构和生命表征等，在全国范围内建立数据共享系统，利用人工智能建设精准化的中医药诊疗服务体系，从而对现有的中医药生命科学体系进行更新与完善。同时，为了更好地促进中医数字化的发展，应加强对数字化在中医药领域的应用研究，并在此基础上利用数字化体系加强对中医关键技术装备的研发。如可以设立专门的研发项目，将传统中医的“望闻问切”进行量化，利用客观的、数字化的手段来对人体信息进行采集，并据此研发出与现代化相适应的中医技术装备，提高中医诊断的标准化与信息化。总之，大数据视域下中医数字化的发展，不能是简单地将所谓的大数据、信息化、数字化强行植入中医药产业，而是必须要以中医药作为主体，科学、合理地实现两者的相互渗透、融合，达到提升中医药发展水平、质量的目的。

（五）培养专业化与复合型的中医数字化人才

大数据视域下，我国中医药的跨越式发展，绝对不是简单地将大数据、数字化、信息化等现代智能化工具用于支持中医药的发展，而是要从产品研发、药效测试、药品生产、药品治疗应用以及后续跟踪服务等全方位地进行融合、渗透，辨证施治，达到“1 + 1 > 2”的良性循环效果，这就要求我们注重专业化、复合型的人才培养，借助大数据来推进中医药发展提供智力支持。

中医药大数据人才培养包括中医药信息化方向、中医药数据标准化方向、大数据信息处理与挖掘方向，是融入了医学、计算机科学、管理学等学科，以培养从事中医药信息管理、信息服务、信息利用等有机结合的复合实用型人才。实践中，加强中医药二级重点学科的遴选与建设，高度重视中医病案管理与质控、中医医史文献数据分析与应用、中医药数据管理与标准、中医经典数据资源等中医基础和传承类学科建设。扩大中医基础和传承类专业的研究生招生规模，将传统的师承培养模式和院校培养模式很好地结合起来，全方位传承名老中医的医道和医理，学习他们的学术思想和丰富的临床经验，进一步结合当代的大数据资源。如广东医学院提出了“校—企—院”三方合作培养信息化中医药人才新模式。同时，学校在培养中医药人才的过程中，一定要重视培养其医德医风，将思政教育贯穿于整个人才教育培养的全过程，真正提高人才培养体系的有效性。

二、中医数字化应用情况分析及技术装备现状

（一）中医诊断环节数字化

中医诊断是在中医学理论指导下对患者的健康状况和病情本质进行辨识，以诊察病情、辨别证候、判断病种的过程，为预防和治疗疾病提供依据。传统中医诊断手段主要包括望闻问切等，中医诊断数字化也主要是对这些手段进行数字

化。望诊主要是医师对患者面部、舌部、眼部、耳部以及身体相关部位的颜色、形态、体质等进行诊察。对这一环节中颜色与形态相关方面进行数字化的主要手段就是利用计算机系统进行图像识别与智能化处理，从而识别出患者的健康状况。关于患者体质辨识，中华中医药学会已于2009年发布了中医体质分类与判定评价标准，将人的体质分为平和质、气虚质、湿热质、痰湿质、阳虚质、阴虚质、血瘀质、气郁质、特禀质9种。体质辨识数字化即以此理论标准为指导，根据量表设计原理，采集被检测者的健康信息，并对这9种体质分数值的结果进行分析，来判断体质类型。

闻诊主要是医者通过听声音、嗅气味等手段对患者进行健康状态诊察。对这一环节进行数字化的主要手段就是通过空气动力学原理对咳嗽、声嘶、声低等病理性声音进行记录，通过红外光谱、顶空分析、气相-液相色谱分析等方法对患者所呼出或散发出来的气体特征进行刺激性分子记录，然后再利用智能化手段对相关数据进行分析，得出病位证素、病性证素等诊断信息。

问诊是医者对患者进行问询，通过问答形式对患者进行健康状态诊察。对这一环节进行数字化的主要手段就是通过语音识别和自然语言处理，来识别出患者在回答相关问题时所透露的疾病信息。切诊包括脉诊和按诊两个部分。

脉诊也称为切脉，主要是医者通过切按患者的脉搏来了解病情，所选取的切按部位依据遍诊法、三部诊法和寸口诊法等各不相同。对脉诊进行数字化的主要手段就是通过压力、超声等传感器采集到脉象的波形，并识别出平脉、滑脉及弦脉等特征，从而得出患者的体质等特征。按诊是指通过对病体的肌肤、手足、胸腹及其他部位的触摸按压，检查患者胸腹的痞块、皮肤的肿胀、手足的温凉、疼痛的部位等特征，并与其他诊断结果互相参照，得出诊断结果。当前，有些中医也会将X光、CT、核磁共振等检查结果作为诊断参考，因此也可以将这些结果数字化后作为数字化按诊的数据来使用。

目前，市场上已经出现了诸多中医问诊系统、舌诊仪、面诊仪、眼诊仪、脉诊仪、脏腑辨证仪等，并且有些已经在医院、保健服务机构等场所获得应用，如“中医综合诊断系统”就包括了中医脉象诊断系统、舌面象诊断系统、中医体质辨识系统、个性化养生调理系统、经典处方系统等五大模块。近年来随着计算机技术的普遍应用，也出现了一些改进型中医技术和产品，如通过红外技术对人体进行热成像，并结合应用智能诊断系统，可以帮助医者进行病灶部位识别，其实这也是对传统望诊与切诊技术产品的一种新型补充。

（二）中医处方环节数字化

中医处方环节主要是在诊断基础上，根据患者体质、病症、病位、病情、病史等相关信息，以及所需的中药材、技术装备、手法等，提出针对患者的中医药配方和治疗方案。有些更加精细的处方甚至需要通过子午流注等相关理论确定实施治疗的具体时间段。关于中医处方的数字化，典型方法是建立中药和方剂大数据，然后利用诊断环节所获得的患者健康状况和病情本质特征信息，结合中药君臣佐使等配伍原则，通过智能化手段，最终形成有针对性的处方。目前为止多家中医机构已开发出了中医大脑类产品，可以辅助医者确定更加精准的中医药配方和治疗方案，同时也可以帮助解决部分边缘地区中医师资源缺乏等痛点问题。

中医文化注重天人合一，认为人体与自然界一样都具有一致的运行节律。人体气血在不同的时辰会运行到不同的经络，并直接影响人体的生理、病理。因此，要想使中医治疗更好地发挥效果，会采用子午流注的理论来确定针灸、用药等治疗的最佳时辰，有时甚至能对疗效起到决定性的作用。由于子午流注理论较为复杂，大多数医者难以快速确定某个时间气血所注穴位或脏腑器官，子午流注数字化可以大大地帮助医者确定治疗的最佳时辰。目前已研发出数字化子午流注产品，将人体穴位通过 3D 形式表现出来，并根据子午流注理论将病症、辨证要点等与相应的穴位、器官联系起来，从而使处方发挥更好的疗效。

（三）中医治疗环节数字化

中医治疗主要包括中药、针刺、艾灸、拔罐、手法、五音治疗等方法。中医治疗环节的数字化主要是通过数字化装备与系统将这些方法进行实现。对于针刺或艾灸治疗、拔罐治疗、手法治疗等手段的数字化，采用的主要方法就是将这些治疗手段通过智能化设备或机器人来实现。目前，针灸机器人、按摩机器人等装备已经问世，如南京中医药大学徐天成博士团队研发的“数字经络—智能针灸机器人系统”、新加坡初创公司 AiTreat 开发的推拿按摩机器人等。

对于中医五音治疗的数字化，主要是利用宫、商、角、徵、羽等五音韵律的治疗功能，将相应的音乐歌曲甚至是诵读经书的音频等进行数字化，再通过计算机系统或相关数字化设备进行播放，实现对五脏（脾、肺、肝、心、肾）和五志

（思、忧、怒、喜、恐）的治疗与调理，如已研发的SMF音乐调理系统，能够产生可听和可感知的音乐和振动等，将触觉和听觉神经活动对中枢神经系统产生的刺激结合起来，通过心理、生理的多重作用，促进人的身心健康。

（四）中医教育环节数字化

人才培养是中医传承创新与中医药发展的关键要素之一。由于中医秉承辨证施治的理念，而该理念的具体落地在很多时候依赖于中医医生的个人经验，因此中医教育环节的数字化尤为重要。中医知识传承是中医可持续发展的必要条件之一。医案是中医临床实践的记录，是医家诊治疾病思维过程的表现。名老中医在长期临证中形成许多经方验方，历代名家医案也是中医药宝库中的璀璨瑰宝，这些数据是中医传承中最基本、最可靠的知识载体，也是医学生学习的宝藏。中医知识传承的数字化主要包括中医古籍数字化、名医名方数字化、现代医案数字化、中医教学数字化等。通过上述数字化环节，不仅可以将诊疗过程中理、法、方、药等知识传递给学生，还可以将“大医精诚”等理念加以传播，提高中医队伍的整体素质。此外，通过将互联网+、云计算、大数据、人工智能等技术应用于中医领域，还可以从大量的数据中挖掘并发现常人难以发觉的规律，从而有效提高教育效果。

第三节　中医数字化的社会价值和意义

中医医疗信息化存在成本相对高昂，资金投入相对不足，标准欠统一，资源共享程度不高，信息化灵活度受到一定限制，软件开发难以适应中医辨证论治体系等问题。其发展的关键在于以患者为中心，实现信息的共享、流动与智能运用。新型信息技术为我们提供了一种成本低、效率高、具有灵活应用特性、能最大限度地实现中医药信息资源共享的信息化建设途径，为实现中医诊疗智能化与科研信息化提供了技术支撑。

传统的中医药信息化受到信息获取和运算能力限制的问题，难以解决中药市场管理、生产加工、经营及仓储物流中的分散问题。而要解决“分散”问题，中药生产流通环节须采用物联网的感知技术，使用合适的技术将获取的信息汇总分析呈现，实现中药管理的信息化。

中医药作为中华民族历经千年的文化积淀，在现代社会中不断传承与发展。但由于中医药学的特点以及汉语表达的多样性，中医药相关知识表达多样，内容组织欠统一，这在很大程度上制约了中医药学知识的传播与发展。而知识图谱可以有效地组织、管理和利用中医药知识，构建一个体系完善的中医药知识库，并且进一步支持中医药相关领域智能应用的开发，对中医药的传播以及发展具有重要的意义。因此，通过对该领域的研究，掌握中文知识图谱的实现过程，能够有利于构建一个包含中医药学常见症状、方剂、药材、疾病及其相关基本信息的具有高度扩展性的中医药知识图谱。该知识图谱可通过增加文献、百科类及知识库等数据源实现知识网络的自动扩充，并提供对应的数据操作接口，进一步支持诸如决策支持、智能问答等综合性知识检索以及问答机器人等智能应用的开发。

基于知识图谱的问答系统极大地弥补了搜索引擎在信息检索方面的不足，不仅能够解析检索语句语义，过滤边缘信息以返回最准确结果，其所基于知识体系的互联性还令问答系统能够根据用户检索内容拓展多层知识关系，以实现相似相关信息连锁反馈或信息推荐服务，达到真正有效地利用海量数据的目的。集智能化与人性化于一体的问答系统的研究工作将持续呈现高热态势。

中医数字化与智能化技术的发展是解决医疗资源配置不均衡的重要方法，在医疗领域的应用落地已经成为未来医疗产业发展的态势之一。数字化与中医的深度融合一定能够取得丰硕成果，我们不仅可以在家享受名老中医的中医辨证论治服务，还能非常便捷地使用个性化定制的中药制剂。中医数字化涉及中医、中药、人工智能、工程学、计算机信息等多学科，具有巨大的社会价值和意义。

第五章

中医数据信息标准化

随着信息科技的飞速发展与医学模式的转变，中医面临着新的机遇与挑战。数字化与中医的融合为中医疗效优势的客观化呈现和中医精准诊疗现代化提供了新的思路。但中医诊疗数据信息多元复杂、质量参差不齐、诊疗标准不统一等问题，严重阻碍了中医数字化、智能化的应用推广。中医数据信息标准化是实现中医数字化的基础。中医数字化行业的发展也离不开标准的引领，扎实推进数字中医标准化工作，对突破核心技术、加快中医关键技术装备落地、完善产业生态等均具有重要作用。本章将从中医标准化概论、中医数据的标准化以及中医数据标准化体系构建三个方面展开论述。

第一节　中医标准化概论

一、中医标准化的基本概念

（一）标准的概念

标准是“为了在一定范围内获得最佳秩序，经协商一致制定并由公认机构批准，共同使用和重复使用的一种规范性文件”。规范性文件是“给各种活动（结果）提供规则、导则或规定特性的文件”。规范性文件是标准、技术规范、规程和法规等各类文件的统称。“各种活动或其结果”，就标准而言，就是产品、过程或服务。

1. 文件

指记录有信息的各种媒体。技术规范是规定产品、过程或服务应满足的技术要求的文件。技术规范可以是标准、标准的一部分或与标准无关的文件。适宜时，技术规范应指明可以判定其要求是否得到满足的程序。主要用于对标准化对象提出技术要求，即规定标准化对象的能力。

2. 规程

设备或产品的设计、安装、维护或使用而推荐惯例或程序的文件。规程可以是标准、标准的一个部分或与标准无关的文件。用于对标准实施者的行为或行动步骤推荐惯例或程序。

3. 法规

由权力机构通过的有约束力的法规性文件。

4. 技术法规

规定技术要求的法规，它或者直接规定技术要求，或者通过引用标准、技术规范或规程来规定技术要求，或者将标准、技术规范或规程的内容纳入法规中。技术法规可附带技术指导，列出为了符合法规要求的可采取的某些途径，即权益性条款。

（二）标准的特点

1. 共同使用和重复使用

2. 协商一致

3. 公认机构批准

标准是规范性文件之一，但它与其他规范性文件的区别在于是经过协商一致并由公认机构批准。只有符合这两点才能称为标准。

（三）标准化的概念

“为了在一定范围内获得最佳秩序，对现实问题或潜在问题制定共同使用和重复使用的条款的活动”。简而言之，标准化是一项制定条款的活动。主要包括编制发布和实施标准的过程。

1. 条款的含义

规范性文件内容的表述方式，一般采取陈述、指示、推荐或要求等形式。

2. 条款的特点

共同使用和重复使用。

3. 条款的对象

研究现实的问题或潜在的问题。

4. 条款的分类

按内容分为：

（1）涉及标准化对象的能力和可能性。

（2）涉及标准实施者的行为或行动对象。

按作用分为：

（1）表达如果声称符合标准需要遵守的准则，并且不允许有差异。

（2）表示建议或指导。

（3）表达信息。

按表达形式分为：

（1）陈述型条款

在标准中仅用于提供信息，不作为任何要求或建议。其表达形式为：

其一，利用一般陈述句提供信息。如“章是标准内容划分的基本单元”。在此，只是解释“章”在标准中的定义，便于互相理解。

其二，利用助动词“可”或“不必”，表示在标准的界限内允许的行为或行动步骤。如“图的脚注可包含要求。”这句话的作用只是说明标准实施者被允许的行为。

“脉浮者，病在表，可发汗，宜麻黄汤。”（《伤寒论·辨太阳病脉证并治中》）

“脉浮而数者，可发汗，宜麻黄汤。”（《同上》）

这两条只说明脉浮代表太阳伤寒证，可以发汗。

其三，利用动词“能”或“不能”，表示能力和可能性。

如“将标准分成若干单独部分，这样，能对每个部分单独进行修订”说明标准分成若干部分，才有单独修订的可能性。

（2）要求型条款

在标准中表示如果声称符合标准需要遵守的准则，并且不允许有差异。其表达形式为：

其一，利用祈使句直接表示指示。

如脉诊中布指所采取的步骤，“中指定关法”。这句话的作用是命名标准实施者（医生）切脉时必须完成的行为或行动步骤。

其二，利用动词“应”或“不应”，表示必须满足的准则或能力。

如：“条文的脚注不应包含要求”“针灸技术操作规范，一般应包括：术前准备、施术方法、注意事项、禁忌”。

（3）推荐型条款

介于陈述型条款与要求型条款之间，既不是强烈“要求”，又不是一般“陈述”。其形式，只能用“宜”或“不宜”表达之。

其一，在几种可能性中推荐特别适合的一种，不提及也不排除其他的可能性，如推荐性标准。

其二，基于行动步骤是首选的，但未必是要求的。

其三，不赞成，但也不禁止某种可能性或行动步骤（使用否定形式）。

如："脉浮者，可发汗，宜麻黄汤"中，"可发汗"为陈述性，"宜麻黄汤"为推荐性。

（四）标准化的对象

1. 广义理解

诸如材料、文件、设备、系统、接口、协议、程序、功能、方法或活动等。简言之，即"产品、过程或服务"。

2. 狭义理解

任何对象的特定方向。如对针具（如毫针）的尺码和耐用性分别进行标准化。

（五）标准化的领域

一组相对的标准化对象称之为标准化领域。如：过程、运输、农业、医药等，均可视为标准化领域。在中医药标准化领域中，包括基础标准、技术标准，管理标准的标准化。

（六）标准化的层次

指标准化所涉及的地理、政治或经济区域的范围。如国际、区域、国家、地方、部门、行业、企业等。

（七）标准化的目的

标准化可以有一个或更多的特定目的，以使产品、过程或服务具有适用性。包括品种控制、可用性、兼容性、互换性、健康、安全、环境保护、产品保护、相互理解、经济效能、贸易等。

适用性：指产品、过程或服务在具体条件下适合规定用途的能力。

兼容性：在具体条件下，诸多产品、过程或服务一起使用，各自满足相互要求，彼此间不引起不可接受的相互干扰的适应能力。

互换性：指某一产品、过程或服务代替另一产品、过程或服务并满足同样要求的能力。其中，功能方面的互换性称为"功能互换性"，量度方面的互换性，称为"量变互换性"。

品种控制：指为了满足主导需求，对产品、过程或服务的规格或类型的最佳数量的选择。通常指减少品种。

安全：指免除了不可接受的损害风险的状态。标准化是考虑产品、过程或服务的安全问题。通常着眼于实现包括诸如人类行为等非技术因素在内的若干因素的最佳平衡，把损害人民和物品的可避免的风险消除至可接受的程度。

环境保护：即保护环境使之免受由产品、过程或服务的影响和作用造成的不可接受的损害。

产品防护：指保护产品，使之在使用、运输或贮存过程中免受由气候或其他不利条件造成的损害。

二、中医标准的分类

（一）根据地理、政治或经济所涉及的范围

国际标准：由国际标准化组织或国际标准组织通过并公开发布的标准。

区域标准：由区域标准化组织或区域标准组织通过并公开发布的标准。

国家标准：由国家标准机构通过并公开发布的标准。

地方标准：在国家的某个地区通过并公开发布的标准。

（二）我国现行的标准分类

1. 根据标准对象

（1）基础标准

具有广泛的适用范围或包括一个特定领域的通用条款的标准。基础标准既可以直接应用，也可作为其他标准的基础。

目前中医药基础标准研制的任务为：① 重点开展中医基础理论术语标准、临床诊疗术语标准、中药理论与应用基础标准、中医药名词术语分类与代码等标准的制修订工作。② 开展中医药翻译、基本方法、计量单位等标准的研究与制定。③ 开展中医药信息基础标准、中医药信息管理与共享服务标准、中医医疗机构信息网络系统标准、中医药数字化技术规范等制修订工作。

（2）技术标准

是指对标准化领域中需要协调统一的技术事项所制定的标准。技术标准包括基础技术标准、产品标准、测试试验方法标准，以及安全、卫生、环保标准等。

目前中医药技术标准研制的任务为：

① 在临床标准方面：围绕常见病、多发病及重大疾病，重点加强中医、中西医结合临床病证诊疗指南的制修订；针对关系中医药发展的关键技术问题，进

一步加强研究，开展中医临床疗效评价标准的制定；重点开展针灸临床技术操作规范和临床治疗指南的制定；开展骨伤、推拿、护理等临床各种常用技术操作规范的制修订；开展中医药预防、保健、康复等服务技术标准的制修订。② 在中药标准方面：围绕提高中药材质量、保护野生药材资源、保护中药传统技术和知识产权，重点开展中药材种子资源、药用动植物基源、种子种苗、道地药材、中药炮制、重要资源保护和中药材质量控制等标准的研究和制修订。围绕中医临床用药，重点开展处方规范、中药名称、煎服方法、贮藏管理等保障临床用药的安全性和有效性的相关标准的制修订。③ 在民族医药标准方面：根据各民族医药发展的实际情况，开展不同层次的技术标准研究工作；重点开展民族医药临床病证诊疗指南和技术操作规范的制修订工作；开展符合民族医药特点的相关标准的制定。

（3）管理标准

管理标准是指对标准化领域中需要协调统一的管理事项所制定的标准。管理标准包括基础管理标准、技术管理标准、行政管理标准、生产经营管理标准等。"十一五"期间中医药管理标准研制的任务为：① 重点开展中医医疗人员、机构、技术的准入和资格资质标准的制修订，加强中医医疗机构建设与质量管理标准制修订。② 组织和参与中医药教育和科研机构的资格资质标准、机构建设与管理标准、中医药教育机构的专业设置标准、各级各类人才培养及管理标准、人才知识与技能基本标准、科研活动管理标准、科研成果评价标准等制修订工作。

（4）工作标准

工作标准是指对工作的责任、权力、范围、质量要求、程序、效果、检查方法、考核办法等所制定的标准。工作标准一般包括管理标准和岗位（个人）工作标准。"十一五"中医药工作标准研制的任务为：① 中医医疗工作标准。② 中医教育工作标准。③ 中医科研工作标准。④ 中医其他工作标准。上述各项均包括技术岗位标准，管理岗位标准和其他岗位工作标准。

2. 根据标准体制

（1）国家标准

对需要在全国范围内统一的技术要求，应当制定国家标准。国标由国家标准化行政主管部门，国家市场监督管理总局，国家标准化管理委员会制定、批准、发布、实施。

（2）行业标准

对没有国家标准而又需要在全国某个行业范围内统一的技术要求，可以制定行业标准。行业标准由国务院有关行政主管部门和国务院授权的有关行业协会制定、批准、发布、实施。

（3）地方标准

对没有国家标准和行业标准而又需要在省、自治区、直辖市范围内统一的工业产品的安全、卫生要求，可以制定地方标准。地标由省（市）、自治区标准化行政主管部门制定、批准、发布、实施。

（4）企业标准

企业生产的产品没有国家标准、行业标准和地方标准的，应当制定相应的企业标准。对已有国家标准、行业标准或地方标准的，鼓励企业制定严于国家标准、行业标准或地方标准要求的企业标准。

（5）国家标准化指导性技术文件

对于技术上尚在发展中、需要有相应的标准文件引导其发展或具有标准化价值、尚不能制定为标准的项目，以及采用国际标准化组织、国际电工委员会及其他国际组织的技术项目，可以制定国家标准化指导性技术文件。

3. 根据标准性质

（1）强制性标准

保障人体健康、人身、财产安全的标准和法律、行政法规规定强制执行的标准是强制性标准。

（2）推荐性标准

除强制标准外均为推荐性标准。

三、中医标准的编写原则

（一）目的性

标准所规定的条款应明确而无歧义，并且满足下列要求：

（1）其范围所规定的界限内按需要力求完整，即内容完整。根据需要，需要什么，规定什么，需要多少，规定多少。总之，标准内容应以需要为度。

（2）各项规定清楚、准确、相互协调。即标准的条文应用词准确、逻辑严谨，勿模棱两可，避免产生歧义。此外，还应注意与相关标准、法规之间的协调。

（3）充分考虑最新技术水平。标准中所规定的内容应反映科学技术发展的最新水平。所谓最新技术水平，是在一定时期内，产品过程等技术能力的发展程度，根据相关科学、技术和经验的综合成果进行判定。

（4）能为未来科学技术发展提供框架和发展余地，使标准具有前瞻性。在标准中从性能角度提出要求，并且尽量不包括描述性或工艺方面的要求。

（5）能被未参加标准编写的专业人员所理解。

基于此，起草标准时，应做到：

（1）标准内容完整，表达准确。

（2）语言和表达形式简单、明了、易懂，勿用口语化措辞。

（3）采用国际标准，特别是翻译相应文件时，应满足“统一性”的要求。

（4）标准中的条款只要求使相应的专业人员能够理解，并非所有人员都能理解。

（二）统一性

统一性是标准化原理之一，是对标准编写及其表达方式最基本的要求。统一性强调的是“内部”的统一性。所谓内部包括三个层次：其一,一项单独出版的标准内部。其二,一项标准中各部分的内部。其三,一系列相关标准的内部。总的要求是标准的结构、文体和术语的统一。

1. 标准结构的统一

标准的结构是指标准的部分、章、条、段、图、表、附录的排列顺序。

（1）标准或部分之间的结构应尽可能相同。

（2）标准或部分中的章、条编号应尽可能相同。

2. 标准文体的统一

类似的条款应用类似的措辞来表述，相同的条款应用相同的措辞来表述。

3. 标准术语的统一性

在每项标准或系列标准内，某一给定概念应使用相同的术语。对于已定义的概念应避免使用同义词。每个选用的术语应尽可能地具有唯一的含义。

（三）协调性

协调性是指各标准之间的相互协调。为了达到所有标准整体协调的目的，应注意下列两个方面：

1. 每项标准应遵循现有标准的有关条款，尤其涉及下列有关内容时

（1）标准化术语。

（2）术语的使用原则和方法。

（3）量、单位及其符号。

（4）缩略语。

（5）参考文献。

（6）技术制图。

（7）图形符号。

2. 对于特定技术领域，还应考虑涉及诸如下列内容的标准中的有关条款

（1）极限和配合。

（2）尺寸公差和测量的不确定度。

（3）优先数。

（4）统计方法。

（5）环境条件和有关试验。

（6）安全。

（7）化学。

（四）等效性

等效性是指标准不同语种版本的等效性，做到不同版本应保持结构和技术内容上的一致。等效性仅指不同语种版本结构和技术内容的等效，而不是指其具有相同的效力。我国国家标准应以汉语版本为准。编写标准的英文版本应遵循 ISO/IEC 导则规定的起草规则。《国家标准英文版翻译指南》给出了将标准译成英文的常用词语。

（五）适用性

适用性是指标准的内容便于实施和被引用，其中的方法标准、操作技术等具有可操作性。

（六）计划性

计划性是指按标准制定的程序（正常程序或快速程序）和预期计划，完成各阶段的编制任务。

（七）采用国际标准

1. 我国标准可被采用的国际标准分为三种情况

（1）等同采用：翻译后，仅做编辑性修改。视为采用了国际标准。

（2）修改采用：对国际标准的技术内容有所修改，在标准中对技术差异性作出标志，必要时做出解释。与国际标准有对应关系，不作为或不构成采用国际标准。

（3）非等效：在技术内容及结构上存在较大差异。与国际标准有对应关系，不作为或不构成采用国际标准。

2. 采用国际标准的规则

按 GB/T2000.2《标准化工作指南 第二部分 采用国际标准的规则》执行。

四、中医标准的制定程序

（一）标准内容的划分通则

1. 单独标准

一个标准化对象应编制成一个标准，并作为一个整体出版，这是标准最常见的表现形式。在目前我国国家标准中，单独的标准占 65%。

2. 分部分标准

在特殊情况下，在分部分之后，能单独或配合使用和出版时，可在相同的标准顺序号下将一项标准分成若干彼此独立的部分，按部分出版。这部分在统计上被视为一个独立的标准。其特点为：标准之间易于相互引用，每一部分可单独修订。

（二）标准内容的划分方法

1. 根据要素的性质

（1）规范性要素：是要声明符合标准而应遵守条款的要求，一般分为一般要素和技术要素。

① 规范性一般要素：在具体标准中包括名称、范围、规范性引用文件等。属

于标准正文中的前几个要素。② 规范性技术要素：在具体标准中包括术语和定义、符号和缩略语、要求、抽样、试验方法、分类和标记、规范性附录等，属于标准中的主要技术内容。

（2）资料性要素：指标准中作为参考的内容，是表示标准、介绍标准、提供标准的附加信息的要素。符合标准时有无须遵守的内容，即为资料性要素。

2. 根据要素的性质和在标准中的位置

（1）资料性概述要素：指标识标准，介绍内容、背景、制定情况以及该标准与其他标准的关系的要素。在具体标准中就是标准的封面、目次、前言、引言等要素。

（2）资料补充要素：指提供附加信息，以帮助理解或使用标准的要素。在具体标准中包括资料性附录、参考文献、索引等（详见图 5-1）。

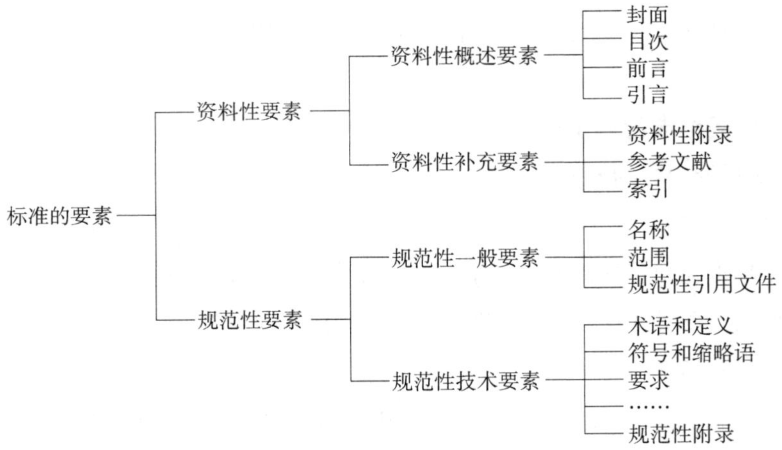

图 5-1　资料性要素和规范性要素

3. 根据要素的必备性

（1）必备要素：在标准中必须存在的要素。在具体标准中，诸如封面、目次、范围、规范性引用文件、术语和定义、符号和缩略语（产品标准的分类、型号等）、要求（包括一些指标的检验方法）、附录、参考文献、索引等。

（2）可选要素：在标准中不是必须存在的要素，其存在与否视标准条款的具体需要而定。如大部分标准不设“引言”；有的标准（如术语标准）亦不必设

“要求”。标准内容划分的方式为标准起草者对标准内容项目的取舍提供依据。

（三）标准层次的描述与编号

1. 标准层次的意义

标准层次是标准的表达方式。标准层次的划分与设置采用部分、章、条、段和附录等形式。

2. 标准层次的表达

每项指标从“范围”开始，一般按章、条顺序描述与编号。

（1）部分：部分是一项标准起草、批准发布的系列文件之一。一项标准的不同部分具有同一标准的序列号，它们共同构成了一项标准。部分不是独立的标准，也不是系列标准的组成部分，它是一项标准内的组成“部分”。

① 描述：当一项标准划分为多个部分时，在每个部分的文件中，凡提到自身的部分时，应表述为“GB/T ××××× 的本部分”，而不应使用“本标准”这种全称概念表达。在标准划分为多个部分的某一部分中，如果提及整个标准，则使用“GB/T ×××××”表述。

② 编号：部分的编号应位于标准顺序号之后，使用阿拉伯数字从 1 开始编号，部分的编号与标准顺序号之间用下脚点（.）隔开。

例：9999.1，9999.2 等。其中，9999—为标准顺序号。“1”“2”是部分的编号，并非标准序号的组成部分。部分编号和章条编号一样，是一项标准内部的编号，只不过是将它放在了标准编号中。

③ 名称：部分的名称应与标准名称组成方式相同（见《GB/T1.1—2000》6.2.1 的规定）。

名称为必备要素，表示标准的主题，使之与其他标准相区别，力求简练。名称应由不多于下列要素组成，其顺序从一般到特殊。

A. 引导要素（可选）：表示标准所属领域。

B. 主题要素（必备）：表示上述领域内所要论述的对象。

C. 补充要素（可选）：表示上述主要对象的特定方面，或给出区分该标准（或该部分）与其他标准（或其他部分）的细节。

在名称中，区分一项标准的不同部分由两个方面来体现：其一，各部分补充要素不同。其二，在各部分名称中，补充要素之前均应标明“第几部分”。其中

“X”为阿拉伯数字。

④ 前言：标准分为若干单独部分时，其前言的写法与单独标准的前言不同。

其一，在第 1 部分的前言中，应说明标准的预计结构，并列出其他已知的部分名称。

例：本部分为 GB12971 的第 1 部分。

GB12971《电力牵引用接触线》按部分发布，拟分为五个部分：

—第 1 部分：一般规定；

—第 2 部分：铜接触线；

—第 3 部分：钢、铝复合接触线；

—第 4 部分：钢、铝及铝合金复合接触线；

—第 5 部分：铝合金接触线。

其二，除第 1 部分之外的标准的其他部分，则在这些部分的前言中应列出其他已知部分的名称，而不必说明标准的结构。

例：GB12971《电力牵引用接触线》按部分发布：

—第 1 部分：一般规定；

—第 2 部分：铜接触线；

—第 3 部分：钢、铝复合接触线；

—第 4 部分：钢、铝及铝合金复合接触线；

—第 5 部分：铝合金接触线。

本部分为 GB12971 的第 5 部分。

（2）章：章是标准内容划分的基本单元，是标准或部分中划出的第一层次，因而构成了标准的基本框架。

① 编号：在每项标准或每个部分中，应使用阿拉伯数字从 1 开始对章进行编号。编号从“范围”一章开始，一直连续到附录之前。附录的编号：应符合《GB/T1.1—2000》5.2.6 的规定。

② 标题：每一章均应有标题，标题位于编号之后，并与其后的条文分开。

例：

—范围

—规范性引用文件。

—术语和定义。

—符号。

—……

……

（3）条：条是对章的细分。凡是章以下有编号的层次均称为条件。

① 条的层次：条的分层，一般可分到五层。

② 条的编号：用阿拉伯数字。层之间用“.”区隔。

③ 条的标题：第一层的条宜给出标题。标题置于编号之后，并与其后的条文分开。第二层的条可同样处理。

在某一章或条中，同一层次的条，有无标题应统一。

（4）段：段是对章或条的细分。段没有编号，这是区别段与条的明显标志。换言之，段是章或条中的编号的层次。

在标准中尽量避免出现“悬置段”，避免产生混淆。

（5）列项：列项是“段”中的一个子层次，可以在章或条中任意段里出现。

列项可用两种形式引出：

其一，使用一个句子。

例：下列各类仪器不需要开头：

—在正常条件下，功耗不超过 10 w 的仪器；

—在任何故障条件下使用 2 min，测得功耗不超过 50 w 的仪器；

—用于连续运作的仪器。

其二，使用句子的前半部分，该句子由分行列举的各项来完成。

例：仪器的振动可能产生于：

—转动部件的不平衡；

—相应的轻微变形；

—滚动轴承；

—气动负载。

列项中的每一项前应加破折号（如其一，例）或加圆点（如，其二，例）。

（6）附录：附录分为规范性附录和资料性附录。

规范性附录的说明，见《GB/T1.1—2000》6.3.8 的规定。

资料性附录的说明，见《GB/T1.1—2000》6.4.1 的规定。

附录的识别：每一个附录的前三行内容，为我们提供了识别附录的信息。

例：附录 A……附录的编号：用大写的拉丁字母组成，字母从“A”开始

资料性附录……附录的性质

基础标准……附录的标题。

第二节 中医数据的标准化

一、中医临床数据的特点

（一）多源性

中医临床数据来源于多个载体，主要包括中医古籍著作、名家临证医案、医院信息系统和临床研究平台信息等。

1. 中医古籍著作及名家临证医案

中医古籍经典文献是对中医临证最直接与真实的记录，在中医理论形成与临床实践的结合中发挥着不可替代的指导作用，促进了中医的传承和发展。中医经典著作中包含了大量医案实例，记录了医家辨证论治的实践过程和总结分析。医案书写虽形成了一定的格式规范，但这些规范仅局限在结构和相关要素上，对于医案术语、计量单位等条目未作明确要求，在某种程度上仍然形式多样，尚未形成统一规范与标准。此外，现有病历书写规范大多侧重于临床诊疗信息的记录，缺少对医者经验的总结和提炼，使中医医案的特色难以展现。现有诊疗信息主要以文本形式存储在纸质或电子数据库中，内容和体例也没有统一的标准，尤其在表达（文言文以及白话文）名词术语方面存在不统一、无规范、信息不完整等诸多问题，亟需建立信息化与数字化处理的统一标准。

2. 医院信息系统

经过 20 余年的信息化与数字化建设，大多数三级医院都已经建成医院信息系统。该系统记录了包括患者基本信息、图像和文本在内的临床信息，形成电子病历，是目前临床数据的主要载体。但目前医院信息系统中存在的一些不良现象，如病历内容复制、粘贴，上级医师审阅修改不及时、不到位，病历内容不能如实反映

医师的诊疗过程等，严重影响了中医诊疗信息的质量。此外，大多数医院的信息系统相互独立，成为“数据孤岛”，无法实现信息互联互通，难以实现数据共享。

3. 临床研究平台

随着临床研究数量的日益增长，临床研究平台的搭建也越来越受到重视。构建临床研究一体化平台能全面、规范和完整地收集临床信息并使其数字化，形成标准化体系，进而为临床诊疗实践提供决策支持。临床研究平台的构建需要循证医学方法、临床生物样本库、临床研究协同网络以及研究型病房等各功能单元的相互协作。目前，现有的临床研究平台普遍存在缺乏统一标准、顶层设计、管理模式等问题，平台建设尚处于起步阶段，其获得的信息需要不断地完善优化。

4. 其他形式

中医诊疗信息除语言、文字、声音、图像、表格等有形载体呈现出来的显性知识外，还有大量的“隐性”诊疗信息存在于医者的诊疗实践过程中，隐性知识大多是在中医师承或学习经典文献、临床诊疗过程中形成的，多为个体感悟，难以用语言表达或文字描述，只可意会不可言传的感知信息。中医隐性知识存在于理论和诊疗实践的全过程，数量庞大且内容繁杂，具有高度的个体化和特异性，很难进行统一的标准化操作，但往往具有重要的挖掘价值。同时，由于诊疗过程的辨证思维，使用现行临床病例系统难以全面记录和采集这部分数据，导致在标准化体系构建过程中难以形成统一的标准。

（二）复合性

在疾病发生发展的复杂过程中，主要涉及生理病理、病因病机、社会认知和心理因素等方面，而疾病的临床表现也并非都是典型临床症状，四诊采集的信息多维，诊疗信息呈现复合性。因此在临床诊疗过程中需要四诊合参，诸法并用，综合收集疾病信息进行疾病的诊断和治疗。

疾病信息采集的全过程中，望、闻、问、切四诊分别从不同角度采集疾病的相关信息，采集的信息复杂多维，在进行病证诊断时需要四诊合参，互为参考。此外，在临床诊疗过程中，常常会出现“症、舌、脉”不符，甚至相反的情况，如“症舌相反”“舌脉不符”“脉症不相应”等，对于这种情况，不可轻易舍去某些病情，需要全面掌握疾病的发生发展状况，结合中医四诊信息进行综合评判，才能得出正确的诊断。

（三）多维性

辨证论治是通过中医四诊合参，对所收集的疾病信息进行归纳和分析，从而对疾病做出精准的诊断。通过“望闻问切”四诊采集的不同信息均能在某种程度上揭示疾病的病因病机，望诊信息主要包括颜色和神态等信息，如望舌时，需要对舌体的舌质和舌苔两方面进行观察，舌质需要观察舌色、舌形、舌质、舌态和舌下脉络，舌苔需要注意苔质和苔色两方面；闻诊信息主要包括声音和气味；问诊主要记录患者的表现和疾病发生发展过程的信息；不仅包括疾病的病因、症状体征，还包括既往史和家族史等信息；而切诊主要包含脉诊和按诊等触感信息，如在脉诊时，脉象八要素是主要采集的信息，即脉位、至数、脉长、脉宽、脉力、流利度、紧张度、均匀度等。

（四）异质性

中医诊疗信息的异质性主要体现在医生和患者两方面。在诊疗过程中，医生主观感悟的诊疗经验和对四诊信息的观察理解在临床决策中占据主导地位，导致对于同一患者，不同医生采集的中医四诊信息有所不同。同理，对于患者而言，由于医疗知识有限，加之与医生的沟通障碍等原因，在主观描述疾病信息的过程中，无法做到准确表达疾病信息或者遗漏重要病情，导致诊断过程可能存在误解甚至偏差。中医诊疗过程属于个体化的动态诊疗过程，以“理法方药”为基本治疗路径，根据四诊合参，判断证型，进而确定治则治法，最终组方用药。所以，医患双方信息的沟通不畅和理解偏差，往往导致所获得的诊疗信息具有异质性。

综上所述，中医临床诊疗信息由于以上特性，目前存在诊疗信息片面且零散，与临床的契合度较差，缺乏统一的标准化数据库和通用的临床诊疗平台等问题。因此，实现中医标准化，要保证获取信息的稳定性和可重复性，建立标准化的诊疗数据库和通用性诊疗平台，其诊疗过程的规范化是实现中医数字化和智能化的基础。

二、中医诊疗数据的标准化

中医药标准化建设包括建议、规范、指南和标准四个层面，是一个开放的系统。目前，我国中医药相关标准体系已见雏形，同时，我国的中医药标准化建设已经进入国际标准化建设的主流和主干范畴，如：上海设有 ISO/TC249 秘书处，北京设有 ISO/TC249 国内技术对口单位。

中医药信息标准化在中医药标准体系中处于核心地位，在中医信息化中发挥关键性作用。中医药信息标准规定了信息采集、传输、交换和应用时所采用的统一规则、概念、名词、术语、代码和技术。目前，国内中医药信息标准化工作的重点是术语标准和数据资源标准的研制，在中医药学主题词表、中医临床标准术语集、中医药学语言系统等领域取得了一系列突破性成果。

（一）中医诊疗数据的标准化

1. 中医基础类标准

（1）名词术语类：对中医领域中的名词及用语的名称和定义进行规范。包括：中医儿科名词术语、中医妇科名词术语、中医内科名词术语、中医外科名词术语、中医骨伤科名词术语、中医耳鼻喉科名词术语、中医皮肤科名词术语、中医眼科名词术语、中医治未病名词术语等 9 类。

（2）语言翻译类：外国语言翻译及民族语言翻译等 2 类。

（3）分类与代码类：中医学分类与代码、科研分类与代码、教育分类与代码、信息学分类与代码等 4 类（详见图 5–2）。

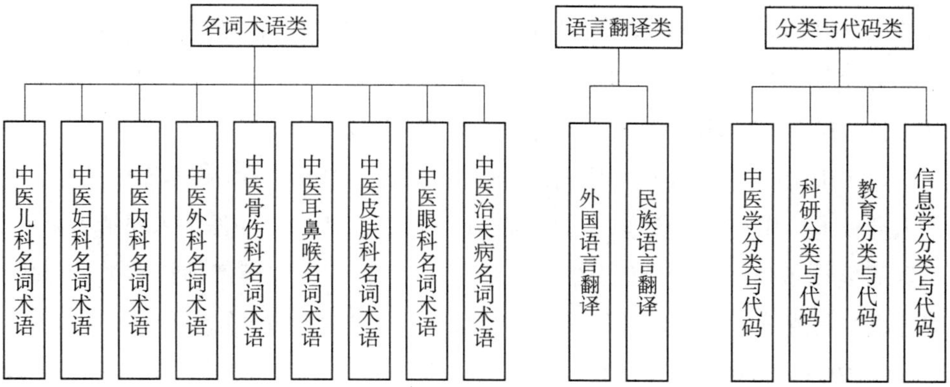

图 5–2 中医基础类标准

2. 技术标准类

（1）中医技术类：主要包括临床常见病、多发病及重大疾病，针对事关中医诊疗的关键技术问题，以提高临床疗效、规范中医医疗行为所制定的标准，其类目下分为中医临床诊疗技术类、中医养生保健技术类、中医治未病标准技术类、中医护理技术类等 4 个小类目。

① 中医临床诊疗技术类：中医内科常见病诊疗指南（诊断部分、治疗部分、疗效评价）、中医外科常见病诊疗指南（诊断部分、治疗部分、疗效评价）、中医儿科常见病诊疗指南（诊断部分、治疗部分、疗效评价）、中医妇科常见病诊疗指南（诊断部分、治疗部分、疗效评价）、中医骨伤科常见病诊疗指南（诊断部分、治疗部分、疗效评价）、中医耳鼻喉科常见病诊疗指南（诊断部分、治疗部分、疗效评价）、中医皮肤科常见病诊疗指南（诊断部分、治疗部分、疗效评价）、中医眼科常见病诊疗指南（诊断部分、治疗部分、疗效评价）。

② 中医养生保健技术类：中医养生保健技术操作规范脊背六法（操作规范、治疗指南、疗效评价）、中医养生保健技术操作规范春秋分穴位贴敷（操作规范、治疗指南、疗效评价）、中医养生保健技术操作规范循经穴位推弹法（操作规范、治疗指南、疗效评价）、中医养生保健技术操作规范中药药浴（操作规范、治疗指南、疗效评价）、中医养生保健技术操作规范中药蒸汽浴（操作规范、治疗指南、疗效评价）、中医养生保健技术操作规范中药面膜贴敷（操作规范、治疗指南、疗效评价）、中医养生保健技术操作规范熨法（操作规范、治疗指南、疗效评价）、中医养生保健技术操作规范脐疗法（操作规范、治疗指南、疗效评价）、中医养生保健技术操作规范蜡疗（操作规范、治疗指南、疗效评价）、中医养生保健技术操作规范熥疗（操作规范、治疗指南、疗效评价）。

③ 中医治未病技术类：中医治未病标准制定、中医治未病技术操作规范（一般人群技术操作及健康调理，技术操作及特色方法调理）、中医治未病情志调理、中医康复设备技术类（骨康复、神经康复）、中医养生保健产品技术类（药膳、养生茶、足浴粉、膏方）、中医护理保健服务、中医治未病服务标准。

④ 中医护理技术类：中医护理标准制定、中医护理技术操作规范、中医一级护理标准制定、中医二级护理标准制定、中医三级护理标准制定、中医营养护理标准制定等（详见图 5–3）。

（2）科学技术类：是涉及中医科研技术事项而制定的一类技术标准，其类目下分为科研通用技术类、理论（基础）研究技术类、应用研究技术类、评价研究技术类、中医医史文献研究技术类和其他科研技术类等 6 个小类目。其中，依据国家中医行业管理归属和职能划分，将中医医史文献相关技术标准归入科研技术

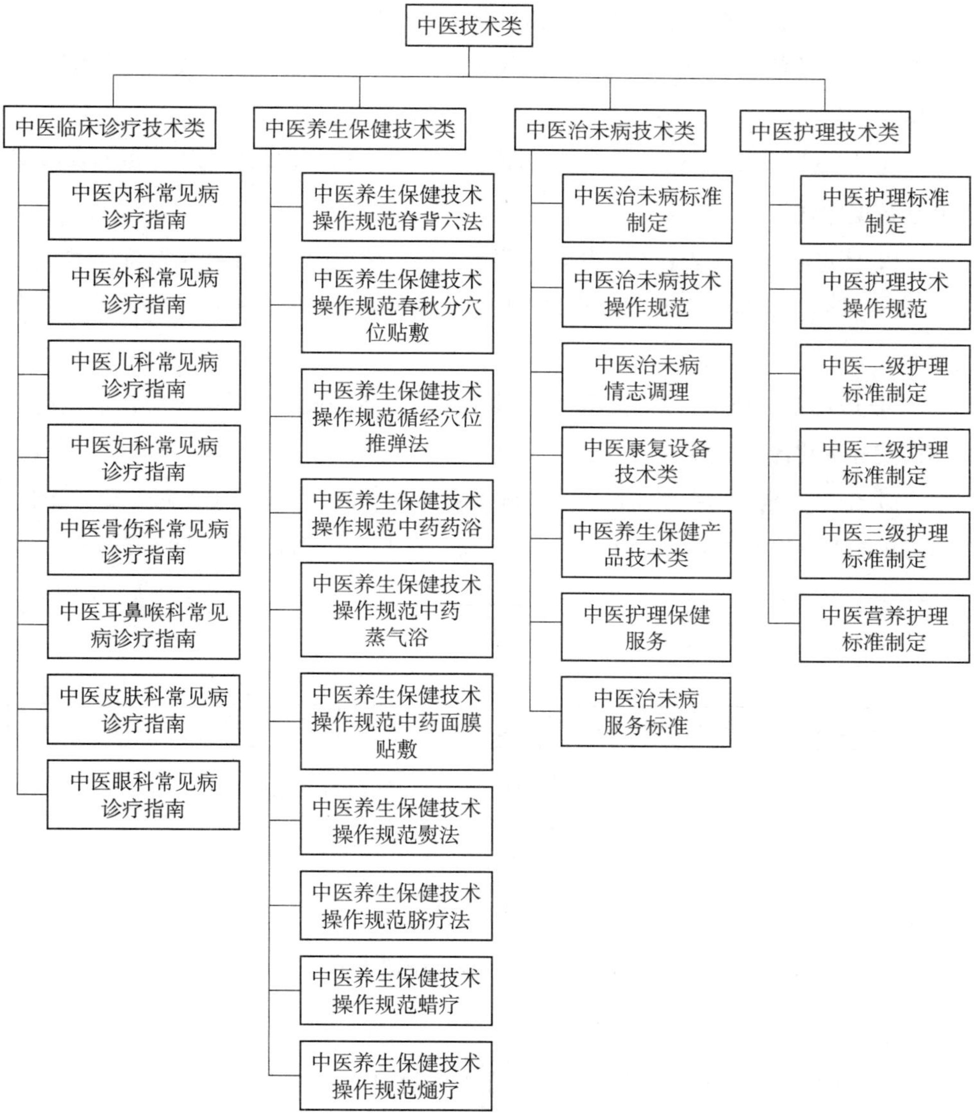

图 5–3　中医技术类标准

类目中，单列一类。

（3）教育技术类：是涉及中医教育技术事项而制定的一类技术标准，其类目下分为教育通用技术类、教育理论方法技术类、教育应用技术类、教育评价技术类和其他教育技术类等 5 个小类目。

（4）信息技术类：规范中医药信息化领域中需要协调统一的技术事项所制定的标准，包括信息资源技术类、信息服务技术类、信息安全技术类和其他信息技术类。

① 信息资源技术类：中医数据整理及数据仓库构建技术、名老中医经典病案共享数据库建设。

② 信息服务技术类：结构化电子病历采集系统、中医临床数据挖掘技术。

③ 基础设施技术：基础设施共性技术、硬件系统技术、基础软件技术、网络技术。

④ 应用系统技术：系统功能规范技术、系统建设技术、系统运维技术、互联网医院标准化流程。

⑤ 信息安全技术：系统硬件（物理）安全技术、系统软件（存储）安全技术、信息传输安全技术、信息应用安全技术、安全技术防范建设规范（详见图 5–4）。

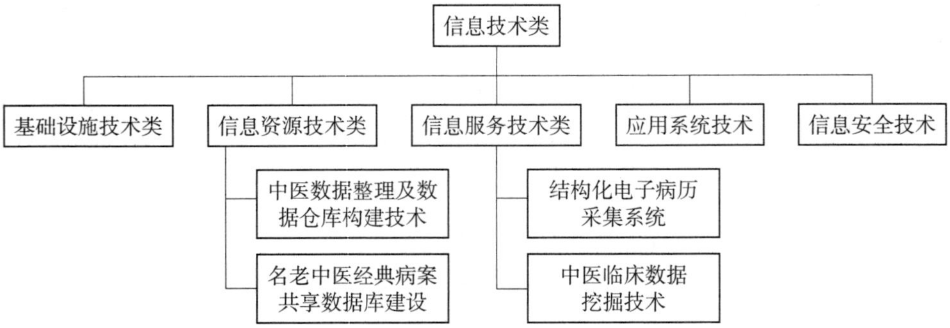

图 5–4　中医信息技术类标准

3. 管理标准类

（1）中医管理类：资质与能力管理类、建设与管理类、医疗文书制定管理类、中医医疗服务管理类。

（2）教育管理类：资质与能力管理类、建设与管理类、教育质量与评估管理类、师承教育业务管理类。

（3）科研管理类：包括科研资质与能力管理类、科研业务管理类、中医“治未病”科研管理标准。

① 科研资质与能力管理类：科研人员资质与能力管理类。

② 科研业务管理类：科研业务通用管理类、科研项目管理类、科研项目成果管理类、科研成果推广与应用管理类、科研合作与交流管理类、科研专利管理类、其他科研业务管理类。

③ 中医治未病科研管理类（详见图 5-5）。

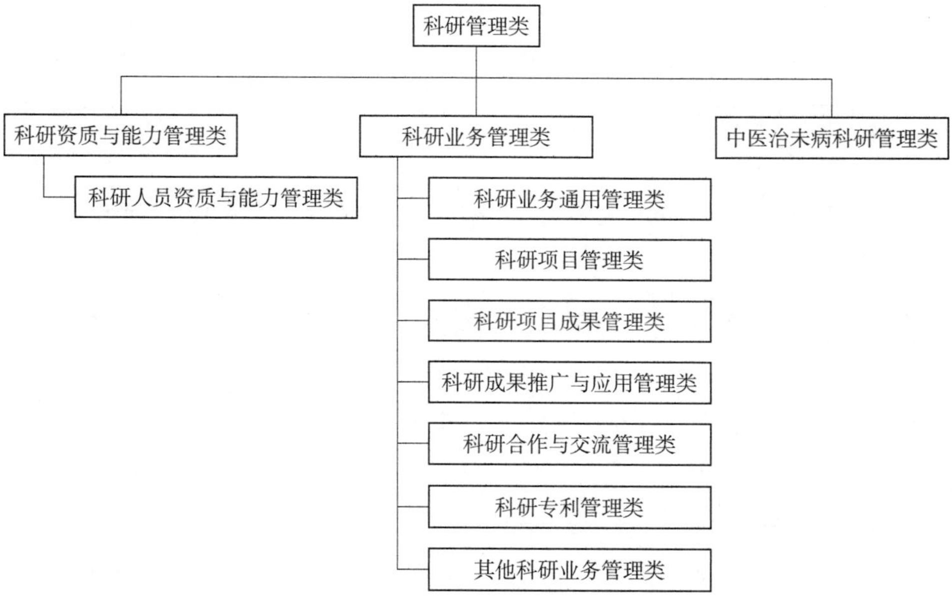

图 5-5　科研管理类标准

（4）信息管理类：资质与能力管理类、信息安全管理类、中医电子病历及相关信息管理类、中医病证分类与代码管理类、中医数据整理及结构化电子病历采集系统管理类。

4. 工作标准类

工作标准是指由中医机构（企业）自行制定的岗位职责和工作定额等内部规范性文件，包括单位内部的工作制度和规章等。这些文件是单位内部管理的依据和正常工作的保障。

根据国家标准化法规定，不将工作标准纳入行业认证管理范畴，但为保证中医标准体系的完整性，将工作标准分类类目列入中医标准分类体系之中，但其标准目录不纳入中医标准体系明细表中（详见表 5-1）。

表 5-1 中医标准分类体系明细表

序号	标准号	标准名称	宜定级别	实施日期
1	国中医药办发〔2013〕41号	中医药信息标准体系表（试行）		
2		中医药行业标准编制通则	行业	
3	GB/T20348—2006	中医基础理论术语		2006-10-01
4	GB/T16751.1—1997	中医临床诊疗术语（疾病部分）		1997-10-01
5	GB/T16751.2—1997	中医临床诊疗术语（证候部分）		1997-10-01
6	GB/T16751.3—1997	中医临床诊疗术语（治法部分）		1997-10-01
7		中医肛肠科名词术语	行业	
8		中医儿科名词术语	行业	
9		中医妇科名词术语	行业	
10		中医骨伤科名词术语	行业	
11	GB/T 30232—2013	针灸学通用术语		2014-12-01
12	GB/T12346—2006	腧穴名称与定位		2006-12-01
13	GB/T13734—2008	耳穴名称与定位		2008-07-01
14		中医内科名词术语	行业	
15		中医皮肤科名词术语	行业	
16		中医耳鼻喉科名词术语	行业	
17		中医外科名词术语	行业	
18		中医眼科名词术语	行业	
19		中医药学主题词表	行业	
20	GB/T15657—1995	中医病证分类与代码		1996-01-01
21		中医骨伤科名词术语分类与代码	行业	
22		针灸名词术语分类与代码	行业	
23		中医内科名词术语分类与代码	行业	
24	GB/T22163—2008	腧穴定位图		2008-11-01

（续表）

序号	标准号	标准名称	宜定级别	实施日期
25		腧穴部位标准挂图与模型	国家	
26		中医药英文翻译标准	国家	
27		针灸术语翻译规范	国家	
28	ISO18662—2_2020	中药炮制术语国际标准	国际	2020–03
29		中医基础理论术语（第一部分：基础术语）	国际	
30		中医基础理论术语（第二部分：生理学术语）	国际	
31		中医基础理论术语（第三部分：病因病机术语）	国际	
32		中医基础理论术语（第四部分：治则术语）	国际	
33		中医基本名词术语韩英对照国际标准	国际	
34		《中医基础理论术语国家标准》修订	国家	
35	T/CACM 1067—2018	中医治未病术语	团体	2018–11–15
36	T/CGSS 009—2019	适老药食同源药膳配方食品通用要求	团体	2019–11–18
37		中医五脏系统疾病症状术语	团体	
38		东北地区中医养生术语	地方	
39		中医药膳术语	地方	
40		中医康复术语	地方	
41		中医药术语标准编译通则	国际	

（二）中医数据标准化

中医数据标准化是按照预定标准化规程对共享数据实施规范化管理的过程，其相关标准主要包括中医数据集分类与编码标准、中医元数据标准和数据元标准等。

1. 中医数据集分类与编码标准

中医数据集分类与编码标准规定了特定领域中数据集分类和编码的原则与方法，对于中医数据分类管理及导航具有重要意义。如采用面分类法将中医药数据分为中医药事业、中医、中药、针灸及古籍五类，并在每个“面”下再应用线分类法分成若干层级的类目，形成一个完整的、层次清晰、逐级展开的分类体系，实现对中医药数据集的制作管理、查找和共享等。此外，还有以标准和分类方法作为参考依据的方法，如《中医药学数据资源手册》，该方案基本涵盖了所有中医药数据资源，为中医药数据资源的整合和目录查询，提供了系统、规范、实用的分类和编目方法。

2. 中医元数据标准

元数据主要指“定义和描述其他数据的数据”，也称中介数据、中继数据，主要是描述数据属性的信息。元数据标准为各种形态的数据资源提供了规范和统一的描述方法，在数据资源的管理与利用中发挥了重要作用。目前，在国际上应用最广、影响最大的元数据标准被称为都柏林核心元数据元素集，其定义了一组最核心的术语，通用性强，可以用于描述各种资源。2010 年，我国发布了《中华人民共和国国家标准信息与文献都柏林核心元数据元素集》；此外，相关标准化专家进一步制订出《中医数据集元数据规范》，基本覆盖了中医数据集的共性元数据；还有专家针对中医药古籍数据标准化开展了相关中医古籍元数据的研究。

3. 中医数据元标准

数据元是用一组属性来描述定义、标识以及允许值的数据单元，可以简单理解为数据的基本单元。中医数据元标准为中医药相关数据交换提供了“数据”层面上的统一且可以遵循的数据交换规范。

第三节　中医数据标准化体系构建

一、中医诊疗信息标准化

中医诊疗信息的标准化主要包括四诊信息术语的标准化、诊断术语的标准化以及治疗术语的标准化三部分内容。

（一）中医四诊信息的标准化

四诊信息的标准化是主要针对望闻问切四诊所采集的疾病信息统一进行的。中医对于症状等疾病信息的描述极其生动，且常用模糊性用语。因此，易出现概念不明、一词多义、一义多词等现象，如症状“多食易饥”在《黄帝内经》中称“消谷善饥”，在《伤寒论》中称“消谷喜饥”，后世医家又有“多食善饥”“食欲亢进”“好食易饥”“贪食”“多食”“能食”“易饥”等描述。诊疗信息标准化需要具备以下特征：① 症状名称规范统一，选择恰当的名称作为症状正名，其他同义描述作为同义词或别名。② 症状具有明确定义，诠释其内涵和外延，比如“不欲饮食”是指不想进食，或食之无味、食量减少，又称食欲不振、纳谷不香，而“纳呆”是指无饥饿感，可食可不食。③ 避免诊断性术语，如“阴虚潮热”中“阴虚”即是诊断术语，可描述为“午后潮热”。④ 用轻重程度区分，一般可以按照无、轻、中、重来区分。⑤ 症状各自独立，尽量选取最小临床表现单元，减少症状含义的交叉和重叠。以中医心系疾病为例，共拆解了不同病位或病性的复合症状 24 条，形成中医症状 50 条（详见表 5–2）。并对其症状按照中医四诊进行分类，详见表 5–3。

表 5–2　拆解中医心系疾病复合症状

序号	复合症状	拆解症状术语
1	胸闷心痛	胸闷，心痛
2	烦躁少寐	烦躁，少寐
3	心悸失眠	心悸，失眠
4	胸痛憋气	胸痛，憋气
5	健忘头晕	健忘，头晕
6	口干口苦	口干，口苦
7	气短乏力	气短，乏力
8	纳呆呕吐	纳呆，呕吐

（续表）

序号	复合症状	拆解症状术语
9	心慌心悸	心慌，心悸
10	口干口渴	口干，口渴
11	头、齿、后背疼痛	头痛，齿痛，背痛
12	神疲鼾眠	神疲，鼾眠
13	心烦头痛	心烦，头痛
14	脉细弱	脉细，脉弱
15	脉沉滑	脉沉，脉滑
16	脉弦滑数	脉弦，脉滑，脉数
17	脉弦数	脉弦，脉数
18	脉沉细	脉沉，脉细
19	脉沉缓	脉沉，脉缓
20	舌淡红	舌淡，舌红
21	舌紫暗	舌紫，舌暗
22	苔白腻	苔白，苔腻
23	苔黄腻	苔黄，苔腻
24	苔白滑	苔白，苔滑

表 5-3　中医心系疾病症状分类

归属类别	数目	症状术语
望诊	33	头面五官类：口唇青紫、面色晦暗、面色㿠白、面红、面色少华、面色萎黄、目赤、目昏、目胀 精神类：神倦、神疲、烦躁 躯体四肢类：形体肥胖、手颤、下肢水肿 排出物类：痰少、痰黄、痰多、痰白 舌象：舌暗、舌红、舌有齿痕、舌紫、舌胖、苔白、苔薄黄、舌淡、舌有瘀斑、舌有裂纹、苔滑、苔黄、苔腻、苔厚

（续表）

归属类别	数　目	症状术语
闻诊	9	声音类：气短、少气懒言、太息、鼻鼾、干咳、喘促、气急、语声低微 气味类：口中秽气 疼痛类：胸痛、剧烈胸痛、胸中刺痛、胸中闷痛、背痛、头痛、胁痛、身痛 头身胸部类：胸闷、胸胀、心悸、心慌、口干、头晕、口苦、恶心、口黏、头昏、口淡、口腻、咽干、呃逆、憋气、口渴
问诊	58	全身类：乏力、畏寒、腰膝酸软、肢麻、五心烦热、肢重、肢酸、手足不温、身体困重 耳目类：耳鸣、耳闷、目赤、目胀 汗症：多汗、自汗、冷汗、潮热、盗汗、大汗淋漓 睡眠类：失眠、多梦 情志类：心烦、健忘、急躁、易怒 二便：便溏、大便秘结、小便频、小便短少、小便清长、大便黏腻、夜尿频 饮食：纳呆、食少
切诊	12	脉象：脉弦、脉细、脉沉、脉数、脉滑、脉缓、脉弱、脉促、脉结、脉代、脉涩、脉大
合计	112	

（二）中医诊断术语的标准化

中医诊断包括疾病诊断和证候诊断。由于目前存在疾病和证候混淆、疾病诊断术语不规范等问题，诊断标准化应主要从术语的统一、更正和拆分三方面进行。在对中医证候进行标准化处理时，有研究将证候拆分为病位、病性等基本证素，其中，病位或病性单一的证候，拆分为基本证素，如“肝肾阴虚证”拆分为“肝阴虚证”和“肾阴虚证”，病位或病性复杂的证候如“脾肾不足证”“心脾两虚证”“肝郁脾虚证”则不进行拆分。

（三）中医治疗术语的标准化

中医治疗主要包括治则、治法、方剂、中药等数据，其数据的处理主要包括对术语或名称的拆分和统一。

1. 治法的标准化

主要包括对术语的拆分和统一：① 对相对独立的治法采用术语进行拆分。

② 有明显关联的治法，如“补气生血”“养心安神”“镇心安神”“交通心肾”“疏肝解郁”“调和脾胃”“平肝潜阳”等则不予拆分。③ 对于拆分后容易产生歧义的治法同样不拆分。

2. 方剂的标准化处理

主要包括方剂名称的统一和拆分：① 药物名称：参照《中华人民共和国药典（2020 年版）》，统一别名、错别字、省略词等，如“丛蓉”规范为“肉苁蓉”，“勾藤”规范为“钩藤”，“萸肉”规范为“山茱萸”，“元胡”“玄胡”“延胡索”统一为“延胡索”。② 炮制方法：根据临床实际，对炮制方法不同、药效明显不同者视为不同药物，如“生地黄”与“熟地黄”，“生甘草”与“炙甘草”。③《中华人民共和国药典》中未收录的中药，参照《中药别名速查大辞典》，使用相对规范的中药名称，并在数据库表中补充该药物的性味、归经、功效、常用剂量等内容，对中药字典进行完善补充。④ 两种以上药物合并书写者拆分为单个中药，如“合欢花皮”拆分为“合欢花”和“合欢皮”，“煅龙牡”拆分为“煅龙骨”和“煅牡蛎”等。⑤ 仅剂型不同者，视为同一味药，如“三七末”“三七片”规范为“三七”，“西洋参粉”规范为“西洋参”等。

（四）中医诊疗数据采集的标准化

中医诊疗数据主要包括非结构化、结构化和半结构化信息。

1. 非结构化数据标准化

非结构化数据的典型特点是数据结构不规则或不完整，不需要预先定义数据模型。非结构化数据包括所有格式的文本、图片、XML、HTML、报表、图像和音频 / 视频信息等。非结构化数据采集过程因其简便易行，在临床诊疗实践中应用广泛，同时，由于采集数据的多元性，为后期数据的统一标准化带来了困难。而且很多数据是在诊疗结束后进行补录，无法真实完整地还原缺失和定义歧义数据。

2. 结构化数据采集

结构化数据又称行数据，是一种高度组织和格式整齐的数据。其主要采用二维表结构预先定义字段的名称、数据格式和长度范围，从而获取结构化的数据，并且采用关系型数据库进行存储和管理。结构化数据的内容一般是可以直接或简单转化后应用的最小有意义单位，因此，相对于非结构化数据，结构化数据的预处理工作量更小且效率更高。但临床实践活动的个体性、变动性和不可预测性给结构化数据的预先定义带来了巨大挑战，为实现数据的规范统一，可能会产生不必要的冗余数据，成为限制结构化数据标准化最大的瓶颈问题。

3. 半结构化数据采集

或称为自描述的结构数据，与结构化和非结构化数据相比，半结构化数据有数据结构，但结构灵活可变。主要通过相关标记用来分隔语义元素以及对记录和字段进行分层。因此，半结构化数据最大的优点在于灵活性，同时包含了具有一定框架模式的数据信息，且这种模式可在数据库内调整改变。

4. 智能辅助采集系统

在诊疗实践的过程中，可借助智能辅助采集系统，在标准化基础上，完成诊疗数据的实时动态采集。为保证数据采集的标准化，需集成智能辅助采集系统与诊疗决策辅助系统、药物处置系统等，通过集成系统提高数据采集的效率，节省人力成本。智能辅助采集系统的基本模块包括人机交互、数据解析、数据存储、标准加载、数据更新等部分，通过智能辅助采集系统实现对诊疗信息的高效、实时动态和精准采集，实现诊疗信息的标准化。

（五）多源数据的标准化

对于不同来源的临床诊疗信息，需要将数据进行 ETL（extract-transform-load）处理，即通过抽取（extraction）、转化（transformation）、加载（loading），直至实现不同数据源的临床诊疗信息与标准化数据库模式在语法上和语义上融合的过程[51]。

针对中医临床诊疗数据，ETL 处理一般包括两个连续的处理过程，每个阶段都需要由经验丰富的专家组完成。

第一阶段：由熟悉临床诊疗信息载体的专家组成，通过识别与标准化数据库相匹配的数据元素，并建立该元素与标准化数据库元素的映射关系，以完成数据抽取。这一阶段要求专家必须熟悉原始数据库和标准数据库的数据结构和概念内涵，比如电子病历的实施和使用专家、电子病历术语专家。

第二阶段：由程序员通过数据转换和数据映射，将原始数据库的数据加载到标准数据库模式中。数据转换是将复杂数据进行清洗和标准化的过程，包括处理数据间的重复、矛盾和不统一，实现与目标数据库模式和代码相匹配，实现数据的加载。这一阶段需要使用数据库编程语言，如使用结构化查询语言（SQL）进行手动编程。多数情况下，第二阶段的处理工作需要进行多轮次的调整和重复，以保证转换后数据的完整与准确性。

二、中医诊疗过程标准化

中医临床的诊疗过程实质是医者对患者疾病的进展情况进行动态认知的过程。医者运用中医四诊合参、辨证求因等方法，在规范采集患者症状、体征等临床信息的基础上，通过中医诊断及辩证思维辨析临床表象信息间的内在联系，挖掘病变的本质，明确辨析疾病、证候，并进一步根据病证确立治则治法、遣方用药。整个诊疗过程可以概括为临床医生对信息的获取、理解、分析、综合、应用与评价。

中医诊疗过程的标准化是在中医学术语标准化工作的基础上，针对中医临床诊疗的关键环节，包括诊断、辨证、处方用药、技能操作等建立的标准化与规范流程。中医诊疗标准化工作自 20 世纪 80 年代开展以来，在国家标准化管理委员会、中国标准化研究院、全国团体标准信息平台、国家中医药管理局以及国内相关中医药学术机构等的大力支持与推动下，在中医诊断标准、病证分类、诊疗指南等方面取得了长足进展，形成了《中医基础理论术语》（GB/T 20348—2006）、《中医病证分类与代码》（GB/T 15657—1995）等国家标准，以及《中医皮肤科病证诊断疗效标准》（ZY/T 001.8—1994）、《中医儿科病证诊断疗效标准》（ZY/T 001.4—1994）等行业标准。

目前，中医诊疗过程标准化围绕四诊信息采集标准、疾病诊断与辨证分型以及临床治疗等方面展开。其中，中医四诊信息采集的标准化以“望、闻、问、切”四诊的客观化、量化及数字化研究为主要方向；中医临床诊断、辨证与治疗的标准化以中医临床实践指南、中医临床路径的制定与应用为基础。

（一）中医四诊信息采集过程的标准化

对患者临床信息的采集与整合是中医临床诊疗的第一步，“望、闻、问、切”四诊合参是临床信息采集的核心方法，是中医诊疗体系的重要支撑，故实现中医诊疗过程的标准化必须建立在标准的四诊信息采集基础上。

1. 望诊信息的标准化采集

（1）望诊采集环境的标准化

中医望诊主要包括面诊及舌诊，环境光线对于望面色、舌色有重要影响，故标准的望诊采集环境要求采用充足而柔和的自然光线，最理想的环境是白天温和的自然光。

目前中医面诊、舌诊设备的研发与应用广泛，在规范设计的仪器中通常采用人工调试后具有标准的色度、色温参数的光源，这类光源的稳定性强，不会受到时间、天气等不良因素的影响，逐渐成为公认的望诊信息采集的照明方式。

（2）望诊标准化

① 面诊以望面色为要点，包括面部的青、赤、黄、白、黑五色变化，能够反映脏腑气血的盛衰变化。面诊的特点与中医辨证的对应关系基本可以概括为：青色主寒证、痛证、瘀血、惊风；赤色主热证；黄色主虚证、湿证；白色主虚证、寒证、失血证；黑色主肾虚、水饮、瘀血。

在实际临床诊疗中，对于面色的描述存在很强的主观性和术语欠规范性。在望诊标准化过程中，望诊仪通过建立数字化的色彩空间，统一确定面诊信息的标准，色彩空间先通过数字方式定义每一种颜色及色泽，再通过应用空间坐标的具体数值定义每种颜色，从而实现面诊采集信息的高度一致性。同样的规范也适用于对舌诊中颜色信息的采集。

② 舌诊信息的采集主要包括舌质与舌苔两个方面。舌质与舌苔的信息体现在颜色特征、形态特征和质地特征几个维度。其中舌质、舌苔的颜色特征均可应用色彩空间的识别与分析标准。舌质的形态特征包括舌的老嫩，对舌的纹理进行辨析，基于统计的纹理分析和基于小波分解的纹理分析能够进行纹理粗糙、细腻特征的量化，通过定量化的纹理分析实现舌质老嫩信息采集的标准化；舌的胖瘦，通过辨析舌体的长宽比例、舌前部轮廓的形状，通过对舌的图像比例及局部分割后进行分析，实现了舌体胖瘦信息的标准化采集。舌苔的质地特征包括苔的厚薄、分析舌苔覆盖下舌质的可见度，一般认为薄苔可以使医师较清晰地观察到舌质的颜色，而厚苔则完全覆盖舌质；在目前关于舌诊的研究中，常用图像灰度差分析对比，可实现舌苔厚薄的量化及标准化。舌苔的润燥，通常以舌体的光反射特性对舌苔润燥程度进行辨析，舌苔润通常代表含有较多水分，其表面对光的折射率和角度与干燥的舌面相比，具有明显的差异，通过光反射模型可实现对舌苔润燥的信息进行标准化采集。

2. 闻诊信息的标准化采集

闻诊包括闻气味与听声音，闻气味包括患者身体及其病理产物的气味；闻声音包括听语声、呼吸音、咳嗽、呕吐、呃逆、嗳气、太息、喷嚏、呵欠等声音。目前，中医闻诊的标准化及智能化研究多集中在智能语音及语义识别领域，在中医学术语标准化的基础上，以标准、规范的诊断学语言记录闻诊所采集到的各项信息。

闻诊信息标准化采集过程与中医诊断的闻诊类似，在疾病诊断过程中，通过对声音或呼吸音的大小、强弱、高低、清浊等信息的采集，实现对闻诊信息采集的标准化。

3. 问诊信息的标准化采集

问诊主要通过询问患者病史、疾病发生、发展过程及症状体征等重要临床信息进行疾病诊断。问诊信息标准化的主要采集内容在中医“十问歌”中已有具体体现，目前，中医问诊信息的标准化研究在中医学标准化术语的基础上，通过多中心、大样本的临床病例信息采集及分析处理，逐步归纳出疾病的相关证候以及特定症状的高频词汇，发掘不同病证的基本演变规律，形成规范化的中医问诊量表、标准化病例报告表及电子问诊表单等标准化采集工具，为中医问诊信息的标准化提供示范。

4. 切诊信息的标准化采集

中医切诊主要包括脉诊和按诊两个部分，其中脉诊是中医临床诊断过程中最具特征性的方法，在临床诊疗中应用广泛，以下详述中医脉诊信息的标准化。

脉诊是中医临床医生通过手指端的触觉切按患者腕关节桡动脉搏动处，感知脉动应指的特征信息，并根据采集的信息判断病情，辅助诊断。

（1）脉诊采集条件的标准化

① 脉诊时间：清晨是诊脉的最佳时间，因为清晨尚未饮食及进行活动，阴阳未动，气血未乱，经络调匀，容易获得患者的真实脉象，对疾病做出准确判断。但根据临床实际情况，不可拘泥于清晨，脉象采集时使患者保持在平静的内外环境状态下即可。

② 脉诊体位：患者取坐位或正卧位，手臂放平与心脏处于同一水平，直腕，手心向上，并在腕关节背部垫上脉枕，便于切脉。

（2）脉诊标准化采集的方法

① 脉诊指法：医生面对患者，一般以左手切按患者的右手，或以右手切按患

者的左手。

② 脉诊定位：诊脉首先用中指定关，即医生用中指按在患者掌后高骨内侧关脉部位，接着用示指按关前的寸脉部位，环指按关后的尺脉部位。小儿寸口部位甚短，一般多用一指定关法诊脉，即用拇指统按寸关尺三部脉的方法。

③ 脉诊布指：在脉诊时，通常示、中、无名三指呈弓形，指端平齐，因指目感觉较灵敏，多以指尖与指腹交界处的指目触脉。手指分布应疏密相宜，根据患者的身长情况，如身高臂长者，布指宜疏，身矮臂短者，布指宜密。

④ 脉诊按指：当手指接触皮肤时应三指平布，同时用力按脉，称为总按，以感知整体的三部脉象。另外，分别用一指单按其中一部脉象，称为单按，用于重点体会某一部脉象的特征。用指轻按在皮肤上称为轻取，用指重按在筋骨间称为沉取，指力从轻到重，从重到轻，左右前后推寻，以寻找脉动最明显的特征，称为中取；以上为仔细揣摩脉象特征的基本诊脉法。

（3）脉诊信息采集的标准化

脉诊信息可以概括为位、数、形、势四个方面，具体通过脉位、至数、长度、宽度、力度、流利度、紧张度、均匀度八个角度的信息体现。

① 脉位：指脉的浮沉；反映了病位的表里、深浅。

② 脉数：指脉的迟数；反映了病证的寒热、虚实。

③ 脉形：指脉的长度、宽度；反映了病证的虚实。

④ 脉势：指脉的力度、流利度、紧张度、均匀度，反映病证虚实以及气血盛衰等信息。

在实现了脉诊采集条件、方法和信息标准化的基础上，应用智能采集设备采集、传感、深度学习及数据分析、传输等技术和方法能够推进中医临床诊疗的信息化与数字化，真正实现脉诊采集信息的标准化。临床实践中，中医四诊是诊疗的第一步，对于认识病证、揭示疾病的本质不可或缺。因此，四诊信息及其采集的客观化、标准化至关重要，是智能化临床诊疗的基础；另外，医工交叉学科的发展、大数据、深度学习及神经网络等人工智能技术又进一步促进了标准化中医四诊的完善，不断提升中医临床诊疗的精度与效率，以提供更优质的中医药临床服务。

三、中医辨证论治标准化

中医辨证治疗的标准化是指在中医诊疗行为中，临床医师的诊断、辨证和治疗方法应严格遵循一定的标准执行。随着中医标准化术语体系的日渐完善，循证中医药方法学体系的建立，中医辨证治疗的标准化工作进展迅速，在充分结合获得的客观临床证据的基础上，总结临床名老中医的诊疗经验，通过中医临床专家共识后形成中医诊疗规范、临床指南等在临床中广泛应用，极大地推动了中医临床诊疗的标准化进程。其中，成熟度最高、接受度最广的当属中医临床路径与中医临床实践指南的制定与应用。

（一）中医临床路径

临床路径（clinical pathway）是指针对某一疾病建立一套标准化治疗模式与治疗程序，是一个有关临床治疗的综合模式，以循证医学证据和指南为指导来促进治疗组织和疾病管理的方法。

中医临床路径指的是围绕明确的中医病证，以中医药治疗为主体的临床路径。自 2010 年至今，国家中医药管理局已经发布了 490 余病种的 5 个版本的中医临床路径，是规范诊疗行为、保障医疗质量与安全、推进中医药临床诊疗标准化的重要举措。

1. 中医临床路径的制订

中医临床路径的制订包括成立临床路径工作组、确定核心临床问题、临床证据的评价与参考、临床路径的撰写与发布、达成临床一致建议及确立临床路径表单等多项综合流程，制订过程遵循循证医学当前最佳证据、临床专业经验和患者意愿三大核心要素的需求。

（1）成立中医临床路径制定组：中医临床路径工作组是组织、协调、制定与撰写一份中医临床路径的最小工作单元，一般为某一临床科室、医院或独立医疗机构。工作组由中医临床路径专家委员会和中医临床路径编写小组构成。

（2）确定核心临床问题：核心临床问题决定了所制定的中医临床路径在实践中的应用范围。中医临床路径建立的终极目标是能够切实地解决临床诊疗实践中的具体问题，以提高中医药诊疗水平与临床疗效，为患者解除疾病痛苦、减轻经济负担。

中医临床路径的制定应严格筛选本科室或医院具有诊疗优势或亟待建立诊疗

规范的疾病类型，并组织相关学科领域的专家评估，以明确制定中医临床诊疗路径的必要性与可行性。其制定与实施旨在强化临床诊疗优势、实现中医临床诊疗的规范化与标准化，故路径制定组应充分结合本科室（院）的主客观条件，在广泛征询专家的基础上，确定该临床路径所能解决的具体临床问题和所重点关注的诊疗环节，将该路径的必要性与可行性落实到具体的临床实践中，切实执行能够促进科室及医院自身发展、提升整体诊治水平与提高医疗质量的中医临床路径。

（3）临床证据的评价与参考：中医临床路径的制定亦需建立在充足、有价值的临床证据基础之上。

（4）中医临床路径的撰写与发布：中医临床路径需要经行业内专家评审后达成一致意见。专家评审的目的在于广泛收集临床、护理、检验、药学循证研究、管理等多学科专家的意见与建议，确保中医临床路径在证据的可信度、临床诊疗的规范性以及临床操作的可行性等方面均具有良好的执行力。

医生版临床路径表单中确定了不同诊疗时间的诊疗项目，将临床路径确定的诊疗方案与临床任务依时间顺序以表格清单的形式列出。患者版临床路径告知单则是向患者告知其需要接受的诊疗过程的表单，是对患者入院后具体诊疗工作的梳理，包括各项检验、检查、治疗、医生查房、护士查房及时间安排等信息。而临床路径实施差异记录单是记录和分析临床路径实施过程中差异情况的表单，主要包括临床实施差异的时间、具体出现差异的诊疗工作、出现差异性的原因，以及此临床差异对患者的治疗结局、住院天数和临床预后影响等内容。

制定完成的中医临床路径一般以专著、期刊论文的形式发布，由中医临床路径工作组组织召开路径发布、推广与培训等相关会议，以更好地促进路径的临床认知度、扩大路径实施的范围。中医临床路径表单可同时进入医院信息系统（HIS），供一线医护人员直接执行与实施。

2. 中医临床路径的实施

循证中医临床路径的实施包括一线医护人员培训、患者准入路径评估、执行路径的诊疗计划、路径实施差异记录与分析、患者退出路径评估、路径实施信息整理与统计六大流程。

（1）一线医护人员培训：中医临床路径成功实施的第一步是对临床一线医护人员的系统培训，培训内容包括临床路径基础理论、管理方法与相关制度、临床路径中涵盖的诊疗内容与实施方法。其中，具体时间对应的具体诊疗工作、诊疗的实时记录、临床实施差异的处理、记录与分析等均是培训重点，使医护人员充分了解临床路径的实施流程，完整、清晰地执行临床路径所规定的诊疗工作。

（2）患者准入路径评估：中医临床路径的实施对疾病类型、中医病证均有明确的规定与诊断标准，故需对患者的临床情况进行准确评估后方可决定是否准入路径。

（3）执行路径的诊疗计划：一线医护人员严格按照中医临床路径执行表单开展临床诊疗工作，做好每一项工作的详细记录。临床路径执行表单在患者准入临床路径后即与病历附在一起，每一项医嘱、护理操作，患者接受的检验、检查与治疗均详细记录在表单中，直至患者完成路径执行评估退出路径。

（4）路径实施差异记录与分析：中医临床路径涵盖的是标准化临床诊疗的规范操作，但临床中的病证多具有非典型性，患者的临床状态难以完全标准化，在路径实施中均有一定的差异性。发现实施差异，需及时、详细记录差异信息、分析产生差异的原因。

（5）患者退出路径评估：临床实施中出现以下情况时对患者进行退出路径评估，以结束临床路径的执行：① 中医临床路径实施完整，患者按时出院。② 实施临床路径的过程中，患者出现严重的并发症，需要转入其他科室进一步诊疗。③ 实施临床路径的过程中，患者主动要求出院、转院或改变治疗方式。④ 患者诊断有误，不满足准入临床路径条件。⑤ 患者出现严重的医疗相关感染等不良事件，临床情况不适于继续实施当前临床路径。

（6）路径实施信息整理与统计：临床路径实施完成或患者因各种原因退出临床路径，需对临床路径执行期间所有相关资料、信息与文本进行系统的整理与统计分析，开展患者临床满意度调查、医护人员临床路径执行力分析等，以评价中医临床路径的实施效果。

3. 中医临床路径的评价

中医临床路径的评价是在临床路径实施结束之后，对整个路径实施过程进行总结、分析、修正，不断完善与提高，包括差异分析、中医临床路径实施效果评价、中医临床路径实施成果报告、中医临床路径的修订与更新四个部分。

中医临床路径的目标是为患者提供最佳的中医诊疗服务，因此，需要进行周期性的回顾、修订与更新。定期地根据具体实施过程中出现的问题以及国内外有关疾病病因、诊断与治疗的最新进展，结合临床专科与医疗机构的客观条件与实际需求，对中医临床路径及时加以修改、补充和完善。推荐应用医院管理的“PDCA 循环”原理，即计划（plan）、实施（do）、检查（check）、处置（action）对中医临床路径进行不断的评估、修订与更新，不断整合最新的、高质量的临床证据，使中医临床路径更加合理、有效、标准化。

（二）中医临床实践指南

中医临床实践指南是在循证医学方法指导下实现中医诊疗标准化的具体表现形式之一。正如国家中医药管理局颁发的《中医药标准化中长期发展规划纲要（2011—2020 年）》指出，中医药指南的制订是未来 5 ～ 10 年中医药标准化工作的重要任务。在《中医药标准发展规划（2006—2010 年）》《中医药标准化中长期发展规划纲要（2011—2020 年）》等政策方针指导下，随着中医药临床研究的开展，每年有大量的中医药指南由中华中医药学会、中国中西医结合学会等权威机构发布，有学者对国内发布的百余篇中医药指南进行方法学质量评价，结果发现中医药指南总体质量高于国内指南的平均水平，对制订高质量中医药临床实践指南也越来越重视。

1. 中医药临床实践指南的制定

（1）遴选指南主题：选题方面需考虑中医药的优势和特点，对于西医疗效不佳、副作用较大或成本较高，以及依从性较差的病种应该在制订指南时重点考虑。

（2）注册与撰写计划书：在国际实践指南注册平台（International Practice Guideline Registry Platform，IPGRP）注册，并获取全球唯一注册号。计划书需要涵盖指南制定的目标、时间表、任务安排、重要的流程及方法。

（3）成立指南工作组：一般而言，需成立由本领域资深专家组成的专家委员会或咨询委员会，实际参与指南制订。特别是需要一个多学科推荐的共识专家组，该专家组的成员人数可在 10 ～ 20 人，在平衡了专家级别、地域和性别的基础上，重点突出多学科性。

（4）临床问题的调研、遴选与确定：一方面，指南制订小组成员通过系统检索本领域相关指南，对指南中的推荐意见进行分析；另一方面，通过 2 ～ 3 轮对一线临床医师的调研，收集和优选本指南拟解决的关键问题，并由指南工作组确定最终纳入的临床问题，与方法学家讨论后解构为人群（population）、干预措施（intervention）、对照（comparison）和结局（outcome）格式。

（5）证据的检索、筛选与合成：应尽可能制作相关的系统评价 /Meta 分析。系统评价 /Meta 分析并不是最高级别的证据，也不能提供最好的证据，但可以通过这种方式提供有关该临床问题的证据体（evidence body），而非局部或片面的证据，并对纳入研究的质量进行严格评价，这样对研究的结果和解读会更客观。

（6）证据质量和推荐强度的分级：对证据质量和推荐强度进行分级，是指南制订中最为核心和关键的环节。证据质量是指对观察值的真实性有多大把握，推荐强度是指对指南使用者遵从推荐意见对目标人群产生的利弊程度有多大把握。指南推荐意见需在综合考虑证据质量分级、患者偏好和价值观、干预措施的利弊平衡，以及所需的资源和成本的基础上决定最终的推荐级别。中医药领域指南的制订在证据分级和形成推荐意见时，在如何处理经典古籍文献和名老中医专家意见方面存在独特挑战，需考虑将中医特有的证据作为影响推荐意见的因素。

（7）推荐意见共识与确定：需要清晰明确的共识规则，可应用德尔菲法、面对面专家讨论会确定共识，或者两者相结合进行。

（8）规范化的撰写报告：可遵循国际实践指南报告规范——中医药指南扩展版，同时应特别考虑中医药干预措施的表述和呈现，力求推荐意见清晰、准确和具有可操作性。

（9）外审、公示和获得批准：根据不同情况和要求，指南在正式投稿之前需要公开收集医务人员和患者及其他相关方的意见和反馈，应确保外审的有效性和独立性，以及获得主管部门的批准。

（10）发布与发表：在相关学术会议、网站或媒体上发布，或在学术期刊上以论文形式发表。

（11）指南更新：指南制订出来后需要定期进行更新，一般来说，每 2 ～ 3 年需要对指南重新进行评估。这就需要在指南发布后定期追踪文献，当有重要的新证据出现时，重新对原有指南推荐意见进行合理的审议和修订，使其能充分利用前沿的科研成果，基于当前最佳研究证据，符合医疗水平的需求。

2. 中医临床实践指南的实施

中医临床实践指南的制订目的是为中医临床医师的标准化诊疗、科学决策提供指导和依据，故在临床中严格实施具体病证的指南推荐意见是实现其临床价值与意义的重要途径。

指南的实施需要在相关中医医疗机构开展培训与推广，使得临床医师真正地认识、掌握并熟练应用指南。但中医临床诊断、治疗的方法具有个体化的特殊性，临床实践存在较大差异，甚至对同一临床症状或证候可能有着截然不同的判断和处理方法，故指南推荐意见与临床实际相结合的应用在目前的中医临床诊疗工作中更具实践意义。

中医临床的诊疗过程是动态的、连续的、涉及复杂干预的过程。以往的传统中医认为中医的诊疗过程难以标准化，事实上，对于特定病例而言，其个体特征、临床症状、体征不会因诊疗者的不同而不同，患者临床信息是客观存在的。诊断、辨证、治疗的差异均来自医者的判断与推理因此，在临床医生诊疗行为的源头进行规范与标准化，是实现中医诊疗过程标准化的有效途径。

中医临床路径与临床实践指南的制定与实施是规范医生诊疗行为、促进中医临床诊疗过程标准化的关键。中医临床路径与临床实践指南为每一位中医临床医生提供了专业、系统的工作模式，在标准化的诊疗模式下进行临床实践，将会以极低的医疗成本与最少的资源实现最优的临床疗效，令患者实现最大限度的临床获益。

中医临床诊疗过程的标准化，旨在实现以中医临床思维模式指导同一类型数据进行高效率的临床实践，并取得较好的临床疗效。在标准化诊疗引导下，中医临床实践者们犹如站在巨人肩膀上，在自身诊疗能力提高的同时，为中医智能化奠定了扎实的基础。

第六章

中医数字化应用

第一节　中医面诊数字化技术应用

当前信息处理技术、模式识别、计算机技术等学科的日益发展和深化，为面诊计算机辅助诊断提供了发展基础。中医面诊的理论基础，结合图像处理方法，依托计算机技术，使一个基于图像处理和模式识别的中医面诊辅助诊断系统成为可能。图 6–1 为面诊计算机辅助诊断原理图，从图中可知，面诊的计算机辅助诊断过程主要涉及图像处理技术、模式识别技术和图像数据库技术。

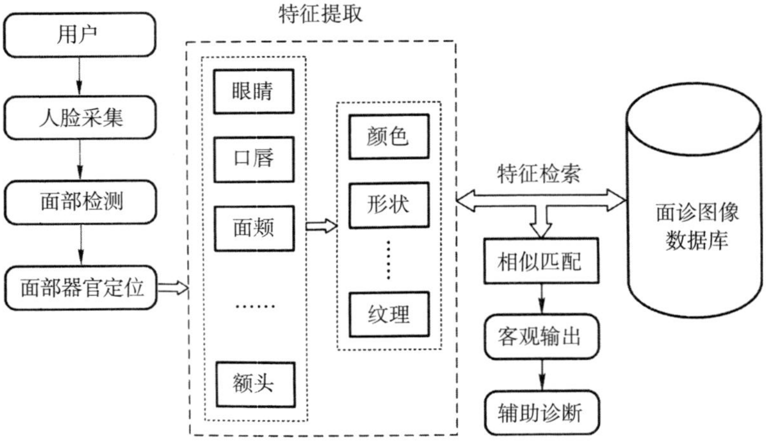

图 6–1　中医面诊计算机辅助诊断原理图

计算机图像处理技术是随着计算机技术的发展而开拓出来的一个新的计算机应用领域，是在图像分析、研究基础上逐渐发展起来的。图像数据库要更有效地管理和利用各种物体的外观图像特征，需要得到图像信息检索、图像解释及图像信息识别与处理技术的支持。目前人脸识别技术已经成熟并得到广泛应用，人脸识别系统是将待测的人脸图像与图像数据库中的样板图像（特征）进行比较，这些比较或特征提取工作是以图像的精确分析和理解为基础的。同样，面诊计算机辅助诊断仪也是通过将待检测的面部图像特征与面诊数据库里的样板特征进行匹配，从而获得对待测面部图像特征的认识，以辅助医生诊断。

信息科学是促进中医学术发展的有力手段，是中医理论进行现代化研究的一个切入点。对于面诊客观化研究而言，如何查找有用的面诊图像信息和管理、运用这些面诊图像是关键之处。如果对这些海量图像没有非常有效的描述方法，大量的信息会被淹没；如果对这些海量图像没有非常有效的管理和检索方法，大量信息就不会被充分利用，从而失去当初获得这些图像信息的意义，因此建立一个标准的中医面诊图像数据库是极其重要的。

中医面诊图像数据库是建立在图像数据库、图像处理、计算机视觉、信息检索、人工智能、计算机网络技术及中医学领域知识基础上，对面诊图像数据及相关信息进行有效存储、传输、检索和管理，以保证数据的一致性、完整性，支持中医面诊的数据库技术。

一、图像数据库技术

图像数据库技术是在传统数据库技术、图像处理、计算机视觉等技术发展的基础上逐渐成熟起来的数据库技术。传统图像数据库沿用文本数据库的基于关键词或描述性文本的检索方式，即根据图像的语义内容，使用关键字对图像进行人工标注，然后采用传统的数据库技术或者文本信息检索技术对图像的语义关键字进行存储、索引和检索[52]。由于图像信息量十分庞大，使得一般关系数据库很难满足对图像的管理要求。

随着计算机视觉、数据库、人工智能等技术的发展，20 世纪年代初出现了基于内容的图像数据库，它是集合上述不同领域的研究成果于一体而产生的新型数据库管理技术，其核心是基于内容的图像检索（Content-Based Image Retrieval, CBIR）。区别于人工标注的方法，基于内容的图像检索技术由计算机自动提取图像的特征，组成特征向量存入到数据库中，检索时系统根据用户提交的检索对象从数据库中返回一定数量的与之最相似的图像，即系统把检索对象映射到特征空间中，从而使得检索蜕变为特征空间中相似向量的查找。

（一）图像数据库管理和检索

1. 图像特征的提取和定义

基于内容的图像检索系统应根据不同的图像内容采用不同的方法定义和提取图像特征。

2. 图像的匹配

基于内容的图像检索是通过图像特征之间的比较来实现的。只有选择最优的特征，并采用好的相似性度量手段，才能更好地实现检索功能。

3. 交互功能

由于图像内容的复杂性和对图像认识的不确定性，在检索过程中往往需要有人的直接参与才能得到满意的检索结果。

4. 数据库管理手段

当定义了新的特征描述图像时，系统应能自动对数据库中已有的图像建立新的特征并存入特征库中。数据库应有图像添加和删除功能，并应及时更新，避免冗余现象发生。

对于一个基于内容的图像信息检索系统来说，为了达到较好的检索效果，必须解决数据模型的建立、图像特征的提取及匹配、相关反馈机制的确定等关键技术问题。

（二）图像数据存储

关系型数据结构是传统数据库使用最广泛的数据模型。图像数据是非结构化形式的数据，这种非结构化形式受到关系型数据库技术的限制[53]，不能直接采用传统的文本检索方式进行图像数据库检索，通过在图像文件中添加说明性文字进行检索的方法只能满足简单的检索要求。因此，在图像数据库的开发过程中，图像的存储策略一直是开发人员比较关心的一个问题，目前数据库中图像的存储方式主要有以下三种。

第一种存储方式，将每一幅图像数据保存为一个文件，存储在固定的路径下，在数据库中存取该图像的路径和名称[54]。由于图像数据没有入库存储，数据库中只存取图像的路径和名称，节省了数据空间，避免了数据库过分膨胀，这无疑给数据库的流畅性提供了保证，图像数据以文件存放的方式在图像文件数量不多的情况下是可行的，但如果图像文件数量比较多，则不宜采取这种方法，因为大量图像文件存放在一个（或几个）子目录下，容易造成磁盘空间的浪费，并带来大量的磁盘碎片，导致系统存取效率的降低，性能下降，这将直接影响到图像的存取、显示速度。另外，此方式的最大缺陷是难以保证整个数据库管理系统中的数据完整性和安全性要求。普通的文件系统在安全方面没有任何措施给予保障，任何一个进入计算机系统的人都可以对文件进行移位、删除、修改等操作。如操作人员无意识地删除图像文件库中某一图像，系统不会给出任何提示信息和给予保护，但在查询时却会因找不到相应的图像文件而出现错误或无图像问题。因此，这种图像存储方式等于放弃了数据库对数据存取的控制和优化，在降低数据库负担的同时也降低了系统的安全性。

第二种存储方式，将图像数据直接存入数据库，图像数据作为表的一个字段，与一般的数据一起构成一张表，在数据库中用 BLOB（Binary Large Objects）类型存储。图像数据库实质上属于扩充的关系数据库，即它所采用的是一种支持大型非结构化数据存储与管理的方法——BLOB 技术。这种方法旨在通过扩充的数据库管理系统提供统一的数据管理与存取机制，不仅能处理数值、文字等简单的数据对象，而且能将其他复杂的数据对象作为数据库操作的原子单元进行存储、存取和恢复。这种混合存储的方案结构简单，便于操作。但是，数据库中存储的是复杂而且占据庞大存储空间的图像数据。虽然 BLOB 类型能够很好地解决大型数据的存储问题，但是从另外一个角度看，这些 BLOB 数据会给数据库的性能带来一定的威胁。图像数据放入主数据表中，将会造成数据库主数据表的查找效率显著降低。因此，在系统的设计中必须采用一系列相关支持技术，设计出合理的数据库结构，来解决上述可能产生的问题并完成图像数据的处理。

第三种存储方式，将图像数据保存在数据库中，但与一般的数据分开存放。即一些表中存放一般数据，另一些表中存放图像数据，图像数据库表仅需要主关键字和图像数据两个字段，图像数据字段为 BLOB 类型，主关键字类型及取值与原主数据表中一致。表与表之间通过外键相连，图像数据库表的主关键字与主数据库表中的关键字建立了联系，就可以通过数据库表直接找到所需的图像数据。该方式在结构上较复杂，但图像数据库表与主数据库表的分离解决了主数据库表查找时间问题，可以最大可能避免第二种存储方式带来的性能下降的问题。

二、图像数据检索

图像数据库管理的数据主要有图像数据、特征和辅助信息。所谓基于内容的图像检索就是根据图像所包含的内容如色彩分布、纹理类型和目标形状等，从大量的静止或活动视频图像库中检索出目标图像[55]。通常根据不同图像的视觉内容，用特征来描述图像，包括颜色特征、纹理特征、形状特征及空间位置等，组成体现图像视觉内容的特征空间，在特征空间中查找目标图像。

基于内容的图像检索完全不同于传统的文本检索手段，其主要查询方式有：① 直接查询：即由用户直接给出对检索图像所需要的颜色、纹理、形状等进行查询。② 示例查询：首先由用户提供查询图像，判断查询图像和图像数据库中图像的特征相似程度或找出与查询图像相似的图像。可根据提取的固有的视觉内容（或特征），例如颜色、纹理、模式、图像拓扑结构、形状和它们的布局以及在图像中的位置等，在图像数据库中对图像进行检索[56]。

（一）图像特征提取

图像处理与分析的核心内容是图像描述与分析。为了便于有效地研究和应用，往往需要对给定的图像及其已分割的图像区域用更为简单明确的数值、符号或图来表征。这些数值、符号或图是按一定的概念和公式从原图像中产生的，它们反映原图像或图像区域基本的重要信息，反映它们的主要特性，这些数值、符号或图应有利于人或机器对于原图像的分析和理解，它们通常被称为图像的特征[57]。而产生它们的过程称为图像特征提取。图像特征的提取是图像数据库的基础，如果图像特征提取的不合理的话，无论采用哪种相似性度量方法和相关反馈算法，都无法使得性能突破某个极限。当前人们的研究重心放在如何构建若干规范化、能反映基本图像内容的特征。通过对这些特征的提取、分析、比较，进行图像的分类和检索；这些规范化了的基本图像特征称之为底层特征。从基本原理看，高层特征可以通过底层特征的组合构建生成。目前可选为图像视觉内容的底层特征主要有基于图像的颜色特征、纹理特征、形状特征和空间关系特征等[58]。

1. 颜色特征

颜色特征往往和图像中所包含的物体或场景十分相关，能够有效反映图像的内容，并且对图像本身的尺寸、方向和视角的依赖性较小，这些优点使得颜色特征成为图像数据库中应用最为广泛的视觉特征之一。

研究表明，人眼对目标对象的颜色非常敏感，大约可以识别出成千上万种不同的颜色。因此如何找到符合人眼视觉特征的颜色空间是利用颜色特征检索的关键。图像的颜色特征可以是各种颜色的比例分布，也可以是颜色的空间分布。常用的颜色特征提取与匹配方法包括颜色直方图、颜色集、颜色矩和颜色向量。

（1）颜色直方图：目前的大多数检索系统都采用颜色比例分布作为颜色基本特征，即颜色直方图（Color Histogram）。颜色直方图是表示图像颜色分布的一种统计值，它的横轴表示颜色值，纵轴表示具有相同颜色的像素在整幅图像中所占的比例。颜色直方图在描绘图像中颜色的全局分布方面非常有效。

（2）颜色集：颜色集是对颜色直方图的一种近似表示。首先将图像从 RGB 颜色空间转化成视觉均衡的颜色空间（如 HSV），并将颜色空间量化成若干个柄；然后，用色彩自动分割技术将图像分割为若干区域，每个区域用量化颜色空间的某个颜色分量来索引，从而将图像表达为一个二进制的颜色索引集。

（3）颜色矩：颜色矩（Color Moment）的数学基础在于图像中任何的颜色分布均可以用它的矩来表示。此外，由于颜色分布信息主要集中在低阶矩中，因此，仅采用颜色的一阶矩（矩值）、二阶矩（方差）和三阶中心矩（偏斜度）就足以表达图像的颜色分布。

（4）颜色聚合向量：颜色聚合向量（Color Coherence Vector）的核心思想是将属于直方图每个颜色柄的像素分成聚合与非聚合的两部分。如果该颜色柄内的某些像素所占据的连续区域的面积大于给定的阈值，则该区域内的像素作为聚合像素；否则，作为非聚合像素。在图像相似性比较中，分别比较它们的相似性，然后综合权衡后得到一个相似值，从而得出结果。

2. 纹理特征

纹理是一种不依赖某一种颜色或者亮度并反映图像中同质属性的视觉特征。由于纹理包含着物体表面结构组织排列的重要信息及其与周围环境的联系，所以在图像检索中得到广泛的应用。

纹理是物体表面的结构模式，它可以看作是在灰度和彩色上呈现规律性的一种图案，这些图案可以认为是由许多基本纹理小单元重复生成的，这些小单元称之为纹理元。纹理通常包含多个像素，它在物体上可以呈周期性、准周期性和随机性三种情况。纹理描述了图像或图像区域所对应的景物的表面性质。与颜色特征不同的是，纹理特征不是基于像素点的特征，它需要在包含多个像素点的区域中进行统计计算。

纹理表征相邻像素的灰度或彩色的空间相关性对人视觉的反应和理解是随空

间而变化的。将纹理信息应用于检索时，在检索粗细、疏密等方面具有较大差别的纹理图像时，利用纹理特征是一种有效的方法。但当纹理之间的粗细、疏密等易于分辨的信息之间相差不大的时候，通常的纹理特征很难准确地反映出人的视觉对不同纹理之间的差别。常用的纹理特征提取与匹配方法包括灰度共生矩阵、几何法、模型法和信号处理法。

（1）灰度共生矩阵：1973 年，Haralick 等提出纹理特征共生矩阵表示法。这种方法首先基于像素间的方向性和距离构造一个共生矩阵（Co-Occurrence Matrix），然后从矩阵中提取一些有意义的统计量作为纹理特征，如熵（entropy）、能量（energy）、对比度（contrast）和均匀性（homogeneity）等。

（2）几何法：几何法是建立在纹理基元（基本的纹理元素）理论基础上的一种纹理特征分析方法。纹理基元理论认为，复杂的纹理可以由若干简单的纹理基元以一定有规律的形式重复排列构成。在几何法中，比较有影响的算法有两种，棋盘格特征法和结构法。

（3）模型法：模型法以图像的构造模型为基础，采用模型的参数作为纹理特征。典型的方法是随机性模型法，如基于自回归模型（SAR，Simultaneous Auto-Regressive）、马尔可夫随机场（MRF，Markov Random field）模型法和 Gibbs 随机性模型法。

（4）信号处理法：基于信号处理的方法，通过对一组带通滤波器响应的分析，得到相应纹理图像在频域中的表示模型。典型的方法是小波变换及 Gaobor 变换的纹理特征表达方法，例如，提取小波变换子带的一阶和二阶统计特征，可以实现纹理特征的提取。

3. 形状特征

形状是图像的重要可视化内容之一，能够较准确地描述目标（物体）。各种基于形状特征的检索方法都可以较有效地利用图像中感兴趣的目标来进行检索。尤其是当图像中目标（物体）的边界较为明显时，更应该采用形状特征来描述图像特征。形状特征具有不受目标颜色、纹理、背景变化影响的特点，对位移、旋转和尺度形状特征是不变的，是某些场合最为精确的检索方法。基于形状的图像数据库检索是常见的方式，它被应用到很多领域，如目标识别、医疗诊断等。

（1）边界特征法：边界特征法通过对边界特征的描述来获取图像的形状参

数。其中，Hough 变换检测平行直线法和边界方向直方图法是经典方法。Hough 变换是利用图像全局特性而将边缘素连接起来组成区域封闭边界的一种方法，其基本思想是点—线的对偶性。边界方向直方图法首先利用微分图像求得图像边缘，然后，作出关于边缘大小和方向的直方图，通常的方法是构造图像灰度梯度方向矩阵。

（2）傅里叶形状描述符法：傅里叶形状描述符（Fourier Shape Descriptors）法的基本思想是用物体边界的傅里叶变换作为形状描述符，利用区域边界的封闭性和周期性，将二维问题转化为一维问题。

（3）几何参数法：形状的表达和匹配情况可以采用更简便的区域特征描述方法，例如与形状定量测度相关的形状参数法，形状参数的提取前提是必须进行图像处理及分割。参数的准确性也必然受到分割效果的影响，如分割效果很差的图像，形状参数将会无法进行提取。

（4）其他方法：近年来还有有限元法、旋转函数以及小波描述符等方法。

虽然描述形状的方法较多，但是利用形状特征检索图像是基于内容检索方法中最为困难的一种，由于形状特征的表达必须以图像中物体或区域的分割为基础，在使用方面受到目前图像分割技术发展的局限。

4. 空间关系特征

所谓空间关系，是指图像中分割出来的多个目标之间相互空间位置或相对方向关系，例如连接（邻接）关系、交叠（重叠）关系以及包含（包容）关系等。通常空间位置信息包括相对空间位置信息和绝对空间位置信息两类。前者强调的是目标之间的相对情况，如上下左右关系等；后者强调的是目标之间的距离大小及其方位。由此看出，通过绝对空间位置可以推出相对空间位置，但表达相对空间位置信息往往比较简单。此外，在实际应用场景中，仅利用空间信息通常是不够的，不能有效准确表达场景信息。为了便于检索，除使用空间关系特征外，还需要使用其他特征来配合。

（二）图像特征描述

图像表示与描述是图像识别和理解中的重要工作。与图像分割类似，图像表示可以基于内部特征，同时也可以基于外部特征，由此可将图像表示分成链码或边界分段的边界表示和四叉树或骨架的区域表示两大类。通常边界表示比较注重图像中区域的形状特征，而区域表示则倾向于反映区域的灰度、颜色、纹理等特征。将图像进行分割后，为进一步处理，分割后的图像一般要进行形式化的表达和描述。主要包括表示法设计、边界描述子和区域描述子。

（三）图像模式

图像模式也称描述子的组合，泛指一切客观事物的存在形式。从工程角度来看，模式是指客观事物存在形式的多种多样的数学表达，根据具体对象、具体问题来确定。特征在有关模式识别的著作中通常被用来表示一个描述子。

（四）图像匹配

匹配是将物体的特征与预存在计算机中的模板特征进行比较，若相似度或非相似度小于或大于某预设的阈值，则两者匹配成功。基于匹配的识别技术，就是让分类器找出未知模式的特征向量到目标类的所有模式的特征向量的距离，如果未知模式类到某类的距离比到其他任何类的距离都短，就将未知模式分配到该目标类。图像的特征匹配主要包含两方面内容：① 特征的规范化处理。由于图像包含着丰富的内容，在获取图像、保存图像过程中，不可避免地要受到某些因素的影响，造成同一幅图像的差异性；有时要对同一幅图像进行尺度变换的改变，因此在进行图像特征匹配时，必须对提取的图像特征进行规范化处理，以达到消除差异性匹配成功的目的。② 相似性度量方式的选择。可以根据不同情况选用不同的方法，以得到最佳检索结果。常用的图像相似性度量方法主要有最小距离法、直方图相交、马氏距离以及相关系数等。

（五）相关反馈

图像检索的结果是否满意最终由人的视觉系统来验证，而有时基于内容检索出来的图像有可能不能满足用户的需要或在检索过程中用户可能会根据检索情况改变原来的想法，以及用户对不同情况选择补充的特征或权值大小。通过相关反馈机制的引入以及用户与系统的不断交互，让人直接参与整个检查过程。这样就可以充分利用人的经验和知识，从而得到用户满意的结果。

相关反馈是一个监督的学习方法和主动提交技术，其关键之处是如何将“正例”和“反例”进行组合，从而提高检索和相似度量的精确度。一般根据用户反馈的不同响应途径，相关反馈技术分成三类：基于修正查询矢量或距离度量的检索，基于修改图像数据库点的分布的检索以及基于人工智能学习的相关反馈[59]。

三、面部望诊图像数据库

建立中医面诊图像数据库主要以图像数据库、图像处理及中医诊断学领域知识为基础，同时支持中医面诊图像数据库有效存储、传输、检索和管理。面诊数据库建立在现有的成熟扩展关系数据的基础上来管理中医面诊的图像数据及相关信息[60]。建立面诊图像数据库的主要目的在于为面诊计算机自动分析提供面部图像和临床资料以及为面诊分析的判断提供标准的具体数据。

（一）医理设计

由于中医师观察面色时存在分类标准的不确定性及描述方式差异等特点，因此如何结合中医基础理论又能满足临床医师习惯制定出面色判读表，使其能较好地实现对复杂的中医面色进行简明有效的分类，是面部望诊定量化研究的首要问题。

根据历代中医望面色文献和望色原理，按照面诊的中医诊断学基础将内容进行归纳与分类，可以初步制定“面部色诊判读表”，并组织从事中医基础理论、资深临床专家、统计学专家进行多次论证，邀请各科室临床专家根据中医理论和临床经验对面色判读表的五色分类法进行评价，并对条目依次进行筛选与取舍，最后采纳大多数专家的修改意见和建议，最终确定“面色诊临床判读表”，使用本表能合理有效地达到中医面色规范化采集的目的。

（二）面部望诊图像数据库的设计

1. 面部望诊图像数据库总体系统结构设计

面诊数据库系统是对中医面部图像提供获取、编辑、检索、存储、表示、输出、传输、处理、管理、推理以及识别等一系列综合手段的表示。当数据库系统采集到的面部图像数据不断增加，达到一定量后便可以作为数据挖掘的基本信息。进而挖掘某种疾病与患者面部某种参数的相关性。

在整个数据库系统中，数据库处于核心地位，数据层模块主要由用户信息库、图像库、特征库组成。表示层模块用于客户端完成面部图像的采集、用户交互查询等。功能层模块是指完成图像处理、特征提取、匹配等功能。匹配模块根据查询要求完成数据库检索工作。功能层的功能实现离不开知识库的有效知识，需要与其他模块紧密结合来获得功能实现的最高效率。

2. 用户界面的设计

用户界面的结构设计主要包括如下三部分：

检索模块：面向普通用户，主要是图像检索，用户给出面诊图像或者直接给出特征并提交检索请求，可以通过反馈结果检查检索方式的好坏，从而进行必要的修正，进行再次检索。

专家支持模块：主要图像处理和模式识别专家通过这些接口可以优化图像处理算法，调整系统参数，添加新的图像处理功能模块；知识专家通过这些接口可以构建知识库并指导运行。

管理模块：提供系统管理与维护和管理整个系统的平台，通常包括数据库的维护和管理以及用户管理等。

3. 图像查询的主要结构

中医面诊图像查询主要完成采集面诊图像、面诊图像相似性计算与输出查询结果。整个查询系统划分为以下四个功能模块。

（1）图像采集模块：利用中医面诊计算机辅助诊断仪器自带的拍摄暗箱采集人脸图像。

（2）图像处理部分：图像处理部分为面诊图像特征信息提取模块和面诊图像内容分析模块，利用这两个模块的处理，最终获得综合图像数据。

（3）数据库部分：主要完成面诊图像信息的组织，包括原始图像、面诊图像特征库和用户信息三个数据库，均由数据库管理系统（DBMS）模块进行管理和维护。

（4）图像检索界面：用户可以采用示例查询等方式，通过基于特征的图像检索算法，取得结果集。

4. 数据库的管理

数据库管理的质量与系统的性能关系密切相关，数据库结构主要由数据库系统及知识库组成。

（1）数据库系统：图像数据库主要存储图像的原始信息及经处理的图像。图像特征库是整个系统核心数据的组织方式，用于存储图像经过分析处理后的信息数据。用户信息数据库存储和管理用户对数据库的检索要求及检索结果信息等。

（2）知识库：知识库是知识的集合，主要包含概念、规则、模板和模型等。知识库模块应包括特征的使用信息、图像相似比较的评价模型以及应用的领域知识等。知识库模块应该为交互查询模块提供复杂的查询引导。知识库指导系统中其他相关模块的工作，并在系统运行中动态更新，使整个系统具备自学能力。

（三）面部望诊图像数据库的功能

1. 面诊图像数据库存储功能

采用 RAW 格式和 JPEG 格式进行面部望诊图像的存储。JPEG 格式虽然占用内存很小，但缺点是属于有损压缩模式，可能会导致丢失原始图像的部分数据，并且无法恢复。目前大多采用的是高级数码相机支持的 RAW 格式。

2. 面诊图像数据库检索功能

采用基于文本和基于内容的图像检索方式。对待测试的面部图像数据，可以在数据库中进行检索匹配，以便待检测的面部图像数据归类。

3. 面诊数据库维护功能

主要是管理员对数据库的维护和修改等操作。

4. 面部诊断数据库应用服务功能

主要是图像的显示、缩放与拖动等。

5. 面诊数据库数据管理功能

主要针对数据统计、更新、删除、打印诊断结果等数据管理功能。

除此之外，面诊数据库还有自学习功能，建立的模型可以自动完成面色的识别，分析常见面色，并可随着样本量的增加提升自学习效果等。

四、数字化图像处理技术

现实存在的物体是连续图像形式，而计算机只能处理数字图像，因此图像的数字化是数字化面诊图像处理的基础条件之一。

数字化的最大好处是资料传输与保存的不易失真。由于受到某些条件限制，长期以来中医难以精确记录和保存面象、舌象等宝贵资料，这给临床、教学、科研带来很多困难，同时也不利于学术间交流。

随着计算机技术、集成芯片技术等相关领域的发展，各种新的图像输入设备层出不穷。图像输入设备日益向高速度、高分辨率、多功能和智能化方向发展，图像处理技术也逐步发展并成熟起来，可以借助先进的信息技术手段进行中医面诊采集与分析。

（一）图像数字化

图像信息的数字化目前可采用计算机和相应的辅助仪器设备进行采集，利用仪器设备中的 A/D（模拟 / 数字）转换器，把图像模拟信息转换成计算机能够接受的数字信号。在实际使用过程中对图像信息一般可分成动态和静态两种图像信息，对动态图像信息运用摄像头和图像捕获卡；而对静态图像信息则用图形扫描仪或数码相机等操作来获取物体的外观图像信息并存储于计算机中。

中医面诊人脸图像采集的主要输入设备是数码相机。数码相机采用电子的方法来进行照片拍摄，并在系统内部将拍摄的图像转换成数字格式存储，集摄影技术、数字图像处理技术和计算机技术一体的全新设备。该设备由镜头、感光器件、图像处理器、存储器、液晶显示器和接口等组成。拍摄影像时，将人脸反射的光通过镜头聚焦到电荷耦和器件上。器件将光强度转换成模拟的电信号，再经过模数转换器输出数字信号，最后经过图像处理器对其进行处理后存储在内置的存储器里，还可以通过接口读入计算机进行保存和显示[61]。基于感光器件的数字图像采集系统结构主要有分辨率、图像采样和图像量化。

（二）彩色图像基础

任何类型的图像最终根本还是在于人眼来观看，而图像处理的很多目标都是帮助人们更好地观察和理解图像中的信息，归根结底要通过人眼判断所处理的结果。因此，有必要研究人类视觉系统的特点，并研究其等效数学物理模型，从而在进行图像处理时，将其当作整个处理系统中的某个重要环节。

1. 三基色模型

构建三基色模型通常用到三基色原理、国际照明委员会（CIE）物理三基色和红绿蓝三色系数以及 CIE 计算三基色和 XYZ（虚基色单位用量）色度图。

2. 色彩空间与变换

CIE 为了适应不同的需求，建立了一系列标准基色参考系，比如谱色基色系，并且根据不同的图像处理目的，可以在各种彩色空间之间进行变换，例如人脸面部识别可以将面部图像从原来的红绿蓝三色空间变换到 H（色调）S（饱和度）I（亮度）空间，使一些颜色特征更加明显，这是因为 HSI 空间与人的视觉特性更加吻合[62]。

（三）图像彩色校正

计算机图像系统中由于光照环境、图像采集与显示以及颜色匹配等关键环节受到各种因素的影响，出现颜色失真难以避免。因此彩色校正是彩色图像分析前一项必要的预处理工作，可以降低或者消除成像过程中不确定因素对图像颜色的影响，以获取颜色恒定的图像。常用方法有白平衡法、矩阵法、模型法以及查表法。

（四）图像变换

人类的视觉系统是一个生物系统，根本上是对入射到眼球视网膜上的图像进行频率分析。通过傅立叶图像变换进而揭示嵌入在图像中的光谱结构，可以用于表现图像的特征。图像变换是图像处理与分析中一种常用且有效的手段。图像变换能使图像处理问题简化，有利于图像特征提取，有助于从概念上加强对图像信息的理解。在图像处理中，位于变换空间的图像输出可以被分析和解释，并进一步处理用于完成不同的图像处理任务，例如图像特征提取和压缩。这些变换方法均可用于中医面诊图像的处理。常用的变换方法主要有傅立叶变换、离散余弦变换、小波变换等。

（五）图像增强

图像增强是指加强或锐化图像特征。但由于图像增强的过程绝对不会增加图像数据的信息内容。它主要通过增加被选特征的动态范围来达到增强图像质量的最终目标。图像增强领域包括对比度、边缘增强、噪声滤波和特征锐化等，主要应用于视觉信息显示、特征提取、对象识别等。常用的图像增强方法包括灰度级修正、图像平滑、图像锐化、几何变换及彩色图像增强。

（六）图像分割

前面介绍的图像数字化处理技术中都涉及一个共同的问题，即对图像中人们感兴趣的目标进行突出增强的图像处理过程，要实现这个过程，首先需要将感兴趣的目标从图像中分割出来。在图像分析与图像识别中，当对图像中需要的物体目标进行分析与识别时，也要首先对此目标进行分割处理。这种为后续有效工作开展而将图像划分为若干个有意义区域的技术称为图像分割。图像分割质量的优劣、区域界线定位的精度都会影响后续的区域描述以及图像的分析理解。各个目标及背景图像通常具有不同灰度、颜色以及纹理，因此，图像分割遵循的基本原则是保证区域内部所考虑的特征或属性相同或相近。

目前有很多图像分割方法，从分割操作策略来看，大致可以分为基于区域生成分割方法、基于边界检测分割方法和区域生成与边界检测混合方法。从方法上讲，可以直接根据灰度大小进行分割，也可以根据灰度分布进行分割，还可以根据图像模型进行分割。虽然已经有许多图像分割方法，但至今还未找到对任何图像特征都有效的图像分割算法，说明任何一种分割算法都有一定的局限性和针对性。因此若想得到较好的图像分割效果，应充分利用对象知识，所运用的分割方法和对象特点相“匹配”。实践表明，一个提高图像分割效果的途径是将一些分割算法组合起来形成一个系统，再根据图像的特点，有针对性地使用不同的分割算法。常用的图像分割技术主要包括图像阈值分割、边界检测的基本方法、跟踪技术、基于活动轮廓模型的边界提取算法、Hough 变换线检测。

（七）图像特征提取

提取特征是进行图像分析与理解、检索、分类和挖掘等研究的基础工作。研究医学图像的属性和提取适合图像挖掘的图像特征是医学知识发现成败的关键。

1. 图像的数据特征

图像的特征分类有多种标准，根据特征性质可以分为定量特征和定性特征，根据范围分类可分为全局特征和局部特征。

（1）定量特征与定性特征：定量特征主要指能够通过一个数学公式或者函数来进行定量计算，函数值是一个数值类型的图像特征，例如灰度均值和方差等。定性特征则无法通过一个数学公式或者函数进行定量计算，需要通过语言文字或者图形图像等方式给出定性的描述特征，例如语义特征等。定性特征不是给定一个数值，而是根据其固有的一些性质区分不同的图像。

（2）全局特征与局部特征：全局特征能够表示事物整体上的一些特征，表现整幅图像上的特征称为图像的全局特征。局部特征则是简单地把整幅图像分成规则的几部分或有目的地分割成感兴趣的几个区域，分别提取每部分的特征。

2. 图像特征提取

图像特征提取是对图像进行挖掘与分类的基础工作。目前，图像特征主要有颜色特征、纹理特征、形状特征和空间关系特征等。

3. 图像特征降维

随着表征图像特性的特征逐渐增多，高维特征数据的处理变得越来越重要。一方面，高维数据使人难以理解数据之间的关系；另一方面，在关联规则挖掘中，高维特征中包含许多冗余的特征，导致挖掘效率低下，且影响分类的准确性。高维特征数据的处理成了图像智能分类的瓶颈。因此需要使用维数约简技术来达到有效降维的目的。

4. 图像特征加权

在许多分类算法中，通常认为所有的属性特征都具有相同的重要性。这种方式可以将冗余的、与分类无关的、相互影响的以及被噪声污染的特征和其他特征具有相同的地位，导致分类的正确性降低。

“权”是用来衡量某个因素在计算中所占的分量。加权是指对于同一个事物的不同部分，根据它们在实际效果中的不同重要性，予以相应不同的重视程度。仅对图像特征进行离散化、降维还不够，因为每一种图像特征对于分类产生的影响程度均不同，所以给特征样本赋予适当的权重是解决此类问题的有效手段。目前常见的加权方法有区域特征加权融合、基于离散度的特征加权、特征分组加权算法等。

基于区域特征加权融合的方法是指以图像某个区域特征作为衡量标准，待融合的两幅图像在不同的局部区域具有不同的优势，则在图像融合时，应该给特征优势较大的待融合图像分配一个较大的权值，由此得到的融合图像能够互补，最大限度地综合待融合图像的区域特征。

基于离散度的特征加权是根据特征矢量中各个分量的离散程度来对其本身进行加权，从而使离散程度相对较小的特征分量在分类中的作用得到增强，而使离散程度相对较大的特征分量在分类中的作用减弱。

特征分组加权算法首先依据各个特征分量度量值的不同，将特征向量的各个分量进行分组，然后在分组内进行加权。算法的关键问题是特征分组，分组的好坏直接影响识别效果。

第二节　中医色诊数字化技术应用

医生运用视觉，对人体全身和局部之“色”等有目的地进行观察，以了解健康或疾病状态，称为色诊。色诊为中医望诊的一部分，色诊尤其是面部色诊反映内脏病变较为准确，实用价值较高，因而望面色成为中医常用的独特诊法。

一、色诊的内容

（一）色诊专指颜面气色

《难经》曰“望而知之谓之神”，《素问·阴阳应象大论》曰“善诊者，察色按脉，先别阴阳”。由此可知，色诊在中医四诊中的地位极为重要。色，本为会意字，甲骨文中像一个人驮另一个人，仰承其脸色，其义为脸色。《说文解字》曰：“色，颜气也。”《素问·脉要精微论》曰：“夫精明五色者，气之华也。”《康熙字典》曰：“人之忧喜皆著于颜，故谓色为颜气。”色的本义是颜面之气，以后才逐渐引申出景色、物色、女色等。中医色诊理论源自《黄帝内经》，尤其注重面部色诊法。《黄帝内经》涉及色诊共52篇136节，内容丰富。凡单独写“色”或者“五色”而不另加标明者，均为阐述颜面气色。另包括目色、络色、爪甲色共6篇6节，全部另加标明，可见其所占的绝对优势。《黄帝内经》《说文解字》《康熙字典》对“色”的解释也完全一致，专指颜面气色。色诊理论经历代医家的阐释，其内容不断丰富完善，《伤寒论》《金匮要略》中包括了面色、目色、苔色、便色等丰富的诊法。《医学准绳六要》首次提出了“望色”一词，以后历代重要中医诊法及望诊著作中多沿用，其观察范围不断扩大，其内容涵盖皮肤、黏膜、爪甲、毛发、舌、舌下、分泌物、排出物等，但重点仍是对面部气色的观察。因此，后世认为望色的观察部位既有面部，又包括全身，但由于色的变化在面部表现最明显，因此常以望面色来阐述色诊的内容，而《黄帝内经》中的“色”则专指颜面气色。

（二）色诊的主要内容

中医“色”本义为颜面气色，内涵包括颜色、色泽、色部、色势、色情。中医“色”可准确地反映人体脏腑经络气血的状态，犹枝叶与根；“色”具有明显的生命特征，其反映的生命结构具有整体性、多样性、恒动性；“色”与疾病部位、疾病性质、病程演变息息相关。中医对“色”的认识体现了中医以整体观念、恒动观念、辨证观念认识生命运动和疾病变化规律的特有视角。

1.“色”可指颜色

《黄帝内经》对“色”的描述丰富，尤其侧重对“五色”的论述。中医“色”可指颜色，具有明显的生命特征，是对活体生命颜色的观察，其反映的生命结构具有整体性、多样性。《灵枢·五变》曰：“何以候骨之小大，肉之坚脆，色之不一也……其地色殆然，不与其天同色。”《灵枢·逆顺肥瘦》曰：“愿闻人之白黑肥瘦小长，各有数乎？……广肩腋项，肉薄厚皮而黑色……瘦人者，皮薄色少……视其白黑，各为调之。”中医的“色”所反映的生命结构不仅具有多样性，且有规律可循，当时的学者已经将五色、五形、五方、五味、五音、五脏、五官等联系起来，形成了五行理论。《灵枢·本脏》曰：“赤色小理者心小……白色小理者肺小……青色小理者肝小……黄色小理者脾小……黑色小理者肾小。”《灵枢·阴阳二十五人》曰：“木形之人……似于苍帝，其为人苍色……火形之人……似于赤帝，其为人赤色……土形之人……似于上古黄帝，其为人黄色……金形之人……似于白帝，其为人方面白色……水形之人……似于黑帝，其为人黑色面不平。”

疾病部位不同，脏腑经络气血阴阳不同，则颜色不同。五脏气血阴阳属性不同，则颜色不同。《灵枢·五色》曰：“以五色命脏，青为肝，赤为心，白为肺，黄为脾，黑为肾。”《儒门事亲·卷七》记载了胆腑受怖的面色：“面青脱色，胆受怖也。”疾病性质不同，气血变化不同，则颜色亦不同。《灵枢·五色》曰：“青黑为痛，黄赤为热，白为寒。”《金匮要略·脏腑经络先后病脉证》描述了鼻头色青、色微黑、色黄、色白分别对应不同的疾病性质：“病人有气色见于面部，愿闻其说。师曰：鼻头色青，腹中痛，苦冷者死。鼻头色微黑色，有水气；色黄者，胸上有寒；色白者，亡血也。设微赤，非时者死。……又色青为痛，色黑为劳，色赤为风，色黄者便难，色鲜明者有留饮。”《医林改错·卷上·通窍活血汤所治症目》记载了色红与瘀血的对应关系：“色红是瘀血。”

2.“色”可指色泽

《素问·脉要精微论》曰：“夫精明五色者，气之华也。”华，本义是树木开花，古通“花”，引申为美丽而有光彩的，如华丽、华美等，或者精英，如精华等。《伤寒论·平脉法》曰：“寸口脉缓而迟，缓则阳气长，其色鲜，其颜光，其声商，毛发长。”健康状态下，人体阴阳之气是动态平衡的，其面色为红黄隐隐，明润含蓄。病理状态下，气血变化不同，色泽不同，反映的疾病性质和部位不同。

（1）色泽和疾病部位相关：色泽为脏腑经络气血精华的反映，不同的疾病，色泽不同，相同的疾病，不同的病理阶段气血阴阳变化不同色泽亦不同。《灵枢·经脉》描述了肝病时面尘脱色的色泽变化。“妇人少腹肿，甚嗌干，面尘脱色，是主肝所生病者。”《素问·五脏生成》则详细地描述了五脏不同病理变化阶段见生和见死之颜色、色泽。“五脏之气，故色见青如草兹者死，黄如枳实者死，黑如炲者死，赤如衃血者死，白如枯骨者死，此五色之见死也。青如翠羽者生，赤如鸡冠者生，黄如蟹腹者生，白如豕膏者生，黑如乌羽者生，此五色之见生也。生于心，如以缟裹朱。生于肺，如以缟裹红。生于肝，如以缟裹绀。生于脾，如以缟裹栝楼实。生于肾，如以缟裹紫。此五脏所生之外荣也。”

（2）色泽和疾病性质相关：疾病性质不同，气血变化不同，色泽亦不同。如水病面目鲜泽；痿病肺热证，色白而毛败；肾热证，色黑而齿槁。《金匮要略·水气病脉证并治》曰：“夫水病人，目下有卧蚕，面目鲜泽，脉伏，其人消渴。”《素问·痿论》曰：“肺热者，色白而毛败……肾热者，色黑而齿槁。”相同的颜色，色泽不同，医学意义不同。同是血淋，色鲜为小肠实热，色瘀为肾、膀胱虚冷。《丹溪心法·卷三·淋四十三》曰：“血淋一症，须看血色分冷热。色鲜者，心、小肠实热；色瘀者，肾、膀胱虚冷。”

同是黄色，有橘子色、熏黄、色暗不明、色光而润、黄而膏润之分，分别对应不同的脏腑和邪气。《伤寒论·辨阳明病脉证并治》曰：“伤寒七八日，身黄如橘子色，小便不利，腹微满者，茵陈蒿汤主之。”《临证指南医案·疸》曰：“胆液为湿所阻，渍于脾，浸淫肌肉，溢于皮肤，色如熏黄，阴主晦，治在脾。”《医宗必读·黄疸》曰：“湿家之黄，色暗不明；热家之黄，色光而润。”《灵枢·五色》曰：“黄而膏润为脓。”

3.“色”可指色部

色部为中医特有概念，中医把色和形结合起来，以五行理论为基石，把脏腑、经络、阴阳、气血的变化联系起来，形成了独特的色部理论。色是人体气血的反映，色部为诊察气血的窗口，和病证息息相关，病证不同，气血变化不同，色部不同。《灵枢·五色》曰：“黄帝曰：五色之见也，各出其色部。”《黄帝内经灵枢集注·卷五·五阅五使》曰：“五官者，五脏之阅也，阅其五官之色证，则知五脏之病矣。”

（1）色部和疾病部位、性质相关：《黄帝内经》对色部的定位均结合了疾病的部位和性质。不同的病位，气血阴阳属性不同，色部不同。《素问·刺热》曰：“肝热病者，左颊先赤；心热病者，颜先赤；脾热病者，鼻先赤；肺热病者，右颊先赤；肾热病者，颐先赤。”相同的病位，疾病性质不同，气血阴阳变化亦不同，色部亦不同。如同是肝病，肝热病、肝风病、肝中风病对应的色部分别为左颊、目下、绕两目连额上。《素问·刺热》曰：“肝热病者，左颊先赤。”《素问·风论》曰：“肝风之状，诊在目下，其色青。”《诸病源候论·中风候》：“肝中风者，其人但踞坐不得低头，绕两目连额上微青。”

（2）色部和观察对象相关：观察对象不同，色部亦不同。《素问·刺热》《灵枢·五色》《灵枢·五阅五使》《灵枢·大惑论》根据不同的病证和观察对象，分别提出了面部色诊法、明堂色诊法、五官色诊法、五轮学说。《素问·刺热》曰：“心热病者，颜先赤。”《灵枢·五色》曰：“庭者，首面也……下极者，心也。”《灵枢·五阅五使》曰：“舌者，心之官也。”“心病者，舌卷短、颧赤。”《灵枢·大惑论》曰：“五脏六腑之精气，皆上注于目而为之精。……血之精为络。”以心为例，当观察对象为面部，色部为颜，当观察对象为明堂，色部为下极，当观察对象为五官，色部为舌，当观察对象为舌，色部为舌尖，当观察对象为目，色部为两眦血络。

4.“色”可指色势

色势指色的变化趋势，主要观察色变化的方向和力度。中医“色”是动态变化的，病理状态下，随着病情、病程的变化，人体的气血阴阳发生了改变，色的力度和方向也随之发生改变，体现了中医以恒动观念、辨证观念认识疾病变化规律的特有视角。

（1）色势和疾病部位、性质相关：色势可反映疾病的部位、性质。以浮、沉为例，其浮的力度轻，方向浅，反映疾病部位走向为表；沉的力度重，方向深，反映疾病部位走向为里。《灵枢·五色》曰：“五色各见其部，察其浮沉，以知浅深；察其泽夭，以观成败……视色上下，以知病处……色明不粗，沉夭为甚，不明不泽，其病不甚。其色散，驹驹然，未有聚；其病散而气痛，聚未成也。”以疮肿为例观察其色，如一般浅表的疮肿以赤色为多；而病患在深部的，则以皮色不变者居多，乃至脓熟亦仅透红一点。

（2）色势和病程演变相关：《灵枢·五色》详述了观察色的浮沉、夭泽、走向（上行、下行、从外走内、从内走外）以判断疾病的浅深、病程的演变及预后。“黄帝曰：其色粗以明，沉夭者为甚，其色上行者，病益甚；其色下行，如云彻散者，病方已……从外部走内部者，其病从外走内；其色从内走外者，其病从内走外。”色势可以分析病变表里、阴阳、新久、轻重、善恶。如疔疮、有头疽等病在未溃脓时，由红肿色鲜转向暗红而无光泽，由高肿转为平塌下陷，是邪毒走黄或内陷之危象。丹毒由四肢或头面走向胸腹者，病情重，为逆证。急黄起病急骤，黄疸迅速加深，身目呈深黄色，甚伴神昏谵语，或衄血尿血，皮下紫斑等，其病情较重，预后较差。

5. 色可指色情

色情实际上是对面部微表情的描述，是人体内在脏腑精气变化或者外界刺激引发的心理变化反映在面色的一种自然反应。《论语》描述了色柔和色厉的微表情，对应不同的心理变化。《论语・季氏》曰：“友便辟、友善柔、友便佞，损也。”邢昺疏：“善柔，谓面柔，和颜悦色以诱人者也。”《论语・阳货》曰：“色厉而内荏。”

色情和疾病部位、性质有关。《灵枢・本神》详细描述了观察患者之形、色，以判断精、神、魂、魄之存亡，得失之意。“心，怵惕思虑则伤神，神伤则恐惧自失。破䐃脱肉，毛悴色夭死于冬……肾，盛怒而不止则伤志，志伤则喜忘其前言，腰脊不可以俯仰屈伸，毛悴色夭死于季夏”。《医宗必读》与《景岳全书》描述了“面色佛郁”“色平气怯”的性情与感觉。《医宗必读》曰：“太阳、阳明并病，太阳病发汗不彻，转属阳明，续自微汗出，不恶寒，若面色佛郁，痛无常处，是阳明复并归太阳，当再汗，麻黄汤。”《景岳全书》曰：“察其形则色平气怯，是皆脾虚不运而痞塞不开也。”《千金翼方》则描述了服药后气血阴阳调和的面色微表情变化：“主除风气，通血脉，益精气，定六腑，明耳目，悦泽颜色，头白更黑，齿落更生。”神为脏腑精气对外界环境刺激做出的应答反应，外在的“色”和内在的“神”是相互依存、相互影响的，沟通色和神的物质基础为人体精气、血气。任何气血运动的变化均可引发神的变化，反映在“色”上，任何心理的变化亦可引发脏腑经络精气、血气的变化，也反映在“色”上。

二、色诊的原理

《难经》曰：“望而知之谓之神。”四诊中将望诊居于首位。《灵枢・邪气脏腑病形》曰：“十二经脉，三百六十五络，其血气皆上注于面而走空窍。”色为人体精气、血气的集中直接反映，人体经脉皆上注于面，因此，颜面气色为诊察气血的直接窗口。颜色、色泽、色部、色势、色情均和疾病部位、性质息息相关，因此色诊可以判断疾病的部位、性质。《灵枢·邪气脏腑病形》曰："正邪之中人也微，先见于色，不知于身，若有若无，若存若亡，有形无形，莫知其情。"疾病在尚轻浅不易被发觉的阶段，即可显现于颜面气色，色势又可反映、判断疾病的浅深、病程的演变及预后。因此，《素问·阴阳应象大论》说"善诊者，察色按脉，先别阴阳"。色诊对气血的变化非常灵敏，可反映脏腑经络的气血变化，帮助判断疾病的部位、性质，可反映疾病的层次与病程的演变与预后，为中医重要的、独特的、有鲜明特色的诊断方法。

三、色诊数据的获取

传统色诊主要是依靠人体的视觉对信息进行采集，从某种意义上讲，眼睛本身就是一个精妙的智能仪器。早期的客观化的色诊数据主要为光学数据、红外成像数据、颜色空间数据，这些数据信息都从某个角度上对色进行了阐述，但这些数据信息与人的视觉对外界信息感受之后在大脑中产生的一种综合性感觉仍然有较大的不同。随着科学技术的进步，色诊的数据获取逐步走向智能化，人工智能背景下采集的二维、三维人脸数据逐渐走向模拟人类视觉采集的数据信息[63]。

（一）光学数据的获取

早期研究者利用光电血流容积仪、光谱色度测定法对色诊数据进行采集，探索了色诊客观化的研究方法。光电血流容积检测是基于血液和组织对光线吸收系数的不同，根据光电转换原理，由反射或透射光线的多少来反映外周血流容积的变化的无创性检测方法。以 251 例健康成人为研究对象，利用光电血流容积仪，对其额部、左颊、右颊、鼻头、下颏进行色诊信息的采集与分析，研究显示面色红黄明润者快速充盈系数（h_1/t_1）首额 < 下颏 < 两颊 < 鼻尖，血管弹性系数与阻力系数则呈相反变化。研究认为面部血流容积的变化是颜面颜色形成和变异的生理基础之一。运用光谱色度测定方法，对健康组人群和疾病组人群面部的 8 处坐标点进行明亮度 L、红光度 a、黄光度 b、饱和度 C 值在波长段 400～700 nm 下的面色反射率值指标进行分析，发现疾病组 L 值明显低于健康组，b、C 值则明

显高于健康组；疾病组各波长段下的反射率值明显低于健康组。

（二）红外热像数据的获取

红外成像技术或称红外热像技术是利用红外辐射能够成像的原理来研究物体表面温度分布状态的一种技术，又称温差摄影。红外线热像仪可将人体的温度信号转化成电信号，成像于荧光屏上，由于人体表面的温度不一致，在荧光屏上即可呈现出不同色彩的热像图。采用红外线热成像仪对高血压病阳亢型患者、高血压病阳虚型患者、健康人群的面部进行了红外热像信息的采集与分析，研究发现高血压病阳亢型患者面部平均温度明显高于高血压病阳虚型患者的面部平均温度，且前者经常出现小冷斑，后者经常出现冠状大冷斑。对 1 668 例正常体检人群督脉、任脉、三焦以及脏腑对应区域面部红外热图不同区域的热值进行数据分析，发现正常人体热结构符合非平衡热力系统的耗散结构。

（三）数字图像数据的获取

随着科技的进步，色诊数据的获取走向简便化、智能化。基于数码相机拍摄，获得图像数据，结合不同的图像模式识别技术进行中医面诊客观化研究是目前中医面色诊客观化研究的主流。数字图像数据已经较为接近人类视觉所感知的信息。早期多采用颜色模型对数据进行分析，尽管采集的信息已经非常接近人类视觉所感知的信息，但采用的是对颜色模型数据的分析，分析的过程依然丢失了很多信息，和人类视觉所感知的综合信息仍然有较大差别。

颜色模型是使用坐标系统和子空间对色彩的阐述，颜色可由三色系数 R、G、B 阐述，也可由亮度、色调、饱和度来阐述，或者亮度—色差等来阐述。目前运用较广的颜色模式有 RGB 色彩模式和 HSV 色彩模型、Lab 色彩模型等。使用数码相机对高血压病肝火亢盛证、高血压病非肝火亢盛证、健康人群 96 例研究对象进行面部图像信息采集，对面部五脏色部区域进行 RGB、HSV 和 Lab 颜色空间数据的分析，结果发现三组研究对象在心、肝、脾及左肾区色诊指标具有统计学差异。对 198 例肝硬化患者面部图像的 RGB 和 HSV 色彩模型进行分析，发现肝硬化患者面部整体、眼区、颊区位点 R 值、G 值与肝硬化程度呈负相关，且较健康人群低，肝硬化程度与投射区面色晦暗程度呈正相关。对不同程度的 388 例慢性肝炎患者和 325 名健康人群面部图像五脏各区位点的 Lab 色彩模型进行分析，发现健康人群和慢性肝炎患者在五脏各区位点的 L、a、b

值均有明显差异。

（四）二维与三维人脸数据

近年来，以深度学习为代表的人工智能在医学领域得到了爆发式的发展。人的视觉刺激传递到视网膜后，再经外侧膝状体传至初级视觉皮层，又经数十层传递，才会形成初级视觉信息。深度学习处理图像信息的过程和人类神经系统处理视觉信息的过程非常相似，因此尽管依然为数字图像，深度学习通过层级式网络结构，对图像特征表达进行自动学习，对数据的摄取不局限于颜色、色泽、大小、形态、纹理等传统图像识别的特征，对图像的特征涵盖能力很广，能更广泛地综合人脸数据，更好地模拟人的视觉观察，更贴近中医学色诊所包含的内容。目前已有研究通过“舌面脉信息采集体质辨识系统”采集高血压病肝火亢盛证、高血压病非肝火亢盛证、正常人三组研究对象的面部二维图像，利用计算机视觉领域中深度学习—轻量化网络 Xception 算法和 ResNet 101 算法构建了高血压病肝火亢盛证面部色诊的分类模型，但所采集的数据仍为二维人脸数据。

机器人、自动驾驶、产品质控等产业促进了 3D 相机的发展和 3D 数据的积累。三维人脸数据是空间坐标，可以精确地转换，准确、深入地评估面部特征的变化，也可以降低表情、拍照角度等因素带来的混淆，已证明能帮助人类观察者给出更准确的年龄估计，目前在整形美容外科、衰老、人体测量学、面部表情等领域研究活跃。比如由美国 3dMD 公司生产的“3dMD–Face 摄像系统”进行数据采集三维人脸数据，已经非常接近人类视觉所采集的信息，且研究方法成熟，但目前鲜有结合三维人脸数据的中医色诊研究。

四、色诊数据的处理

随着科学技术的发展，面部色诊客观化分析技术不断更新，发展迅速。传统的图像分类方法采用人工设计的特征，如共生矩阵（GLCM）、Gabor 过滤器及局部二值模式（LBP）等，具有计算复杂、低效、分类精度不高的缺点。深度神经网络能对海量数据中隐含的统计模式进行自动挖掘，并对分类任务中最有区分力的图像特征进行自动学习，在计算机图像视觉领域表现突出。传统图像识别算法通过提取图像的颜色、形状、纹理等特征，并进行特征筛选，得到最优特征集。

这种人工特征的筛选难以覆盖图像的全面特征，且依赖于大量专业知识。深度学习则通过层级式网络结构，对图像特征表达进行自动学习，将数据从输入层传递到输出层，得到图像的低维特征，不需要手动提取特征，且不局限于图像的颜色、形状、纹理等特征，对图像的特征涵盖能力更广，对数据的提取更为本质，对数据的摄取能力也更强。

深度学习是一种利用复杂结构的多个处理层来实现对数据进行高层次抽象的算法。卷积神经网络是深度学习的热点，特别是在图像识别和模式分类方面，是一种深度的监督式学习的神经网络。卷积神经网络的低层是由卷积层和子采样层交替组成，卷积层和子采样层是特征提取功能的核心模块，更高层次是全连接层，其输入是由卷积层和子采样层提取到的特征，最后一层是输出层，可以是一个分类器，采用逻辑回归、Softmax 回归、支持向量机等进行模式分类，也可直接输出某一结果。常见的卷积神经网络有 GoogleNet、VGG、ResNet、LeNet、AlexNet 等。本部分重点介绍深度学习模型的具体构建步骤。

（一）建立数据库

对临床资料库筛选的样本进行数据清洗，筛除存在色诊数据损坏、必要临床信息缺失、各项信息不匹配（如人脸图像与性别 / 年龄明显不符）等情况的样本，将其余样本建成数据集。

（二）数据集划分

根据研究需要，将临床资料库中的样本划分为训练集和测试集，分别用于模型训练和模型训练完成后的性能检验。

（三）数据预处理

图像数据预处理是对实验图像数据进行归一化操作，主要包括将图像缩放到指定尺寸、维度扩展和去值中心化。调整尺寸是为了适应神经网络输入的需要，去值中心化是通过去除图像的平均亮度值，凸显个体之间的特征和差异，维度扩展是为了实现实验数据的批量输入。

（四）数据拓展

对样本的概括能力是卷积神经网络研究的焦点。数据增强也叫数据扩增，意思是在不实质性地增加数据的情况下，让有限的数据产生等价于更多数据的价值。数据增强是通过机器学习、深度学习来提高模型泛化能力的一种常用方法。

特别是样本太少，而模型太复杂的时候，为防止模型过度拟合，提高模型泛化能力，很多数据增强的方法已经被提出，如随机剪裁、翻转、平移转换、Dropout、批量归一化、噪声扰动、尺度变换、随机缩放变换、遮挡、配对样本等。目前大多数基于深度学习的医学影像图像识别的论文均采用了数据拓展的方式，如对乳腺病理的识别、基于肺炎胸片儿童肺炎的识别、基于手腕部DR影像的自动化骨龄检测等。

（五）模型训练

将预处理后的数据投入数种在图像分类任务中广为认可的卷积神经网络分别进行训练，例如GoogLeNet、VGG、ResNet等。为提高模型性能，可使用强化学习（reinforcement learning，RL）和迁移学习（transfer learning，TL）。强化学习是目标导向的，从白纸一张的状态开始，经由多个步骤来实现某一维度上的目标最大化。最简单的理解就是在训练的过程中，不断去尝试，错误就惩罚，正确就奖励，由此训练得到的模型在各个状态环境中都最好。迁移学习的目标是希望模型或数据可以复用，起到模型泛化的作用，模拟人类的迁移学习经历，比如会拉小提琴的同学，学吉他等乐器时更容易。常用方法有基于样本的迁移学习（instance based TL）、基于特征的迁移学习（feature based TL）、基于模型的迁移学习（parameter based TL）、基于关系知识的迁移学习（relational-knowledge TL）等。由于深度学习模型通常仅在数据量足够大的情况下才能避免过拟合，并且达到超过常规机器学习模型的性能，所以可以在大型公开数据集（如ImageNet）上预训练模型，能使之更有效地提取图片特征，加速训练收敛，提高模型性能。单个卷积神经网络的表达能力虽然已经较强、但通常也会有个别预测误差较大的样本，通过集成多个不同的模型可以提高预测的准确率。这可以通过两种方式实现：将多个不同网络分别进行训练后，第一种是对它们在测试集上的结果求平均值，第二种是将各网络最后一个全连接层接收的数据（即输出之前的最后一个高维特征向量）集成，然后使用支持向量机（SVM）额外进行数轮训练。

（六）模型验证

在测试集上对训练好的分类模型进行样本内和样本外的测试，根据预测结果计算分类性能指标，模型达到预期性能后，通过可解释性分析，将相关数据进行定量关联。

第三节 中医眼诊数字化技术应用

眼诊具有悠久的历史，属中医诊断望诊的范畴，关于“望目”的内容散见于各类医学文献之中，通过眼科望诊来获知人体的健康状态。《灵枢经·大惑论第八十》记载：“五脏六腑之精气，皆上注于目而为之精。”可见目主要依靠三焦、肺及肝等传输的精气的濡养才能视物清晰。因此可以从眼睛的细微变化了解五脏六腑的功能情况，并且通过对其表现出来的某些特定的症状来辨别病位、病性与病情等。

眼与脏腑、经络关系密切，能够反映出脏腑经络的生理功能。“观眼识证”所搜集临床资料包括某一特定中医类病种证型的确立及眼部图像的采集。眼部图像采集需要观察的主要内容包括白睛及脉络在白睛上出现的部位、形态、颜色、长度、宽度、沉浮、相互关系与变化。“观眼识证”眼部图像采集的规范化可以从光线的规范化，采集者操作的规范化和患者配合操作的规范化三个方面进行。实现“观眼识证”真正意义上的规范化，前提是要将现代数字化科学方法运用到中医基础与临床研究中，如采用数字化方法处理上述临床资料，转换成电子计算机语言形式，使各项诊断能够转化成具有中医诊断学意义的数据，中医眼诊则有望实现数字化、客观化与标准化。

现代医学与传统中医学的结合之路，是现代科学技术快速发展、交叉融合大背景下的必然趋势。正如人体既是一个有机整体，又由若干部分组成；既是一个个实体，又同时兼具各类不同的功能。中医学的发展，既要注重整体功能，又要注重用现代科学原理阐释其作用机制，只有明晰整体与部分、实体与功能的关系，才能有望实现人工智能与中医学的深度融合，促进智能中医学的繁荣与发展。2019 年 4 月，《人工智能蓝皮书：中国医疗人工智能发展报告》正式发布。人工智能前沿技术正在快速融入医疗领域。以影像组学、三维可视化、3D 打印、虚拟现实、分子荧光成像、多模态图像实时手术导航等为代表的技术，开启了数字智能化诊疗的新时代[64]。人工智能随着新一轮科技革命和产业变革的深入发展，作为国家战略科技的主要力量，正在深入各个领域，且不断推动我国的科技创新与民生发展。2019 年 10 月，《中共中央国务院关于促进中医药传承创新发展的意见》中指出要建设以信息化为支撑的服务体系，促进中医药与人工智能深度融合。中医药学是打开中华文明宝库的钥匙，更是中国传统文化强大生命力和优秀民族智慧的体现，并经过几千年的临证实践，以系统性理论与“治本”疗效传承千年。智能中医的诞生，有利于优化中医药基层健康服务水平，进而构建中医药智慧传承体系。

当前，越来越突显出医工交叉融合的大趋势，生物、信息、智能等学科与现代医学的交叉合作提供了多样化的观测、解构与分析手段，极大提升了诊疗能力。同样，这些学科与中医学的融合也促进了中医药现代化的进程，尤其是人工智能技术的飞速发展，越来越多的研究者深刻地认识到，有机的生命体绝不单纯是细胞、分子和器官叠加的线性关系，而伴随着系统生物学、生物信息学等学科的逐步形成和发展，学界也开始认可人体是一个“复杂网络”的系统。当今时代是信息化与数字化社会，每个微小的信息经过数字化分析及大数据提取，都有可能获得前所未有的新信息点，而针对这些信息点进行科学研究和挖掘时，就有可能会突破瓶颈[65]。以中医药理论为基础，利用数字化和计算机技术建立一种可供中医人使用的数据库系统，从而收集并分析中医证素数据，为中医辨证论治提供了一种新方法。中医现代眼诊是通过分析眼科检查仪器的检查结果，再结合中医师临床经验得出辨证论治的过程。中医学与人工智能深度融合后犹如搭上高速发展的列车，而标准化是实现智能化的前提和保障。

一、中医眼诊的源流

（一）中医眼诊的起源

《难经·六十一难》云：“望而知之谓之神”，可见望诊作为四诊之首，在诊法中占有极其重要的地位。中医理论认为，人是一个有机的整体，内在脏腑、经络、气血及津液等的病理变化，必然通过外在的表现反映出来。因此，观察人体全身及局部等方面的变化，不仅可以了解机体的健康状况，还可作为判断脏腑、气血等病理变化的依据。中医眼科望诊属于局部望诊中望目的范畴。中医眼科学有着十分悠久的历史，萌芽于南北朝以前，殷朝武丁时代将“眼”这一视觉器官称之为“目”，亦有“疾目”“丧明”等说法；西周时代对眼病有了进一步的认识；春秋战国以后，有关眼及眼病的记录日益增多；战国至秦汉时期成书的《黄帝内经》奠定了眼科在解剖、病因病机及针刺法的理论基础，可谓集大成之作；东汉末年张仲景《伤寒杂病论》通过眼症与全身脉症合参辨证论治疾病的原则，为后世眼科的整体辨治起到了十分重要的作用；隋唐时期，中医眼科从基础理论到临床方面都有了很大进展；宋元时期，中医眼科有了长足进步，已具备了独立发展的内外环境；明清时期中医眼科学进入了鼎盛发展时期；虽然随着第二次世界大战的爆发，中医眼科学经历了短暂的没落，1949 年以来，我国出版了大量的中医及中西医结合的眼科专著，随着时代的进步和科学技术的发展，现代先进仪器设备如裂隙灯显微镜、眼底照相机、眼科计算机图像分析仪等，在临床中广泛应用，提高了诊疗水平，中医眼科学迎来了蓬勃发展的新时期。

（二）中医眼诊的发展

中医眼科的诊法亦为四诊合参，通过望、闻、问、切诊察眼病，但由于眼的特殊结构与功能，以及与脏腑间的密切关系，注定了以望诊和问诊为主。在不断前进与探索的过程中，人们对目诊的认识与探讨也在不断进步。从最初仅关注于眼球的局部病变，到重视眼疾与周围组织与器官的关系。肝开窍于目，心之使，五脏六腑之精气皆上注于目，因而目与五脏六腑皆有密切联系。目的不同部位分属五脏，《灵枢 · 大惑论》曰：“睛之窠为眼，骨之精为瞳子，筋之精为黑睛，血之精为络，其窠气之精为白眼，肌肉之精为约束”。后世医家据此归纳为“五轮学说”，即瞳仁属肾，称为水轮；黑睛属肝，称为风轮；两眦血络属心，称为血轮；白睛属肺，称为气轮；眼睑属脾，称为肉轮，通过观察五轮独有的形色变化，可以诊察相应脏腑的病变。眼科作为独立的专科，五轮与八廓理论作为一个独有的理论，是中医眼科诊断的方法之一，奠定了眼科诊法的基础。可见望目不仅在望诊中有重要意义，而且可以测知五脏的病变，甚至对某些疾病的诊断，也起到了“见微知著”的作用。目诊作为局部望诊之首，可以从神、色、形、态 4 个方面进行观察，以明确双目甚至全身诸病的情况及预后，是望诊的一个重要的组成部分。

二、中医眼诊方法的构建

（一）中医眼诊坐标的不断完善

除了通过白睛的病变来诊察眼科疾病外，许多专家学者提出在中医五轮八廓学说的基础上，将眼按经络或脏腑进行分区，观察各分区内血管、颜色等的改变，根据各区所属脏腑的不同来诊断疾病，这一方法主要用于诊断全身疾病。彭静山将眼球划成 8 个经区来诊断全身疾病，并在该诊法的基础上发展成了眼针，通过针刺眼八区十三穴，治疗全身各相应脏腑的疾病。郑德良等绘制了一张东方模式的眼诊图（望眼诊病彩图），将眼睛看作是全身的一个信息胚，将眼分为心脏区、大肠区、气管及肺区、肝胆区、肾脏区等 14 个区域，通过观察各区的变化以诊断全身疾病。

在社会经济及科技飞速发展的现今，传统的望诊方法在一定程度上已无法直观、精准地反映病变本质，因此，借助放大镜、眼科裂隙灯显微镜、眼部超声生物显微镜、直接检眼镜、间接检眼镜、小瞳孔眼底照相机、荧光素眼底血管造影、吲哚青绿脉络膜血管造影、偏振激光扫描仪、海德堡视网膜地形图或视网膜断层扫描仪、眼部光学相关断层扫描仪等检查设备观察球结膜、角膜、前房及房角、房水、虹膜、玻璃体、视网膜、脉络膜、视神经乳头等组织的改变，进行眼部和全身疾病的诊断，已得到了广泛应用。

由此可见，眼睛涉及的脏腑和经络极为广泛，眼部的局部病变常反映全身疾病，因此辨证较为复杂，故而可在整体观念指导下建立以黄斑为中心的望诊坐标，构建五行模型，利用矩阵的方法对眼底分区，了解并明确各分区与病位病性间的联系，特别是不同区域所提示的病位不同。这一方法不但为眼科准确把握病位提供参考依据，同时构建了以整体观念为核心的中医眼科局部望诊体系。

（二）中医眼诊模型的构建

科学技术的发展使得眼诊模型的构建成为可能。将眼科诊断技术与现代科技相结合，运用眼底图像分析技术、计算机数据挖掘、信息处理技术、人工智能等手段，通过多元异构的数据处理手段进一步实现四诊合参以及局部与全身的统一。

三、中医眼诊数据采集设备及原理

眼诊是通过观察眼部的神色形态变化来辅助诊断疾病的一种方法，是中医诊断学的重要内容。2023 年由辽宁中医药大学、沈阳创新设计研究院有限公司以及深圳市惠理医疗技术设备有限公司共同研发出眼诊仪技术装备（详见图 6–2），主

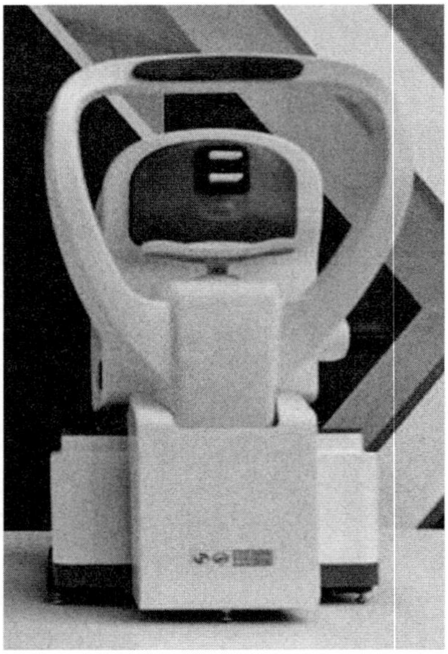

图 6-2 眼诊仪中医技术装备

要采用无影成像光学技术，完成白睛及脉络图像的实时准确的高清采集和上传。充分考虑到不同人群在进行眼表检查时的配合程度与能力的差异，研发了自动开眼机构，实现自动扒眼功能，解决光学环境和角度位置不一致性的问题，当系统获取到人眼图像后，经过后续处理算法进行人眼定位、归一化、图像增强、特征识别与分类等，将眼部视觉信息转换为相应部位的数字化信息。

四、中医眼诊数据采集的标准化

目前中医眼诊数据采集标准化的主要方式为结构化数据采集，其预处理工作量更小并且效率更高。但中医临证的个体性、变动性和不可预测性给结构化数据的预先定义也带来了巨大挑战，为实现数据的规范统一，可能会产生不必要的冗余数据，这成为限制结构化数据标准化最大的瓶颈问题。在中医诊疗实践过程中，还可借助智能辅助采集系统，在标准化基础上，完成诊疗数据的实时动态采集。智能辅助采集系统的基本模块包括人机交互、数据存储与解析、标准加载与数据更新等部分，通过智能辅助采集系统实现对中医诊疗信息的高效、实时动态和精准采集，从而实现诊疗信息的标准化。

此外，针对不同来源的中医临床诊疗信息进行多源数据的标准化，需要将数据进行 ETL（extract-transform-load）处理，即通过抽取（extraction）、转化（transformation）和加载（loading），直至实现不同数据源的临床诊疗信息与标准化数据库模式在语法及语义上融合的过程。ETL 处理一般包括两个连续的处理过程，每个阶段都需要由经验丰富的专家组完成。第一阶段由熟悉临床诊疗信息载体的专家组成，通过识别与标准化数据库相匹配的数据元素，并建立该元素与标准化数据库元素的映射关系，以完成数据抽取。第二阶段由程序员通过数据转换和数据映射，将原始数据库的数据加载到标准数据库模式中。

五、眼诊仪智能辅助中医诊断模型的构建

（一）中医眼诊特征信息处理

特征是指从原始数据中提取出来的抽象表达，能够对数据的特点进行描述。中医眼诊信息采集系统获取的是图像数据，采用光学系统先对眼睛进行成像，再经过后端的图像处理技术实现眼部特征提取及关联分析，其特征信息质量直接决定了智能辅助诊断模型准确性、一致性、完整性、可信性、时效性及解释性等多个因素的性能。目前主要诊法包括球结膜微循环诊法、观察视网膜血管、中西医虹膜诊法及血流图诊法等。虹膜诊断是通过观察眼部虹膜的形态变化，如颜色、色斑、结构和瞳孔变化等从而对疾病进行辅助诊断。

（二）智能辅助中医诊断模型的构建

随着人工智能的不断发展，构建智能辅助中医诊断模型在医疗健康领域中越来越广泛。深度神经网络可以自动提取抽象特征，建立图像、文本、传感器等原始数据与中医病证之间的关联。进行深度学习之前，首先需要将不同类别的原始数据进行标准化处理，使其能够输出到神经网络中。

中医眼诊仪智能辅助诊断模型的构建主要在于寻找映射关系函数，根据数据类型，辅助诊断可以归结为分类问题或者回归问题。在确定中医眼诊智能辅助诊断模型需要解决问题的类型后，则据此选择相应的机器学习算法并利用所采集的数据进行模型训练。根据输入特征不同，所构建的智能辅助诊断模型可分为机器学习模型和深度学习模型。

基于机器学习的中医眼诊仪智能辅助诊断模型，通常采用四诊设备进行直接采集或人工手动计算提取眼部特征信息。人工提取的特征信息通常具有良好的物理意义及临床可解释性，但为了避免提取的特征信息出现信息损失和特征冗余等问题，需要对特征信息进行分析和筛选，从而提升智能辅助诊断模型的精准度。而基于深度学习的端到端（end-to-end）智能辅助诊断模型，用于直接构建从原始数据到辨证之间的模型，整个过程需要通过复杂庞大的神经网络直接从数据中学习抽象特征，常用的深度模型有卷积神经网络（CNN）和循环神经网络（RNN）等。深度学习的本质是通过大量参数实现对任意函数的近似值，其计算复杂度相对较高，常需要大量的训练数据。中医眼诊仪智能辅助诊断模型构建的算法可根据输入特征信息类型进行选择，若特征信息多为连续型数值，则使用网络型模

型，如神经网络、逻辑回归、支持向量机等；若特征信息多为离散型数值，则使用树结构模型，如决策树、随机森林等；若特征复杂或未提取特征且数据量足够大时，则使用深度学习算法。

第四节 中医舌诊数字化技术应用

舌诊是传统中医“四诊”中望诊的重要组成部分，是观察舌象以了解病情的诊察方法，是中医辨证论治的重要手段之一，最能体现中医诊断学特色。舌诊包括望舌质和舌苔，望舌质又包括观察舌的神气、色泽、形质和动态，以判断脏腑的虚实、气血的盛衰。察舌神指舌的荣枯；望舌色主要有淡白舌、淡红舌、红舌、绛舌、紫舌和青舌；望舌形是指舌体的形状，包括老舌、嫩舌、胖大舌（齿痕舌）、肿胀舌、瘦薄舌、点刺舌、裂纹舌 7 种；望舌态指的是舌体的动态变化，包括强硬、痿软、颤动、歪斜、吐弄、短缩 6 种；最后还包括望舌下络脉。舌苔是附着于舌面的一层苔状物，是脾胃阳气蒸化水谷之气，上聚于舌面形成的，包括苔质和苔色。苔质的变化包括厚薄、润燥、腐腻、剥落、有根无根。苔色分为白苔、黄苔、灰黑苔等，可单独出现，也可相兼出现。

传统的中医舌诊受到医生的经验与所处环境等多种因素影响，其判断具有一定的主观性和不准确性，舌象特征难以标准化、客观化与量化，因此，难以进行记录与保存。随着计算机技术、图像处理技术、人工智能技术的发展，舌诊技术也在不断升级，尤其是舌象识别与疾病诊疗中图像处理技术的应用十分广泛。

一、舌图像采集

舌诊仪是中医舌诊现代化与客观化的产物与新途径，舌诊仪具有标准、客观、定量的优势。近年来，舌诊仪的研究不断发展，很多学者将舌诊仪应用于临床研究当中。

舌诊仪主要由数字舌图像采集系统和舌象特征处理系统两部分组成。其中，数字舌图像采集系统主要由光源、照明环境和数码相机等组成，舌象采集系统的实现，需要标准光源、合理的光照环境以及性能优越的图像采集设备[66]。图像采集设备的选择需要满足以下要求：分辨率高、模数转换精度高、信噪比高等。舌诊仪如DS01型中医舌象采集系统、Z-BOX舌象数字化分析仪、TFDA-1型舌诊仪、YM-Ⅲ型舌象采集仪等。舌图像采集是中医舌象分析中非常重要的一环，一套稳定、可靠、高精度的舌图像采集系统直接影响到舌象分析和临床诊断的准确性。TFDA-1型舌诊仪由上海中医药大学自主研发。设备主要包括CCD设备、光源、底座、曲面反光罩等。其中LED灯色温为5 000 K，显色指数97，相机调至便于控制曝光的M模式，快门速度调至最佳安全快门1/125，光圈值调至最佳景深和锐度F6.3，中央重点测光，曝光指示刻度调为0或±1可有效降低噪点干扰。有研究者在现有YM-Ⅲ型舌象采集仪的硬件基础上增加了超声测距模块设计，并进行临床试验，寻找最佳探测距离，结果表明舌象仪利用超声测距定位舌体位置具有一定的临床意义，可通过超声测距的舌体定位模块对现有舌象仪进行技术改进，从而提高现有舌象仪舌象信息采集的稳定性和可重复性。舌象采集分析仪根据舌象分析的特点，又可分为小型手持式舌象分析仪、分布式舌象分析仪、积分球式舌诊仪等。有学者针对积分球式舌诊仪进行改进，设计了一种一体式的封闭舌象采集系统，将积分球内胆放置于一个箱体之中，且积分球前部加装T型遮光罩，这样就完全排除了外部光源的影响。在积分球设计中，在积分球下部增加一个通光孔，设置有辅助光源，两个光源的设计保证了舌体的各个部位受光均匀、充足。

舌象特征处理系统主要由舌图像颜色校正、舌体分割、舌质舌苔分离等舌象特征提取与识别软件组成。近年来，很多学者在这几个方面展开研究，采用TFDA-1型舌诊仪采集患者针刺干预前后的舌象，使用北京工业大学开发设计的"舌象数据采集系统V2版"软件进行分析，输出舌色、舌苔的RGB、Lab、HSV颜色空间，并对3种颜色空间的9种特征进行数字化平均值计算，分析舌色、舌苔在RGB、Lab、HSV颜色空间下的9种特征的变化规律[67]。

二、舌图像颜色校正

颜色特征是舌象特征的主要组成部分。由于人体舌象的采集过程中因拍摄环境、角度以及拍摄设备等因素造成舌象颜色与真实颜色存在一定的偏差，这将会影响计算机舌诊后续步骤的准确性。由此可见，舌象的颜色校正对计算机舌诊算法研究至关重要。在舌诊客观化的研究中，色彩校正是一个关键的技术环节。

目前，在舌图像的色彩校正中，主要采用的颜色空间有 RGB、HSX（HSI/HSV）、YCrCb、CIE−XYZ、CIE−L*a*b* 等。

RGB 为三原色空间，从命名角度，它包含 R、G、B（红、绿、蓝）三种基本颜色，用红（Red）、绿（Green）、蓝（Blue）三种基色来确定色彩的坐标系统被称为 RGB 颜色空间，是最通用的面向硬件的彩色模型。它将色调、亮度、饱和度三个量放在一起表示，很难分开，三种颜色分量各自独立，因此 RGB 模型能够通过各种程度的混合叠加，产生成千上万种丰富的色彩。

HSX 空间（X 可能是 I 或者 V），HSV 颜色空间模型也是由三种相互独立的分量共同决定的，三种分量分别代表的含义是：Hue（色调）、Saturation（饱和度）、Value（明亮度），其中 HSI 中 I 为 Intensity（强度），都是为了更好地对颜色进行数字化处理提出来的。相较于 RGB 颜色空间，HSV 颜色空间更加接近人眼视觉系统的感知原理，可较好地反映人对色彩的感知和鉴别能力。

YCbCr 也是一种基本的颜色空间，其中 Y 分量指颜色的明视度（luminance），即亮度（brightness）。Cb 和 Cr 分别指蓝色色度分量和红色色度分量，以描述图像色彩及饱和度的属性。人的肉眼对视频的 Y 分量更敏感，因此在通过对色度分量进行子采样来减少色度分量后，肉眼将察觉不到图像质量的变化。

CIE−XYZ 是对 RGB 的一种线性变换，变换后的颜色空间。XYZ 作为三基色，分别代表了 RGB 三基色刺激值的概念，并且三个值都可用正数去匹配所有颜色，每种颜色都可以表示成 XYZ 的混合。与人的视觉感知十分吻合，能够使色彩和强度保持独立。有 1931CIE−XYZ 和 1964CIE−XYZ 两种表色系统。

CIE−L*a*b* 为 CIZ1976 年提供的均匀颜色空间，经常用 Lab 作为 CIZ1976（L*a*b*）颜色空间的非正式缩写（也叫作 CIELab）。Lab 颜色空间是一种基于生理特征的系统，用数字化的方法来描述人的视觉感受。Lab 颜色空间中的 L 分量用于表示像素的亮度，取值范围是［0，100］，表示从纯黑到纯白；a 表示从红色到绿色的范围，取值范围是［127，128］；b 表示从黄色到蓝色的范围，取值范围是［127，128］。

选取合适的数字化舌图像处理分析的颜色空间，可在很大程度上避免颜色失真带来的不良影响。通常可以通过确定源颜色空间到目标颜色空间的映射关系来实现颜色空间转换，对舌图像进行颜色校正。基于映射算法的颜色校正方法包括查找表法、多项式回归的颜色校正方法、人工神经网络的颜色校正方法、支持向量机的颜色校正方法等。

（一）查找表法

查找表法是借助色度测量数据来建表，为此选择一定的足以代表图像的真实颜色的颜色值数据列在表中。查找表的维数可以从一维到三维，由于完全的查找表占用内存太大，而且难以得到，因此需要在不完全的三维查找表中进行插值。常用的多维插值技术包括基于均匀栅格结构的三线性插值、四面体插值、锥体插值、均匀序列线性插值技术以及使用非均匀栅格结构的基于小波分解的非均匀序列线性插值以及基于最大熵估计的插值等。很多色彩校正方法都可以归为直接或间接的查找表法。

（二）基于多项式回归的颜色校正方法

多项式线性回归法，该算法多用于打印机的彩色校正，需要的储存空间少，计算速度快，不需要长时间训练，实现简单。多项式线性回归算法核心工作是多项式组合的选择，并不是项数越多越好，根据实际情况和实验数据对比，选取合适的多项式以达到最好的回归效果。多项式回归的颜色校正方法是根据实际采集的色标图像 RGB 的三刺激值和对应色标的标准三刺激值，通过多项式拟合和最小二乘法获得模型系数矩阵作为这个回归模型中的参数，对图像进行校正。多项式回归颜色校正的实现需要通过建立一种线性或者非线性的映射关系以实现样本源颜色矩阵映射到目标标准颜色矩阵的转换，其中训练样本源矩阵以及目标标准矩阵的获取都需要借助色卡。多项式回归方法的优点有模型简单，计算量小，无须将 RGB 颜色空间图像转换到其他颜色空间，缺点是多项式回归法采用的色卡需要手动定位不符合智能化，采用高阶项模型时会放大噪声的问题，降低图像颜色校正的精度。因此有学者进行了这方面的改进，提出一种自适应加权的多项式回归算法以解决上述问题。

（三）基于神经网络的颜色校正方法

神经网络是通过模仿人类大脑神经系统而建立的数学模型，人工神经元实现的功能与生物神经元中的树突、细胞体、轴突以及突触的功能类似。随着人工智能时代的到来，以深度学习算法为代表的先进算法在大数据资源的驱动下发展迅猛，从而推动了神经网络在各个领域中的应用。基于反向传播的神经网络，BP（back-propagation neural network）是一种常用的人工神经网络类型，属于基于误差反向传播算法的多层前馈型神经网络，模型中信号正向传播，误差反向传播。在前向传播过程中，输入信号来源于输入层，经过隐藏层逐层传播，最后在输出层终止输入信号。每层神经元的状态只影响下一层神经元的状态。如果输出层不能得到期望的输出，则进行反向传播，根据预测的误差值调整网络权重或阈值。其可用于解决监督学习问题，例如分类和回归任务，颜色校正本质即为回归任务。基于 BP 神经网络的色彩匹配方法的优点是无须根据色彩学基本理论建立显式的非线性转换关系，如果样本精度高，网络结构设计合理，这种方法可达到接近查表法的精度，而所需存储空间却非常少，其样本测试的工作量也低于查表法。但缺点是 BP 神经网络易收敛学习速度慢，由于神经网络通常有大量的参数，它们构成了高维空间中的搜索空间。在这个高维空间中，存在许多局部最优解。由于 BP 神经网络的初始值随机设置，每次训练后的权值和阈值都在发生变化，导致校正后的舌象颜色不稳定，会出现模糊，该方法鲁棒性不佳，适应度不强。有学者为了解决 BP 神经网络在舌象颜色校正中存在依赖初始值与易收敛到局部最小的问题，在 BP 的基础上引入了布谷鸟搜索（Cuckoo Search，CS）算法，基于 CS–BP 的舌象颜色校正算法，布谷鸟搜索算法，也叫杜鹃搜索，是由剑桥大学学者提出的一种新型元启发式搜索算法。CS 算法主要是通过模拟布谷鸟的巢寄生性和 levy 飞行机制来有效求解最优化问题，并且通过随机游走的方式搜索到最佳鸟巢孵化鸟蛋，CS 算法具有很好的全局搜索能力，不易陷入局部最优，且算法所涉及参数较少，简单通用。

（四）基于支持向量机的颜色校正方法

支持向量机（Support Vector Machine，SVM）作为一种数据挖掘技术，在高维特征空间、非线性判别、过拟合等问题上具有较强的处理能力，支持向量机以统计学习理论为基础，基于结构风险最小化原理建立数据模型，为解决有限数据样本情况下的统计模式识别问题奠定了坚实的基础。与传统机器学习方法相比，该方法具有结构简单、适应性好、全局最优、训练速度快和泛化能力强等诸多优势。支持向量机也被引入解决颜色校正问题，与 SVM 相似，支持向量回归

（Support Vectors Regression，SVR）也是使用非线性核函数把训练数据转化到高维特征空间，这样就转化为线性回归问题。在舌象诊断系统中，为了把非标准环境下采集的舌图像校正到标准采集环境下，SVR 方法被应用在舌图像颜色校正领域。有学者提出一种决策有向无环图 DAG 和决策树结合的方法。在训练 SVM 分类器的过程中，根据舌象样本中部分类别线性可分，而另一部分类别线性不可分的特点，采用了交叉选择核函数和交叉验证法估计核函数参数的策略，实验结果表明，这种方法在保证识别速度的同时，识别率有了进一步提高。舌色、苔色是舌质与舌苔的基本特征，在保证速度的同时提高舌色与苔色的正确识别率对中医舌诊的客观化具有重要的意义。

三、舌图像分割

舌图像分割包括舌体分割和舌质舌苔分离。舌图像分割是舌诊客观化研究的基础与主要内容，是后续舌体特征提取与识别的基础。

（一）舌体分割

在当前舌诊数字化流程中，拍摄到图像所包含脸颊、下巴、嘴唇等其他部位信息会影响舌象特征的提取，进而对舌诊造成干扰。如何从图像中精准提取舌体区域是当前亟待解决的问题。在舌体分割中，舌体大小和形状的差异以及舌体颜色与嘴唇颜色相近等客观因素大大增加了舌体分割的难度，使得传统的舌图像舌体分割方法在分割自动化程度和分割精度上有待进一步提升。此外，封闭环境具有稳定的光照环境，对舌体分割算法更有利，现有的舌图像自动分割方法主要应用于封闭式采集环境；开放式采集环境的舌图像分割问题受到光照和图像质量的影响，则更加难以解决。因此，利用图像处理、深度学习等领域的最新研究算法提升舌图像的分割精度具有重要意义。舌诊数字化图像特征分割方法主要包括传统图像特征的舌体分割方法和深度学习的舌体分割方法。

1. 基于图像特征的舌体分割方法

基于图像特征的舌体分割方法是利用图像的像素值特征实现的，即目标区域内的相邻像素值具有相似性，而目标区域边界处的相邻像素值则存在间断性或不连续性。根据侧重点的不同，又进一步将这类舌体分割方法划分为区域分割技术、边缘检测技术以及结合特定理论工具的分割技术。

2. 区域分割

区域分割是根据区域数值的相似性和空间的接近性，按照特定的评判标准将像素分配到某个区域，进而把这些像素与图像背景区域分开。可分为基于阈值的区域分割技术、特征空间聚类技术和基于种子点的区域自增长技术等方法。有学者提出了一种融合多颜色分量的舌图像阈值分割算法。首先对 RGB 颜色空间中的蓝色和红色分量执行 Otsu 阈值分割，检测出舌图像中的人脸区域；然后对 HSI 颜色空间中的色调分量执行变换，在变换后的色调分量对应人脸区域上执行阈值分割，以获得包含真实舌体和上嘴唇区域的初始舌体区域；接着对初始舌体区域对应的红色通道进行 Otsu 阈值分割，得到舌根和上嘴唇之间的间隙区域；最后利用间隙区域分离舌体和上嘴唇，进而剔除掉初始舌体区域中的上嘴唇区域，获得最终的舌体分割结果。有研究提出了基于扩展快速点特征颜色直方图（Fast Point Feature & Color Histogram，FPFCH）特征值的欧式聚类舌体分割算法。FPFCH 特征值由扩展快速点特征直方图（Fast Point Feature Histogram，FPFH）分量和色调（Hue，H）分量组成，作为欧式聚类分割后舌体点云的判别条件。基于欧式聚类分割是一种常用的点云分割方法，具有较快的运算速度并且易于实现，算法的实质就是将设定的距离阈值内的点云聚合为一个新的整体，算法将欧式距离作为判断点云之间远近关系的准则。

Kass 等于 1988 年提出主动轮廓模型，又称为 Snake 模型。Snake 模型的基本思想是将指定的控制点集合首尾相连，以此构成的封闭曲线作为图像分割的初始轮廓，并定义边缘轮廓曲线的能量函数，求取其最小值来分割图像，或者说通过对能量函数的动态优化来逼近目标的真实轮廓，其特点是结合了图像的高层和底层特征。近十年涉及相关模型开展了许多研究，尤其在生物医学图像分割中得到广泛使用，但其最大的缺点是受限于先验知识获得的初始形状的位置，当初始形状位置不合适时，就会导致最终的分割结果较差。

3. 深度学习的舌体分割方法

深度学习属机器学习领域，由神经网络发展而来，深度学习方法在图像处理领域得到了广泛的应用。相比传统的医学图像识别方法，深度学习能够挖掘到医学图像中潜在的非线性关系，特征提取效率更高。随着医学图像分割对性能的要求越来越高，许多研究人员将深度学习运用到舌体分割中。在舌体分割应用领域中，以各种深度学习方法作为研究对象，将基于深度学习的舌体分割方法划分为卷积神经网络（Convolutional neural network，CNN）、全卷积网络（Fully convolutional networks for semantic segmentation，FCN）、基于区域卷积网络的模型、基于编解码器的模型、高分辨率模型、基于迁移学习等。

（1）卷积神经网络（CNN）：卷积神经网络是深度学习中应用最广泛的架构之一，特别是在计算机视觉任务中。CNN 可以通过卷积和池化操作，自动学习图像各层次的特征。其主要优势是所有的感受野都有相应的权重。2022 年，王艺陵等基于开放环境下的舌象图片，采用深度学习的方法，从舌象的检测和分割两个角度展开研究，其主要研究内容围绕在开放环境下拍摄的舌象图片往往含有太多杂乱的背景，拍摄出的舌象大小不一，甚至拍摄出的图片不含有舌体。针对上述问题提出了一种基于改进的 SSD 网络模型的舌象检测算法。使用深度可分离卷积提取舌象的特征，减少网络参数，在网络中添加特征图提高网络的特征提取能力。然后修改网络的检测类别，在获得检测网络生成的舌体检测框后，定位检测框的坐标位置，并对图片进行裁剪，得到裁剪出的只含有舌体区域的舌象图片。针对检测出的舌象图片中仍然存在的面部、嘴唇、牙齿等干扰信息，提出了一种基于改进的 Deeplab V3+ 网络模型的舌象分割算法。首先对网络输出类别进行修改，把分割目标分为舌体和背景。然后把该语义分割网络的骨干网络换成轻量级的网络，并在网络中添加注意力机制，使用开放环境下的舌象图片输入到语义分割网络中进行训练，最后根据分割结果把舌体区域还原成初始的颜色，从而得到所需要的只含有舌体的舌象图片。根据舌象图片的检测和分割算法，设计并实现中医舌象图片分割系统的对应功能模块。将研究结果融入舌象分割系统中，根据需求分析和相应的数据库等模块的设计，实现舌象的采集模块、检测模块和舌体分割模块，从而满足人们对开放环境下的舌象分割的需求。

（2）全卷积网络（FCN）：全卷积网络用卷积操作代替了传统的全连接操作，其架构交替使用多层普通卷积和池化操作。最后实现了两种转换：分类网络向分割网络的转换和图像级分类向像素级分类的转换。FCN 可以解决全连接层中输入图像的大小必须固定的问题（即可以处理任何大小的输入图像）。反卷积层有利于完善输出结果。跳跃连接与不同深度层的结果相结合，可以达到更好的鲁棒性和准确性。

（3）基于区域卷积网络的模型：区域卷积网络（regional convolutional network，R–CNN）及其延伸部分（Fast R–CNN、Faster R–CN 和 Mask R CNN）在物体检测应用中已被证明是成功的。Mask R–CNN 采用 FCN 作为分割分支，实现物体检测、物体分类与识别、像素级物体分割。Mask R–CNN 本质上是 Faster R–CNN，有三个输出分支：第一个预测边界框坐标，第二个计算相关的类，第三个获取二进制掩码来分割对象。在架构中，Mask R–CNN 使用 RoIAlign 层代替 Faster R–CNN 中原有的 RoIPool 层是一个亮点。RoIAlign 是一个无量化的层，它可以忠实地保存精确的空间位置，相对提高掩膜精度 10%～50%。对于每一个感兴趣的区域来说，只是针对一个类别一个物体。FCN 要考虑多个类别之间的竞争，而 Mask R–CNN 里的二进制掩膜仅仅关注分割一个类别的物体。将预测区域进行对象分类和边界框回归从而使分割模型达到了最高的准确率，但因实例分割同时执行对象检测和语义分割，所以运行速度通常比较慢，会使语义分割过程更加复杂。有研究利用 R–CNN 将舌体区域从面部图像中分离出来，进而为后续的舌象分类提供图像。有研究在预测阶段采用 RoIAlign 修正错误的舌体区域。在找到舌体区域后，分别采用定位分支和掩膜分支进行舌体定位和舌模分割。有学者应用 Mask R–CNN 进行舌体分割，并评估网络的效果。

（4）基于编解码器的模型：基于编解码器的模型包括一种用于图像分割的深度卷积编解码器架构，名为 SegNet；还有一种用于生物显微镜图像分割的 U–Net。

SegNet 是一个对称网络，包括一个编码器网络和一个解码器网络。编码器网络包括前 13 层 VGG16 并不包括全连接层。因此，它可以保留高分辨率的特征图，减少编码器网络的参数。此外，归一化层、激活层和池化层依次连接到每个卷积层。每个编码器块由两个连续的 3×3 卷积层和一个最大池化层组成。每一个卷积层之后都有一个批量归一化层和一个 ReLU 层。解码器网络由上采样层和卷积层组成，其中上采样层和池化层相互对应。得到每个像素的分类概率，实现语义分割。SegNet 的新颖之处在于解码网络应用上采样层来恢复低分辨率的输入特征图。有研究将亮度统计与 SegNet 结合起来进行舌体图像分割。亮度统计作为预处理来判断输入图像是否要分割。训练图像的像素分为两类：舌体区域和背景。采用编码器网络提取特征，再利用解码器网络对上采样层的图像信息进行丰富，从而获得池化过程中丢失的信息。SegNet 不需要保留编码器网络的特征图，以节省内存空间。解码器网络采用上采样层，而不是解卷积层，实现非线性上采样。此外，SegNet 只有较少的可训练参数，速度较快。SegNet 虽然在精确度上没有明显的提升，但注重于节省内存空间，为后续设计效率更高的实时分割网络提供了思路基础。

U–Net 有效提高了上下文信息的利用率。同时，它只需要少量的样本，在医学图像领域得到了广泛的应用。其训练策略依赖于数据增强，可以更有效地从现有的注释图像中学习。相较于 SegNet，U–Net 需要更多的内存，单一的卷积核尺寸局限了分割目标的精确度。有研究利用 U–Net 获取舌体图像特征，结合颜色空间与 U–Net 对舌体病症进行语义分割，结合 U–Net 和转移学习设计迭代跨域舌体分割的框架。由于经典的 U–Net 会产生一个带有噪声的粗糙预测结果，有学者设计了一个形态层来完善预测结果，证明了所提出的网络不仅可以得到更快、更准确的结果，而且可以应对舌体的特征不同的挑战。

有研究针对舌象分割中舌体边缘信息丢失的问题，提出一种利用高分辨率特征的舌象分割算法，高分辨率网络模型（HRNet）。HRNet 不仅有 SegNet 和 U–Net 相似的架构，而且还保持了高分辨率的输入处理。通过区域定位网络识别并获取舌体所在区域，构建高分辨率网络提取该区域舌体高分辨率特征，从而完成舌体区域分割。实验结果表明，该算法可有效保留舌象边缘信息，较 SegNet、Mask–RCNN 算法分割舌象更精准。

（5）迁移学习：深度学习需要大量的数据，这样可以利用数据增强来改善这一问题。为了进一步提高网络的准确性，可以将转移学习应用于舌体图像分割，从预先训练的模型中提取网络权重的主要特征。另外，转移学习可以避免网络过拟合，加快训练速度。转移学习有两种策略：第一种是微调，第二种是冻结与训练。微调使用原有数据集的预训练模型，并训练目标数据集的所有层，它适用于训练一个较大的数据集。冻结与训练是冻结除用于分类的全连接层以外的所有层（它们的权重不更新），然后训练最后一层。此外，它还可以冻结前几层，然后对其余层进行微调，它适用于少数数据集。迁移学习一般适用于两个数据分布较为相似的数据集训练。有研究利用 ImageNet 数据集的预训练模型来初始化网络的权重，该方法训练了舌体数据集中的所有层，使各个网络更好地应用于舌体图像分割。当损失曲线和分割精度曲线变得稳定时，网络停止训练。有研究根据目标数据集的 U–Net 预测掩码选择满意的样本，对所选样本进行分割模型的微调，在过滤和微调步骤之间进行迭代，直到模型收敛。

（二）舌质与舌苔分离技术

中医理论认为舌质的变化主要反映脏腑的虚实和气血的盛衰，而舌苔的变化主要用来判断感受外邪的深浅、轻重及胃气的盛衰。舌质与舌苔的准确分离是后续舌体特征提取和识别的基础，也是中医舌诊客观化工作的关键。舌苔从舌体中分离的质量将影响后续分析的准确性，从而影响临床的诊断和治疗。目前，国内学者对舌质与舌苔自动分离技术的算法研究主要集中在阈值法和聚类法。

1. 传统阈值法

传统阈值分离法通常根据专家提供的数据和实验结果确定经验阈值，利用该阈值对舌图像进行二值化，进而分离舌苔和舌质。然而舌苔和舌质颜色种类多，用单一固定的阈值分离舌苔和舌质，大大降低了舌苔与舌质的分离准确率。有研究在传统阈值分离法的基础上，提出了使用多个色彩动态选取阈值的方法，但由于某些舌苔和舌质灰度级非常相似，舌苔和舌质可能会交汇出现，呈现苔中有质、质中有苔的情况，影响舌苔和舌质的分离精度。

2. 聚类分离法

基于聚类的分离法自适应性更强，且能减小舌苔与舌质交汇造成的分离误差。有研究将舌图像分别投影到不同颜色空间的 R 通道、L* 通道、a* 通道和 H 通道上，并对舌图像各通道像素进行 K–means 聚类得到 2 个集合，比较后发现 a* 通道舌图像聚类效果最好。然而，K–means 聚类算法对初始中心点位置极其敏感，随机选择的初始聚类中心点可能会导致聚类结果陷入局部最优解。有研究提出将彩色图像有 RGB 颜色空间转换为 L*a*b* 颜色空间，避免了因 RGB 颜色空间各色彩通道高度线性相关而引起的误差。将分割图像每个像素由 L*、a*、b* 的 3 个分量组合表示，将所有像素作为聚类样本进行 K–means 聚类，可以获得较好的聚类效果。基于深度学习的方法因其训练需要大量的样本数据以及舌图像的特殊性，影响了此方法在舌苔和舌质分离技术的应用。

四、舌象特征

中医舌诊中舌象特征包含很多内容，按照舌象特征物理分布可分为舌质特征、舌苔特征和舌下络脉特征 3 类。要进行舌象客观化研究，需要提取舌象的客观化特征。有研究利用多重分形特征量描述信息的全面性、稳定性等优点，通过分析向后传播（BP）神经网络层次结构，设计和训练数字化舌象苔质特征自动识别分类器。数字化舌象多重分形谱特征参数作为 BP 神经网络模式识别的输入向量，通过采用不同均衡度的测试样本数据验证了该分类器具有良好的稳定性。数字化舌象多重分形谱特征参数可作为舌苔厚薄、腐腻等特征识别分类领域内高效的数理性依据。有研究通过建立卷积神经网络 Inception−ResNet−V1 提取对应的高维抽象特征。然后使用 L2 范数进一步约束高维特征的分布，同时引入降维压缩后的高维特征，最后使用 TripletLoss 得到有效的映射空间。因此可以根据舌象间的特征向量距离计算相似度以实现分类。与现有方法比较，本方法在分类精确度上提升了 18.34%，并且所需时间最短，该方法可以很好地实现舌象体质分类，具有一定的应用价值。

2023 年，王洪茵、刘庆阳等采用辽宁中医药大学中医内分泌科 MMC 实验室提供的慧医谷中医望诊信息采集管理系统拍摄患者的舌质照片、舌体照片、舌苔照片，通过分析软件获取舌质、舌苔以及舌体的舌象参数，色度值指标选取 Lab 颜色空间，其中分别包括全舌颜色参数 L 值、全舌颜色参数 a 值、全舌颜色参数 b 值，并以面色照片互为印证，进一步辨证分析患者的病性证素等基本信息。

五、舌象的分类与预测

舌象分类是舌诊客观化的重要内容之一，主要分为四大类任务，分别是舌色分类、舌形分类、苔质分类以及苔色分类。舌象分类任务不仅难度大，而且暂无公开的数据集，因此给舌象的分类带来了很大的困难。然而随着深度学习的迅速发展，利用深度学习结合图像处理技术进行舌象分类与诊断，能够挖掘出具有更强表征力的特征，使分类与诊断结果更加准确。在中医对舌象进行分类和诊断的时候，最常见的是根据舌色和苔色进行分类研究。有研究提出了一种 SVM 的两阶段多色分类方法，首先利用 k 均值聚类将舌象聚类为图像背景（黑色）、深红色区域、红色 / 浅红色区域和过渡区域四个群集，然后再利用 SVM 进行三分类。哈尔滨工业大学利用 12 维的颜色比例特征向量，并结合其他颜色信息（如亮度），提出了对舌图像颜色进行分类的算法，取得了较好的效果。

除了通过舌色、苔色来进行舌象分类，舌象的其他特征分类研究也在逐步开展。舌象粗糙与细腻等纹理特征是区别老、嫩舌的重要特征，可以通过统计对比度、熵、平均值、二阶矩阵等纹理参数，通过纹理分析来实现老、嫩舌的识别；对裂纹舌的识别，可以根据二维 Gabor 小波系数能量分布与裂纹的关系，定性地分析裂纹是否存在及其数量多少，将舌纹理定性地分为无舌纹、有少量舌纹和有舌纹 3 种情况；对点刺舌的判断，可以通过颜色更深更红、灰度特征较邻近区域灰度值小、形态大小较为接近等特征，统计颜色模型各参数，从而进行分类判断，再将彩色图像转换为灰度图像，进行模板灰度相对差值的阈值判断；对胖瘦舌的判断，通常可以通过二次函数、四次函数、高斯函数等曲线拟合函数的方法，以及提取几何特征、开口大小等确定舌体胖瘦，将舌体分为正常舌、胖大舌、胖大边有齿痕舌、瘦小舌 4 类。

目前，基于深度学习的舌象分类方法大多针对单个标签进行分类，例如以单独的舌色、苔色、腐腻或舌形为主要研究内容，当面对多个分类标签时，如分类舌色和苔色常需要训练两个分类模型，会消耗过多的计算量和时间，并且容易忽略不同分类任务之间可能存在的关联，不能将有效信息完全利用。目前基于深度学习的舌象分类多是将问题转化为多类别分类或多标签分类。多类别分类需要训练多个分类模型，这种实现方式由于同一张舌图像有多个标签，导致舌色和苔色分类任务侧重提取的特征可能会发生混淆，从而造成舌象分类标签的混乱，模型预测的结果也不准确。当类别数目较多时会导致精确度降低，造成标签歧义性。

第五节　中医闻诊数字化技术应用

中医闻诊主要包括听声音和嗅气味，所获取的数字化信息为听觉及嗅觉信号。声音数据采集需要将患者的语音信息通过语音传感器转换为音频信号，再经过智能语音识别算法识别出有用信息，进而作为智能辅助中医诊断算法的输入数据，对于嗅诊数据采集则需要对患者的气味信息进行检测，采用气体检测传感器，检测出气体含量，并按照预先设定的气味模型进行分类，再得到量化的气味数据。

一、中医听诊数据采集

声音数据采集由声音传感器和微计算机声音采集分析系统实现。声音采集系统的基本工作原理是利用声音数据采集由声音传感器和微计算机声音采集分析系统实现。声音采集系统利用话筒和声音传感器将人体生理声音转换成电信号，通过计算机的声效卡将其转换成以后缀名为 WAV 的声音文件并存入系统的数据库中。然后，将此电信号通过 A/D 转换卡转换成数字信号，送入微计算机，经处理后将其波形显示在显示器上，同时以数据集的形式存入系统的数据库中，为疾病诊断提供重要的参数依据，这对中医临床诊疗的智能化以及远程医疗服务具有重要意义。

目前，声音传感器和微计算机声音采集分析系统主要由硬件和软件两部分组成。硬件由人体声音采集仪和微计算机控制部分组成，人体声音采集仪由声音传感器、低噪声的单片运算放大器、采集话筒、A/D 卡组成。在硬件方面，由于人体生理声音或病理声音属于低频（8～250 Hz），具有声波压强低、信号变化和差异小、鉴别难度大等特点，多选择低噪声的单片运算放大器和采访话筒，可根据声音传感器的数量。选择 A/D 转换卡的道数。在微计算机控制部分，只要求配备声效卡和分辨率较高的显示器即可。

在软件方面，整个系统软件要满足有数据库建立和数据库的检索调用两大功能，主要由以下几个部分组成：① 主控程序；② 数据采集和处理；③ 波形的描述和显示；④ 数据库系统；⑤ 远程通信及管理程序。现以声音诊断系统为例，介绍其具体设计过程。声音诊断系统的主要设计内容包括硬件设计和软件设计两部分。

（一）硬件设计

主要包括麦克风和声卡的选择及隔音室的设计。其内容主要为确定声音采集硬件的各个部分的选型标准，确保最终实现系统具有高保真度，实现系统的可重复性。

麦克风的主要功能是将声音信号转换为电信号。高保真性保证了录制的声音能真实有效地呈现原始声音，是麦克风技术参数中最重要的参数，该参数具体可分为高灵敏度、高分辨率、心形指向、平坦的频率响应曲线以及高信噪比等。

一般来说，疾病状态的声音相比于正常声音，含有较多类似高频噪声的成分，其频率和幅度都存在微小波动，所以在后期需要进行降噪等操作，确保高灵敏度。此外，在录音过程中，除了录制声音等主要信息外，还需准确保留声音中的一些信息，即录音设备需具有高灵敏度和高分辨率。目前，电容式麦克风相较于动圈式麦克风具有更高的灵敏度。

指向性描述是指在采集声音过程中，基于不同角度的声音，麦克风的灵敏度分布情况。实际采样过程中，一般要求发音人坐在麦克风前进行发声。因此，具有心形指向的麦克风是最优选择。关于其他指向的选择则介于心型指向和全向型指向之间。

值得注意的是，麦克风的频率和信噪比也是灵敏度的重要影响因素。麦克风的频率响应指的是输入的各频率声波信号在入射角符合规范、声压稳定不变的情况下，麦克风的开路输出电压与该规范频率下的开路输出电压这两者之比，单位一般为分贝（dB）。信噪比（SNR）表示参考信号与麦克风输出的噪声水平的比值，通常以 S/N 表示，一般以分贝（dB）为单位。信噪比越大，则表示信号里的噪声越少，信号越接近原始信号。当麦克风将声音信号转换成模拟电信号后。需要配备声卡将模拟电信号转换成数字信号并传输给计算机处理。声卡的选择主要依靠采样频率、采样位数以及频率响应等指标，在实际过程中，还需保证声音不失真，声卡应选择支持高采样频率和高采样位数。

（二）软件设计

主要为声诊平台的设计，基于搭建的硬件系统，实现声音采集、预处理、波形显示、特征计算和声音分类等功能。

软件设计一般分为六个模块，分别是采集、预处理、特征提取、模型训练、模型评价及运算结果显示模块。其中采集模块负责采集声音和确保采集声音符合要求；其次通过预处理模块对声音进行采样频率转换、预加重、加窗、分帧、无声部分切除等处理，并将处理好的可以被特征提取模块处理的数据交接给特征提取模块；由特征提取模块提取每一个声音的多个特征参数，并将这些特征参数传递给模型训练模块；由模型训练模块对特征参数进行降维和归一化处理，并训练最终模型；最后，将最终模型传递给模型评价模块，由模型评价模块衡量模型好坏并将训练结果传递给运算结果显示模块，由运算结果显示模块显示最终结果。

二、中医嗅诊数据采集

目前，嗅诊研究采用的主要技术方法包括红外吸收光谱法、气相色谱分析法和直接顶空分析法。现简要介绍各方法。

（一）红外吸收光谱法

该方法简称红外光谱法，是利用光谱图吸收峰的波长、强度和形状来判断分子中的基团，对分子进行结构分析。当一定频率（能量）的红外光照射分子时，如果该物质分子中某一基团的振动频率和红外辐射频率相同时，则此物质会吸收红外辐射，使得分子由振动基态跃迁到激发态，光的能量通过分子偶极矩的变化传递给分子，这个基团就可以吸收一定频率的红外光，产生振动跃迁，同时将分子吸收红外光的情况用仪器记录就能得到该样品的红外吸收光谱图。红外光谱具有很好的特征性，每种化合物都有自己特殊的红外吸收光谱，利用此现象可以进行物质的结构分析和定量测定，常用于中药化学成分的结构分析。

红外光谱法首先需要对样品气体进行红外光谱扫描，相应的探测器接收数据后得到红外光谱数据，经过多次扫描后，将测定的数据分为待训练样本集与待测试样本集两类，预测样本集则在此基础上进行随机选取，通常当预测样本集为训练样本集的三分之一时效果最佳。由于采集条件的限制，样本集需要进行预处理以尽量减少数据集对训练结果的影响。同样，预测样本集也需通过预处理才能更好地适用于训练模型。当训练模型建立好后，要对其预测效果进行验证，预处理后的测试集则可对网络模型进行结果验证来判断模型是否合理。另外，可估计预测结果并优化网络模型的参数，当误差在允许范围内时，则认为此训练网络可用于未知样本的预测。值得一提的是，气体传感器采集到的光谱信号由于背景气体和硬件平台的影响会产生噪声，因此，需要去噪处理后，才能作为样本数据进行建模。

（二）气相色谱分析法

一般多使用惰性气体或者性质比较稳定的气体（如氮气）作为流动相的载气。通常固定相由一层很薄的液体或者是吸附性很强的固体物质附着在一层不容易与其他物质发生化学作用的固体表面上构成，一般由金属或者玻璃制成的空心管柱来承载固定相。利用惰性气体作为载气，将被气化的待测样品流入色谱柱，利用各组分与固定相的物理作用，从而在不同的时间内分离出不同的物质，然后，被分离出的物质先后进入色谱柱后端检测器，通过监测其输出信号，记录处理后的色谱图，确定各组分的保留时间（从一种被分离出的样品进入色谱柱开始到出现最大的色谱峰之间的时间）和色谱峰的面积，然后通过相同条件下标准物质相关参数的对比，从而确定被测样品中的各组分，并进行定性和定量分析。气相色谱仪主要是基于气相色谱法，对待测气体样品或者在特定条件下可以转化成气体的样品进行分离分析的仪器。

（三）直接顶空分析法

直接顶空分析是通过样品基质上方的气体成分来测定这些组分在原样品中的含量，是一种间接分析方法。在一定条件下气相和凝聚相（液相和固相）之间存在着分配平衡，因此气相的组成能反映凝聚相的组成。如果把顶空分析看作是一种气相萃取方法，即用气体作“溶剂”来萃取样品中的挥发性成分，故顶空分析是一种理想状态的样品净化方法。目前传统的液萃取以及固相萃取（SPE）都是将样品溶在液体中，某些共萃取物会干扰分析，而且溶剂本身的纯度也是影响分析的重要原因，这在痕量分析中尤为重要。因此，与传统萃取方法相比，气体作溶剂可避免不必要的干扰，可自动将挥发性化合物从几乎任何样品基质直接进样到气相色谱仪或气质联用系统中。气相色谱仪是将液体或固体样品中的挥发性组分直接导入气相色谱仪进行分离和检测的理想进样装置，而顶空分析可避免冗长烦琐的样品前处理过程，防止有机溶剂带入杂质干扰分析，从而减少对色谱柱及进样口的污染。

目前常用的中医嗅诊技术装备即电子嗅觉系统是电子鼻，能够感知和识别气味。它主要由气敏传感器阵列、信号预处理和模式识别三部分组成。当某种气味与活性材料的传感器接触时，气味分子被气敏传感器阵列吸附，传感器将化学输入转换成电信号，经过信号处理系统进行处理和加工；并最终由模式识别系统对信号处理的结果做出综合判断。通常情况下，多个传感器对一种气味的响应构成了传感器阵列对该气味的响应谱，气味中的各种化学成分均会与敏感材料发生作用，所以称之为广谱响应谱。尤其是为实现对气味的定性或定量分析，需将传感器信号进行预处理（消除噪声、特征提取、信号放大等）后，再使用模式识别分析方法进行分析。

首先，电子鼻系统通过阵列气敏传感器，将性能重叠的多个气敏传感器组成阵列，模拟人鼻内的嗅觉感受细胞，借助精密测试电路，组成对气体瞬时敏感的检测器；其次，气敏传感器的响应经滤波、A/D 转换后，将有用成分和无用成分进行分离，得到多维响应信号数据；最后，通过多元数据统计分析方法、神经网络方法和模糊方法等多种数据处理方法，将多维响应信号转换为感官评定指标值或组成成分的浓度值，得到被测气味的定性或定量分析结果。同时，还可利用气敏传感器构成阵列，对多种气体的交叉敏感性进行测量，通过适当的分析方法，实现混合气体分析。

基于电子鼻的原理，将整个系统设计为两部分：硬件系统和软件设计部分，其中硬件部分可再细分为传感器阵列模块、信号处理模块和处理器模块；软件部分则主要完成数据的转换、显示、分析和识别等功能。

在电子鼻系统中，气敏传感器是直接与待测气体接触，获得气味信息的部件。后续功能模块都是对气敏传感器的信号进行处理，所以，选择合适的气敏传感器是电子鼻系统的关键因素。如果气敏传感器阵列对待测气体不够敏感或者得到的数据误差较大，则无论后续功能模块处理能力多强大，整个系统也无法很准确地对待测气体进行分析。目前，电子鼻气体传感器的主要类型有金属氧化物传感器、导电聚合物传感器、压电类气体传感器、电化学型传感器以及光纤气体传感器。电子鼻的硬件系统总体可以划分为 5 部分。① 传感器部分：提取气味样本数据，取得电流信号。② 信号转换器：将传感器输出信号转化为标准电压信号。③ 信号放大电路：将信号放大适当倍数，保证处理器获得足够明显的信号变化。④ 模数转换模块：由单片机控制模数转换芯片进行转换，并将得到的数字信号送至处理器。⑤ 处理器：用于数据存储、分析和模式分类等。

第六节　中医问诊数字化技术应用

问诊是中医诊断的重要环节之一，在临床诊断中起着非常重要的作用。自古以来，问诊就被古代医家所推崇，早在《黄帝内经》中就有对问诊的丰富记载，后经数千年在历代医家的临床实践中得到了补充和完善，形成了相对成熟的中医问诊体系。传统的中医问诊也存在一些缺点和不足。一直以来，中医问诊都是围绕患者的主观感受进行问询、记录、诊断，可重复性差，缺乏统一的实施标准，主观性强。此外，由于患者的表达能力具有一定的局限性，对于某些症状表现及主观感受的表达缺乏准确性，从而造成中医诊断的漏诊、误诊。因此，如何做到客观、全面、准确的中医问诊是值得深入研究的。

一、中医问诊的客观化采集

由于传统的中医诊断对疾病的严重程度定量化不足，不能满足现代临床实践的要求及临床科研的需要，近年来许多学者在传统中医症状量化方法的基础上，广泛吸收西方医学及心理学等研究中对主观症状量化分级较为成熟的方法，在中医症状的量化表述方面进行了尝试，并运用于临床研究中，如赋权值法、症状加权积分法等。

（一）问诊量表的研究

量表法与中医问诊的内容相似，皆为收集和评定受试者的主观感受。量表具有数量化、全面化、规范化等特点，它能够使研究结果更为准确和清晰，更符合科研严谨的思路和要求。此外，由于量表的结构多维，内容细致，所以能够更好地反映出所收集数据某些内在的综合特质。量表能够有效解决传统中医问诊所存在的诸多问题，并且推动了基于计算机技术的中医问诊采集系统的研制和发展。

借鉴国际通用的量表研制思路与方法来研制问诊量表，是实现中医问诊客观化、定量化的重要途径。量表研制涉及的关键技术环节主要包括问诊条目筛选、条目赋权、考核与验证。

1. 条目筛选

条目筛选是量表制作最为关键的环节。目前的量表研究多采用定性与定量相结合的方式，除了采用专家评分法从主观角度筛选条目外，还需要基于临床调查从统计学角度筛选条目。经典测量理论中不同方法筛选条目的角度存在差异，筛选结果也不尽相同。应尽可能地综合多种筛选方法，力求每一个被筛选出的条目具有良好的敏感性、代表性及独立性。如经典测量理论计算简便，容易推广，但存在着测验信度的估计精度较低、参数估计对样本的依赖性大、参数指标之间的配套性较差等局限；而项目反应理论可直观地表现出项目难度、区分度特征，具有参数不变性、可提高测量精度和全面性的特点，但其理论建立在更复杂的数学模型之上，不易掌握，测量精度易受测验条件影响，理论体系尚需进一步完善。因此，多种测量方法相互结合有利于实现优势互补，提升条目质量。

2. 条目赋权

条目权重是制定中医证候量表不可或缺的部分，选择适宜的方法进行条目权重的赋值尤为重要。目前中医问诊量表条目常用的量化赋权方法有主观赋权法、客观赋权法和主客观联合赋权法。多数研究分别采用德尔菲法（Delphi）与因子分析法确定主观权重系数与客观权重系数，将两者权重系数相乘并进行归一化处理以得到各条目综合权重，可克服单一赋权方法的不足。

3. 考核与验证

筛选条目后需对量表进行考核以确保量表质量，常用考核指标为信度、效度、反应度、可行性等。一份量表的优劣在于其信度和效度的高低，一份好的量表应该既是可信的又是有效的。信度方面，分半信度、同质性信度和内部相关系数等用于评价内部一致性，重测信度、评分者信度等用于评价稳定性。效度指标相对复杂，按评估的目的和用途不同分为多种评测指标。量表研制应重视考核与验证，并尽可能采用全面的评价指标及统一的评价标准，以提高量表的科学性。

（二）中医心系问诊量表的研制

规范的评定量表应包括量表的名称、形式、测量目的、项目和评定标准等内容。以中医心系问诊量表的研制为例，有学者在中医理论的指导下和文献梳理的基础上，运用量表制作方法研制中医心系问诊量表。借助频次、Delphi 法和卡方检验等多元统计学方法筛选条目，不断完善和修改心系问诊量表，并进行重测信度、内部一致性信度和内容效度等评价，具体如下。

1. 中医心系问诊量表维度和条目的构建

首先要确立研究对象，例如文献报道有研究在相关医院心内科门诊及住院部进行心系病例的采集，然后根据诊断标准（中医诊断主要参考《中医病证诊断疗效标准》《中医诊断学》，西医诊断主要参考《西医内科学》）、纳入标准（符合中医心系病证诊断及西医心血管系统常见疾病诊断者，对调查知情同意者）、排除标准（排除精神病患者及伴有其他系统严重疾病者，语言表达能力较差、病情难以叙述者，未获得知情同意、拒绝配合者）等对所采集的病例样本进行筛选，从而收集到合格的临床资料。在中医问诊理论指导下，根据问诊包含的内容，结合专家建议及相关的心病文献研究，以十问歌为纲，反映心系证候的主要症状为主，兼顾其他系统的主要症状，初步构建该量表的结构、维度及维度下条目。结合临床实际对采集表中的症状术语进行修正，组织从事中医基础和临床的资深专家及统计学等相关专家进行多次论证，最终确定采集表的维度及条目，作为心系问诊初始量表，并对量表进行信度和效度评价，以评价量表的稳定性、可靠性及真实性。

2. 中医心系问诊量表的条目筛选

参考临床实际，选择临床出现频次较高的条目，结合专家打分法，按照Delphi法，邀请专家对心系问诊量表中包含的条目进行打分（如必要3分、次要2分、不重要1分），根据打分情况进行条目的取舍。

3. 中医心系问诊量表评价

包括内部一致性信度分析，同一患者和同一医师先后测量的一致性检验，同一份病例量表和同一医师先后两次诊断的一致性检验，评分者信度评价、内容效度评价等。

4. 正式量表的形成

通过以上步骤，完成文献梳理、专家讨论，研制了包括寒热、汗、头身胸腹、饮食口味、二便、睡眠、情绪、妇女8个维度、66个症状变量的中医心系问诊量表，并在此基础上借助多元统计学方法进行症状的筛选，同时对量表的内部一致性信度、重测信度、评分者信度和内容效度进行了评价。该量表为中医心系问诊信息的规范化和数字化奠定了基础。

传统问诊是耳闻口述，如今在信息技术的支持下，如何使中医问诊规范化、程序化和系统化，是问诊客观化的核心任务。中医问诊是一个复杂的过程，临床经验不同，其问诊效果也不一样，因此在问诊量表内容基础上，以问诊的思维为指导，设计中医问诊采集系统，可实现中医问诊数据规范化采集与管理，为中医问诊的规范化、程序化、数字化研究提供便利。

二、中医问诊症状特征的选择方法

随着中医诊断客观化和标准化研究的不断推进，关于中医问诊信息客观化分析方法的研究也日益深入。临床医生在进行问诊时并不是泛泛而问，而是围绕患者的主诉有目的地进行询问。通过重点突出的问诊，可以有效地抓住关键信息，帮助医生做出准确的诊断，这在本质上是一个特征选择的过程。利用特征选择的方法，找出能体现特定疾病规律的特征性症状，同样可以帮助研究者抓住病证的主要特征，提高问诊模型的准确率。因此，如何从大量的临床症状中筛选出具有代表性的特征性症状显得尤为重要。随着近年来数据挖掘、机器学习等领域的不断发展，特征选择方法也取得了巨大的进步。尤其是20世纪90年代以来，随着数据处理需求的不断提高，特征选择方法上的局限性也越来越明显，使得相关研究者对特征选择方法投入了前所未有的重视，各种新方法层出不穷。目前的特征选择方法大致可以分为直接选择和间接选择两类，直接选择是指通过特定的方法将原始特征直接分为纳入模型和不纳入模型两个特征子集，间接选择是指先从原始特征中提取新的维度，实现数据降维，再从提取出的维度中总结主要特征。

（一）直接特征选择方法

目前常用的直接选择方法主要分为过滤式特征选择方法（Filter）、封装式特征选择方法（Wrapper）及嵌入式特征选择方法（Embedded）3种。此外，为了克服单一方法的缺陷，也有将多种特征选择方法联合使用的混合式特征选择方法。

1. 过滤式特征选择方法

过滤式特征选择方法是指先按照某种规则对数据集进行特征选择，再基于选出的特征子集训练模型。特征选择过程与后续建模过程无关，即在建模之前对特征进行“过滤”，筛选出符合要求的特征。如常用的检验、秩和检验、卡方检验等，通过对统计量或P值设定阈值的方式可以对特征进行筛选，可以作为过滤式特征选择方法使用。常用的过滤式特征选择方法还包括粗糙集方法、互信息方法、RelicfF方法等。有学者利用卡方检验对民航飞行疲劳的中医症状、体征进行排序，从62个中医症状体征变量中筛选出23个对预测疲劳程度最重要的变量作为进一步分析的基础。有学者使用粗糙集方法对肝硬化患者的症状、体征进行筛选，之后采用支持向量机方法建立肝硬化患者的证候模型，通过使用粗糙集方法，输入模型的症状，体征从64个缩减至19个，而模型分类准确率从76.9%上升至84.4%。也有学者将粗糙集与互信息方法结合对慢性胃炎虚证患者的症状进行选择，并在此基础上使用有向有环图建立证候模型，挑选出脾胃气虚证相关症状（体征）19 个，脾胃虚寒证相关症状（体征）17 个，筛选的相关症状基本与中医理论相符，其模型对脾胃气虚证和脾胃虚寒证的分类准确率分别为 74.1% 和 96.0%。另有学者将该方法扩展运用于慢性胃炎等 6 种常见证候，其平均分类准确率可达 82.5%。

2. 封装式特征选择方法

封装式特征选择方法是指通过特定的规则选取不同的特征子集并分别进行建模，以最终的建模效果来评价不同的特征子集，选出效果最好的特征子集。如穷举法是最简单的封装式特征选择方法，即通过将所有可能的特征子集全部尝试一遍找出效果最好的特征子集。但通常情况下，穷举法的计算量过大以致难以完成，因此产生了启发式搜索和随机搜索等其他封装式特征选择方法。常用的封装式特征选择方法有遗传算法、递归特征消除算法等。

有学者基于朴素贝叶斯分类方法对 187 例冠心病患者的证候进行分类识别研究，在分类特征的选择上，使用遗传算法对原有的特征进行优化，使用 ROC 曲线评价方法对特征优化前后的分类识别的效率进行比较。结果显示特征优化前，使用朴素贝叶斯分类方法对证候分类识别时对应的 ROC 曲线下面积（AUC）为 0.386 5，而基于遗传算法进行特征优化后，使用朴素贝叶斯分类方法分类识别时对应的 AUC 提高到 0.763 3，表明基于遗传算法进行特征选择可以提高分类识别效率。有学者提出了一种融合多个评价标准的递归特征消除算法，对医疗数据进行实验分析，结果表明该方法预测性能优于其他特征选择方法，其预测的 AUC 值、精确率、召回率、F1 值、准确率均有所提升。

3. 嵌入式特征选择方法

嵌入式特征选择方法是指建模过程中使用的模型本身即带有特征选择的方法，如常用的逻辑回归中的前进法、后退法等就属于嵌入式特征选择方法。当嵌入式特征选择使用机器学习算法时，则在机器学习算法训练过程中自动进行特征选择，例如嵌入式特征选择方法包括岭回归、Lasso 回归、决策树等。

有学者基于 Group Lasso 的 logistic 回归模型研究 40 ～ 65 岁女性骨质疏松高危人群的危险因素，然后用 ROC 曲线对该模型进行评估、研究结果显示 AUC 为 0.877 5（95%CI = 0.841 2 ～ 0.913 8），初步建立了基于北京、上海人口特征的 40 ～ 65 岁女性骨质疏松性骨折早期风险预测工具。有学者利用关联规则 Apriori 算法和

ID3 决策树算法来探求症状与“中虚气滞”证之间的关系，筛选出 18 条对于辨证“中虚气滞”有较大贡献的症状。也有学者采用决策树方法筛选气虚的特征性症状，运用非线性分类器，直接以最小化分类器错误率为目标进行证候特征选择。

4. 混合式特征选择方法

当提出特征选择方法时，必须考虑实际的计算复杂度。常用的 3 种特征选择方法中，过滤式特征选择方法一般从特征的结构性出发，计算量小、效率高、速度快，但是最终获得的分类精度不稳定。而封装式特征选择方法是以建模的效果作为评价准则，其计算量大，但获得的分类效果好，因此，封装式方法可以达到比过滤式方法更高的精确度。但封装式方法的时间复杂度远高于过滤式方法，其根本原因在于封装式方法需要结合分类算法对候选特征子集进行交叉验证评价。嵌入式特征选择方法的表现通常在两者之间。因此，为了综合各种方法的优势，过滤式特征选择方法和封装式特征选择方法可以联合使用，通过过滤式方法对特征进行初选，剔除表现较差的部分特征，降低后续计算的复杂度，再利用封装式方法进行选择，以获得更好的分类效果。

有学者提出一个混合优化的特征选择算法（HOML），结合了全局优化能力较强的模拟退火算法、遗传算法及局部优化能力较强的贪婪算法，将该算法与多标记嵌入式特征选择算法（MEFS）和多标记特征降维方法（MDDM）进行了比较，在 UCI 酵母多标记数据集和 555 例冠心病问诊数据集上的实验结果显示，HOML 算法较已有的多种算法有明显提高，在两类数据集的分类平均精度（average precision）上分别可提高 10.62% 和 14.54%。

（二）间接特征选择方法

间接特征选择方法属于机器学习中的降维方法，如主成分分析（principal component analysis，PCA）通过变量变换的方法把若干相关的单一变量变为若干不相关的综合指标变量，使得综合指标变量中的某一个或某几个变量对子数据集中不同样本之间的差异具有更强的代表性，从而实现对数据集的降维。但是医学领域对于模型的可解释性有着极高的要求，因此降维后的综合变量仍需要落实到具体的症状、体征，使其可以被医生所理解。这类数据降维方法应用于中医问诊领域时，其作用仍在于特征选择，但其模型中并不能给出针对原始特征的排序或筛选结果，不属于嵌入式特征选择方法。因此，本文将其单列，称为间接特征选择方法。在中医问诊特征选择中常见主成分分析、聚类分析、因子分析等方法的应用。

有学者用主成分分析法筛选呼吸窘迫综合征（ARDS）患者诊断和疗效评价指标，对患者证候积分化以后，得到治疗前后各证候特征根与方差贡献度、初始因子载荷矩阵、特征向量载荷矩阵及权重，并绘制权重象限图。结果显示自觉发热、喘息有力、喘息无力、咳而有力、泡沫痰、喉中有痰鸣、咽喉痒、便秘、排便困难程度、矢气甚臭、肠鸣辘辘、小便短少、胁胀、少腹满等肺、心、肝、大肠证治疗前权重位于第一象限，惊悸、心闷痛等心、肝证候位于第二象限，治疗后心系证候权重有所上升，认为肺、心、肝、大肠证在ARDS中医诊断与治疗过程中具有重要的意义。

有学者将统计方法融入特征选择过程中，利用聚类分析法和主成分分析方法探讨了276例乙肝后肝硬化患者的症状组合规律，所得结果与乙肝后肝硬化中医临床辨证基本相符，故认为聚类分析法和主成分分析对症状组合规律、证候规律等方面的研究具有一定的优势。

中医问诊数据是离散型高维多标记数据，在这类数据的分析建模过程中，特征筛选和降维往往能起到提高模型质量的作用。而且由于医学领域的特殊性，医学模型对可解释性的要求远比其他领域要高，一个无法解释的模型是难以被临床医生所接受的。而一旦纳入模型的特征过多，无论这个模型的分类效果多么出色，各个特征之间的交互作用都会使得模型过于复杂而难以解释，这也就使得特征选择在中医问诊客观化、标准化研究中发挥着举足轻重的作用。另外，特征选择并不是中医问诊数据挖掘的全部。无论何种特征选择方法，其效果总要依赖最终建立的模型来呈现。即使是过滤式特征选择方法，虽然它能够体现数据的许多基本特征，是数据挖掘过程中不可或缺的部分，但是由于过滤式特征选择方法无法与具体的模型紧密结合，无法达到最佳的分类效果，随着计算机硬件的不断发展和计算能力的不断提高，研究者将越来越倾向于分类更准确地封装式和混合式特征选择方法，而这些方法都必须与具体的模型紧密结合起来。

三、中医问诊辨证模型的构建

在中医诊断客观化和规范化研究不断推进和深入的今天，如何使用多种信息处理方法对临床所采集的规范化问诊信息进行证候模型构建及分类，对于提高临床上中医诊断辨证论治的准确率及挖掘中医诊断背后隐匿的科学信息有重要意义。

人体是一个复杂系统，中医辨证是对四诊收集的病情资料进行综合分析，然后对病因、病位、病势等本质进行判断。辨证论治这种“虚实主兼”符合复杂系统解决问题的思想。在问诊数据的辨证中，证型、症状在数据上统称为变量，按照复杂系统理论，这些变量之间有着复杂的联系，有的互为因果或者联系较弱。资深的中医专家在对这些数据分析的时候能够在思维中有意、无意地建立起诊断模型，这个模型包含了变量因果关系的结构，然而人脑的抽象思维难以知道这个模型结构及它的推理过程。而采集的问诊信息包括了被分析的症状信息和资深中医专家分析的证型结果，因此，这些数据中蕴含了中医专家的思维过程。机器学习（machine learning）可以利用计算机在大量数据中学习数据的规律和模式而挖掘出潜在的信息，广泛应用于解决分类、聚类、回归等问题。机器学习应用于中医问诊的任务就是用数学的方式对症状、证型进行分析，进而达到模拟中医专家分析病证的思维过程。机器学习的目的和过程与人类学习有着相似之处，从学习对象和过程来说，可以将机器学习的算法分为无监督学习和有监督学习两类。所谓无监督学习，就是根据无标记（类别未知）的训练样本解决模式识别中的各种问题，常见的无监督学习算法包括聚类分析、隐结构分析、主成分分析和因子分析、决策树及关联规则等。所谓有监督学习，就是用已标记（已知某种或某些特性）的样本作为训练集，建立一个数学模型，再用已建立的模型来预测未知样本。常见的有监督学习算法包括回归分析、人工神经网络、支持向量机、判别分析、贝叶斯网络等。中医问诊的辨证客观化可视为计算机从大量临床问诊样本信息中通过机器学习的算法来探索和发掘隐藏在这些信息背后的辨证规律的过程。

（一）问诊信息分析常用的无监督学习方法

无监督学习是一种对原始数据分类的方法，在分类过程中没有对数据进行标记，也不确定分类结果是否准确。用于中医诊断时，只需要提供症状值，通过算法寻找数据规律。常见的无监督学习有聚类分析、隐结构模型、主成分分析和因子分析、决策树及关联规则等。

1. 聚类分析

聚类分析是研究用数学方法将事物进行分类的方法，是一种常见的无监督学习方法。例如，地质学家为了研究矿物勘探，需要对矿物进行分类，根据各种矿物质的化学和物理特性及元素组成，将具有更多近似特性的矿物聚在一起，归纳为不同的矿石种类。中医诊断的辨证论治与之有着相似之处，在中医理论的指导下将所获取的患者的问诊信息如症状、体征等归属于不同的证候，从而为临床治疗服务。虽然在日常生活中人们可以凭借固有经验和专业知识对事物进行分类，但是聚类分析可以从数据分析的角度获得一个更为准确的定量分类方法，具有客观性和科学性。有学者运用聚类分析等方法分析 1 019 例血脂异常患者的中医证候研究，将血脂异常的中医证候分为气滞证、痰瘀互阻证、痰浊阻滞证、脾肾阳虚证、脾气虚证、肾阳虚衰证 6 类，并基于此初步建立了血脂异常的基本证候。也有学者运用聚类分析方法研究 260 例类风湿关节炎患者的中医证型分型，将类风湿关节炎分为湿热痹阻、寒湿痹阻、风湿痹阻、肾气虚寒、肝肾亏虚 5 种证型类别，与既往临床研究结果较为一致。以上聚类分析方法的应用皆为疾病的临床辨证论治提供了一定参考。

2. 隐结构分析

隐结构分析是一种特殊的隐类分析，是香港科技大学张连文教授为研究中医证候而开创的方法。张连文等提出一种旨在为中医辨证建立客观、定量标准的研究方法，即隐结构法，基本思想是用计算机取代人类大脑进行数据分析、构造隐结构模型。隐结构模型是用隐结构方法分析数据得出的一种树状图，它作为模型可以揭示数据间存在的某些隐形规律及关联性。隐变量是人脑思维的产物，人脑发明隐变量的目的是要解释在众多事例中所观察到的规律。例如一个计算能力强的学生，数学成绩、物理成绩往往都比较优秀，反之亦然。那么“计算能力”便作为一个隐变量来解释这种现象。在中医临床实践过程中，“手足心热”“口渴咽干”“盗汗”这三个症状常常同时出现，那么在中医理论中“阴虚”便作为一个隐变量来解释这种现象：阴虚能够导致手足心热、口渴咽干、盗汗；而患者无阴虚时，这些症状一般不会出现。有学者提取已构建的名老中医专家脾胃病数据库中京津冀地区慢性萎缩性胃炎病案 279 例，通过“孔明灯”软件（隐结构分析软件）分别构建症状及药物的隐结构模型，并运用相关软件进行关联规则挖掘，将该疾病常见证型归纳为浊毒内蕴、胃阴不足、肝胃郁热、肝胃气滞、胃络瘀阻、脾胃虚弱 6 类，同时总结出治疗该疾病的 17 味常用中药及 8 种常用方剂，为中医辨证论治慢性萎缩性胃炎提供了数据化、可视化的临床参考和组方配伍。也有学者对 1 274 例慢性支气管炎病案进行症状的隐结构模型构建，探讨慢性支气管炎易发病年龄为 50～60 岁，且春冬季节为高发期：53 种证型中常见证型为痰热蕴肺、痰浊阻肺、风寒犯肺 3 类；615 种不同症状中常见咳嗽、气喘、咳痰 3 种及包括舌象、脉象、病位在内的病证组成，为慢性支气管炎的临床辨证论治提供了一定的参考。

（二）问诊信息分析常用的有监督学习方法

用已知某种或某些特性的样本作为训练集，建立一个数学模型，再用已建立的模型来预测未知样本，这种方法称为有监督学习。常见的有监督学习算法包括回归分析、支持向量机和人工神经网络等。有监督学习用于中医诊断时，提供的样本需要是一对“症状值—诊断结果值”，并从中寻找规律，较适用于经验的总结。

1. 人工神经网络

人工神经网络（ANN）是对人脑神经系统的信息处理进行抽象模拟而建立的模型，按不同的连接方式可组成不同的神经网络模型。ANN 的非线性特征在自我学习、联想记忆及其他智能处理方面，为解决计算机诊断系统的经验习得问题提供了很好的解决思路和技术。在中医诊断的临床实践中，随着疾病的演变，患者的症状、体征表现具有一定的复杂性，采集到的样本信息存在着较为复杂的非线性关系，ANN 在处理此类信息时有着一定的优势。

ANN 基本结构包括三层：输入层、中间层和输出层。层与层之间的神经元相互连接，连接的强度用一个数值（权值）表示，初始值为任意值。ANN 在构造诊断系统时不要求预先提供知识规则和知识框架，只要求提供大量的实例数据（样本）。每一条实例数据被表示成一对“输入值—目标值”的映射关系。经过充分训练（学习）后，ANN 就可以获得对该类数据进行识别的功能。

2. 支持向量机

支持向量机（support vector machine，SVM）是基于统计学习理论的分类和预测算法，广泛应用于解决二分类问题，将非线性函数转化为高维函数线性问题，从而在高维空间中寻找最优分类超平面，进而得到最佳决策函数。

SVM 的优点在于对有限小样本有较好的识别效果，其目标是得到现有样本量下的最优解而不仅仅是样本数趋于无穷大时的最优值；算法最终将转化为一个二次型寻优问题，从理论上说，得到的将是全局最优点，解决了在神经网络方法中无法避免的局部极值问题；并且算法复杂度与样本维数无关。采用不同的内积核函数将产生不同的 SVM 算法，目前常用的四类核函数为线性核函数、多项式核函数、径向基核函数、Sigmoid 核函数。

有学者用中医问诊采集量表，临床采集了 2 218 例心血管疾病患者的中医问诊信息，基于径向基核函数与多项式核函数 2 种 SVM 算法，建立了心气虚、心阳虚、心阴虚、痰浊、血瘀与气滞 6 个证型的辨证模型，并进行了对比。研究结果显示采用径向基核函数的 SVM 模型对 6 个证型的识别率均高于多项式核函数的 SVM 模型，并且径向基核函数的 SVM 模型对心气虚证和心阳虚证的识别率较理想，分别为 89.4% 和 80.44%。

3. 多标记学习

多标记学习是机器学习的一种新的研究方向，是用来解决实际问题中出现的单个示例对象对应于多个概念标记的情况。不同于单标记分类问题，多标记分类问题中存在多个标签，但又不同于多类分类问题，它允许单样本同时属于多个标签。

多标记学习理论与中医临床多兼症的情况相符合。由中医理论可知，症状是患者患病后所表现出来的异常表现，是医生通过望、闻、问、切四诊所获取的疾病信息，也就是特征样本。证型是疾病过程中某一阶段机体对内外致病因素做出的综合反映，也就是样本所属的类别标签。患者的症状具备某一特性可能被判断为某一个或某几个证型，也就是一个样本示例可能被划分到一个类别中，也有可能同时被划分到某几个类别中，这就导致传统的单标记学习无法较好地挖掘这一领域所具有的多标记性质。而多标记学习方法可以解决一个样本特征归属于多个类别标签的情况。

因此，多标记学习方法非常适于解决中医领域涉及的机器学习问题。有学者基于互信息量挑选特征提出了标记相关特征的多标记学习算法。该算法通过互信息最大化挑选出与证型最相关的特征子集，输入到多标记分类器中进行训练和测试，建立的模型能很好地处理兼证，适合中医的辨证思想。该模型充分关注了证型和症状的关系，并在冠心病、慢性胃炎等中医问诊数据辨证中得到较好应用。

第七节　中医切诊数字化技术应用

中医切诊获取的信息主要来源于触觉信息，包括脉诊与按诊两部分。脉诊主要获取脉搏信号采集系统获得的脉搏信号，再采用模式识别方式检测脉搏的频率、脉宽及幅度等脉象信息。按诊采集信息系统需要采集患者的皮肤弹性、润燥、压痛、肿块、湿度、温度等信息。

一、中医脉诊数字化技术

脉诊是传统中医四诊的重要组成部分，其作为一种独特的诊断方式，历史悠久，起源于我国古代，马王堆出土的《脉法》《足臂十一脉灸经》等古籍中记载了与脉诊相关的内容。此后，《黄帝内经》《难经》《脉经》等中医典籍的相继问世，进一步完善了脉诊的系统理论和应用。直至数千年后的今天，脉诊在中医认识疾病本质、推测病因、判断预后及转归中仍然发挥重要作用。然而，脉诊具有“心中易了、指下难明”的特点，也是四诊中最难掌握的技术之一。目前，临床上的脉诊技术主要依赖于医师的主观判断，不同医师对同一患者的脉诊结果可能存在较大差异，从而导致对疾病的辨证和治疗存在差异，影响治疗效果。因此，如何将脉诊结果更加直观地展现，成为当前亟待解决的问题。

长期以来，中医通过手指感受脉搏的跳动情况，体验脉动应指的变化，用语言文字描述脉象，依靠主观经验辨析脉象对病情进行诊断。但由于“脉理精要，其体难辨”，文字描述脉象往往晦涩难懂，因此中医需要积累大量的临床经验才能掌握脉诊的技巧及诊断方法。此外，由于患者脉象信息不能记录，传统中医脉诊无法精确对其描述，缺少客观化指标，极大阻碍了中医脉诊的传承与发展。因此，中医脉诊的数字化、客观化与标准化研究成为必然发展趋势。

（一）脉诊数据采集

脉搏信号采集系统的主要功能是对脉搏信号进行高效准确采集，完整地记录脉搏信号，主要包括脉搏传感器及后端信号采集部分。脉搏传感器的传感原理及采集方法的正确选择对于脉搏信号的真实性和有效性起着决定性作用。由于脉搏信号属于强噪声背景下的低频微弱信号，脉搏传感器的选取应结合脉搏信号的特点。目前常见的脉搏测量的传感器分为以下几种：压力脉搏传感器、光电传感器、超声脉搏传感器及传声器。

光电传感器：通过人体组织吸收、反射衰减后测量到的光强在一定程度上间接测量到人体的脉搏信号。

压力脉搏传感器：通过外界在脉搏处轻微按压给定压力，进而感知脉搏跳动。然后将模拟信号转换成电信号进行检测。压力脉搏传感器是目前应用最广泛的脉搏传感器。

超声脉搏传感器：通过测量心脏中血液流动时反射形成的反射波，从而造成超声回波信号的参数发生变化来进行测量。

传声器：脉搏信号可作为一种振动信号，振动沿动脉介质的传播，从而产生次声波。传声器主要以声波信息作为采集对象，用于检测脉搏振动所引起的次声波信号。

（二）脉诊仪种类

目前已有的脉诊仪种类繁多，主要介绍四种常用的脉诊仪。

贝叶斯脉诊仪：通过采集器准确定位寸、关、尺的位置，然后采集测定浮、中、沉脉的信号量，通过人工智能技术对脉象数据进行分析，生成脉象诊断报告。

道生脉象仪：DS01–C 脉象诊测信息采集系统（沪械注准 20202200061）产品概述道生脉象诊测信息采集系统用于采集脉象诊测信息，可记录、分析、保存脉象原始脉图、客观化数据、脉象属性特征，为健康状态辨识、中医辨证提供客观化依据。

祉云脉诊仪：便携式可穿戴设备，微压力阵列传感技术结合 APP 可实现单独脉象采集脏腑气血监测结合智能镜可实现四诊合参中医脉象识别算法，个性化调理方案。

太一脉诊仪：对中医诊脉理论进行比对研究，分析中医理论对传感器阵列尺寸间距、响应速度、工作频率、信噪比的要求；间距 <1 mm 的传感器点阵结构，灵敏度十倍于手指皮肤的敏感元件结构设计；多通道微小信号处理芯片开发。按传统中医诊脉“浮、中、沉”的脉象采集方法，采用嵌入式软件算法控制机械结构的精密运动，使传感器按压到桡动脉皮肤表面的压力可以模拟中医手指按压的变化；个性化控制加压力度和时长。

（三）脉诊仪的区别

脉诊仪虽然种类较多，但最大的区别在于传感器的不同。

基于压力传感器的脉诊仪：主要包含单头式、双头式、模拟中医切脉的三头式压力式传感器。基于压阻式压力传感器的双轴式脉诊仪可采集到距离桡动脉中心处半径 1 mm 范围的相关系数在 0.99 以上的完整脉搏波。此外，从中医手指触觉的角度分析触觉接收器的大小、分布密度、分布面积等因素，采用绝压传感器研制的 64 单元的柔性阵列式压力传感器，得到脉搏三维图像。

基于超声信号传感器的脉诊仪：不仅能检测脉搏信息，还可以观察腔容积、血流速度、脉管三维运动，表征脉象的相对位置、长短、大小、运动轨迹的直观信息。将多普勒技术引入到脉诊研究中，形成声力复合的脉诊探头。

基于其他类型传感器的脉诊仪：基于 CCD 图像传感器设计的双目脉搏图像采集系统，模拟双眼获取景物的深度信息方式，采用黑白棋盘格标定板在自制背光条件下采集立体脉搏图像。

（四）脉象信号分析方法

脉象信号分析方法包括脉象信号特征提取与脉象信号模式识别。

1. 脉象信号特征提取

脉象信号是一种人体的生理信号，具有幅值小、频率低等特点，蕴含着丰富的信息，通过脉象信号特征提取，可对这些信息进行挖掘与分析。由于在采集过程中外部因素对脉搏波信号的干扰比较大，因此首先需要进行降噪处理。数字滤波器在脉搏波信号的降噪处理中应用较为广泛，主要有无限长冲激响应滤波器（IIR）。

2. 脉象信号模式识别

主要包括脉象分析识别部分以及向云端传送识别结果的数据传输部分。脉象分析识别部分包括基于数学方法的识别模型与基于深度学习方法的识别模型。在数学方法识别模型中，首先分析脉象图的基本结构与意义，之后介绍脉象特征与临床意义，进而给出脉象的判断标准，然后对脉搏波数据预处理后通过时域分析法提取脉象特征并从数学角度进行脉象识别，再对识别结果进行正确性分析。

二、中医按诊数字化技术

中医按诊所获取的信息繁多，相应的信息采集手段也较多，如可以通过抽吸法获取皮肤弹性，通过温度传感器获得皮肤局部温度，通过光触觉传感器测量皮肤肿块等。此处以皮肤弹性测量系统为例，介绍按诊数据数字化采集技术。

无创型皮肤弹性测量系统采用抽吸法实现皮肤弹性测量，系统的总体设计由四部分组成，分为弹性探头部分、控制处理模块、输出部分和电源管理模块。其中，弹性探头的抽气泵、电磁阀、气压传感器和测试探头均由一个四通的硬质导管连通，便于在测试过程中控制导管内的气压，而此气压与皮肤形变高度的测量有直接关系。

在皮肤弹性测量过程中，弹性探头的四部分协调工作。抽气泵抽取四通硬质导管内的空气，使导管内形成负压，传感器实时测量并监控导管内的气压。电磁阀控制四通导管与外部空气的连通或阻断，使四通导管内的气压保持在特定范围内，保证采集的数据准确有效。测试探头感应皮肤在负压状态下的吸入深度，采用非接触红外收发管作为敏感元件，其输出电压与皮肤吸入的深度有关。而在测量过程中，弹性探头由四部分协调工作。抽气泵抽取四通硬质导管内的空气，使导管内形成负气压。传感器实时测量并监控导管内的气压，电磁阀控制四通导管与外部空气的连通或阻断，使四通导管内的气压可以保持在特定范围内来保证采集数据的准确性与有效性。测试探头感应皮肤在负压状态下的吸入深度，采用非接触红外收发管作为敏感元件，其输出电压与皮肤吸入的深度有关。而测试探头实际装有两套红外发射接收管，分别放置在 X 轴线与 Y 轴线方向上，考虑到皮肤具有各向异性，因此，通过从 X 和 Y 两个相互垂直的方向读取皮肤形变值便可以计算出皮肤的弹性值。

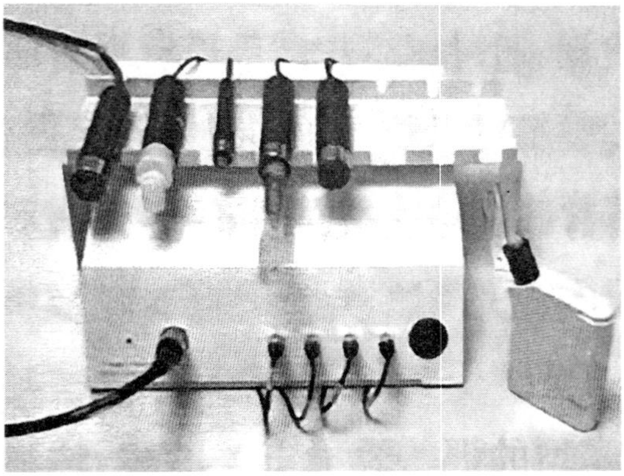

图 6–3　皮肤弹性测试仪

目前常用的为 MPA580 皮肤弹性测试仪（详见图 6–3），可以自动得到皮肤弹性参数和曲线，也能将数据和人员的详细资料存入计算机中。比较不同的皮肤测试曲线，并打印出曲线和数据资料，并通过变换不同的探头，可以测量得到不同的皮肤成分及其他参数。

第八节　中医脏腑辨证数字化技术应用

中医脏腑辨证是各种辨证的核心。主要以脏腑生理、病理特点为基础，通过四诊八纲，辨别五脏六腑的阴阳、气血、虚实、寒热等变化，为治疗提供依据。它是临床各科辨证的基础，为辨证体系中的重要组成部分，尤其适用于内伤杂病的辨证。中医学的辨证方法虽然多种多样，各有特点，但最后大都落实在脏腑的病变上，即证候的定位是辨证内容组成的基本要素之一。例如，八纲辨证是辨证的纲领，但八纲辨证只是分析、归纳各种证候的类别、部位、性质、正邪盛衰等关系的纲领。如果要进一步分析疾病的具体病理变化，就必须落实到脏腑上来，用脏腑辨证的方法才能解决。脏腑辨证的主要内容包括脏病辨证、腑病辨证及脏腑兼病辨证三方面，其中以脏病辨证为主体。

一、中医脏腑辨证客观化

在现代生物学和医学中，尚无直接的科学证据支持中医寸、关、尺三部脉与脏腑的对应关系。寸关尺三部诊脉的科学性仍然是一个有待进一步研究和验证的问题。寸口脉的脏腑分候定位有从脏腑表里关系来论述，有从五行角度探讨，各家说法不一，但具体分候何脏腑一直未有统一的认识。因此，推动中医脏腑辨证客观化与数字化进程，是中医标准化发展中不可或缺的重要任务。

2023 年国务院办公厅发布了《中医药振兴发展重大工程实施方案》，着力推动中医药振兴发展。其中关键技术装备研究是核心内容之一，开展中医特色诊疗装备研究作为其建设任务之一，中医脏腑辨证仪的研发尤为重要。中医脏腑辨证仪通过现代科技手段，将传统脉诊中的脉象特征数字化和标准化，实现脉象信息的客观采集、分析与评估。这不仅提高了脉诊的准确性和可重复性，还减少了诊断过程中的主观性和经验依赖性。通过中医脏腑辨证仪的推广应用，能够有效促进中医药与现代科技的深度融合，推动中医药在疾病预防、诊断和治疗中的创新发展。同时，这一技术的研发与应用也为中西医结合提供了新途径，进一步提升了中医药的国际化水平和全球影响力。

二、中医脏腑辨证仪原理

中医脏腑辨证仪（图 6-4）的原理主要体现在通过脉搏传感器实现感知和采集脉象信号，并利用脉象识别技术对信号进行处理和分析，最终得到客观化的定量指标。脉象信号采集通过传感器实现，目前常用的传感器类型包括压力脉搏传感器、光电传感器、超声脉搏传感器等。压力脉搏传感器通过外界在脉搏处轻微按压给定压力，进而感知脉搏跳动。然后将模拟信号转换成数字信号进行检测，是目前应用最广泛的脉搏传感器；光电传感器通过人体组织吸收、反射衰减后测量到的光强在一定程度上间接测量到人体的脉搏信号；超声脉搏传感器通过测量心脏中血液流动时反射形成的反射波，从而造成超声回波信号的参数发生变化来进行测量。

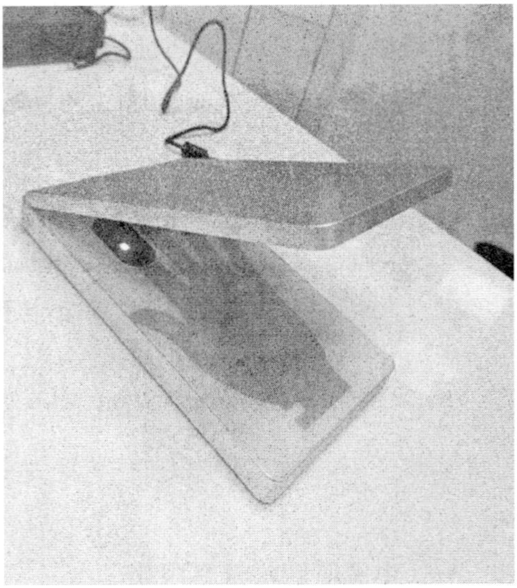

图 6-4　中医脏腑辨证仪

三、中医脏腑辨证仪信号处理分析方法

脉象信号处理常用的分析方法主要有时域分析法、频域分析法等。时域分析法是指在脉动周期内对脉图的动态过程进行研究，分析脉图特征参数的意义，这种方法可以直接看到脉搏波信号的图形形状，临床医生需要通过呈现出的图形形状进一步分析，才能得出具体的脉诊结果。频域分析法是一种信号分析中常用的对周期性波动信号进行处理的方法，利用小波变换、傅里叶变换等将脉象信号转换至频域内，分析其频谱特征。频域分析法可以将脉搏波在频率域中的特征信息全部保存下来，进而实现探究脉搏波在病理上的一些特征。与时域分析相比，频域分析的计算较为复杂，脉搏波数字化转为频域图后，临床医生由于缺乏专业知识，很难直接理解和分析频谱图，所以频域分析这一方法在临床上并没有被广泛应用。因此，如何将频域分析结果简单清晰的呈现成为目前研究重点。

运用光容积变化描记图法（photoplethysmography，PPG）并采用光电传感器，采集脏腑脉搏波并解析出各个脏腑的功能状态，从而做出辅助诊断。这种基于 PPG 技术的诊脉方法通过测量指尖末梢血循影像，再进行数理计算转换为脉搏波，并从脉搏波中通过傅里叶变换等算法提取人体脏腑器官的谐波数据，通过大量试验对比，获得不同谐波数据代表的脏腑状态，根据传统中医诊断理论，得出准确的中医诊断指标。从而用仪器替代了传统人工把脉，可以在一分钟内完成检测并给出结果，旨在探索中医诊断—脏腑辨证的另一种革命性模式。

首先，这种基于 PPG 技术的非传统中医脉诊方法相较于传统的寸口脉诊法有着显著的区别和优势。传统的寸口脉诊法依赖于医生的手感，通过在患者的手腕部位按压来感知脉搏，从而判断身体的健康状况。然而，这种方法在实际操作中存在很多限制。首先，不同的医生在操作过程中会有主观差异，导致脉诊结果的准确性和一致性难以保证。其次，脉诊三部九候定位及脏腑定位缺乏统一标准，这使得脉诊难以实现客观化和数字化，从而限制了其在现代医学中的应用和推广。相比之下，这种基于 PPG 技术的新方法，则克服了上述传统脉诊的诸多不足。具体来说，这种方法利用先进的影像技术和数学模型，通过测量指尖末梢的血液循环图像，转化为可以量化的脉搏波形数据。这样一来，中医脏腑辨证不再依赖于医生的主观判断，而是通过客观的数理计算得出结果，从根本上提高了脏腑辨证的准确性和可靠性。

其次，这种方法能够从脉搏波中提取人体各个脏腑器官的谐波数据，并通过复杂的计算展示出人体脏腑的具体状态。每一个脏腑的功能和健康状态都可以通过这些数据直观地呈现出来，不仅提升了诊断的准确性和可靠性，还能在短时间内提供直观的诊断结果。这一优点不仅避免了不同医生由于经验和技术水平不同而带来的诊断差异，也使得脉诊结果更加可信和科学。

同时，这种方法还具有操作简便、设备便携的特点。传统的脏腑辨证需要经过多年训练的专业中医师才能准确地进行，而新方法则大大降低了操作的难度。由于主要依赖于影像采集设备和数学计算模型，操作者不再需要具备深厚的中医理论基础和丰富的临床经验。专业医师和非专业人士都可以通过简单的培训掌握这一技术，这使得中医脏腑辨证的应用场景得以极大地拓展。

传统的中医脏腑辨证仅多在医院、中医馆等场所进行，受限于场地和人员的限制，而这种方法由于设备便携和操作简便，可以广泛应用于各种健康管理和体检中心。比如，在体检中心，这种设备可以作为常规体检项目的一部分，帮助医生更全面地了解受检者的健康状况。在康养中心，老人和慢性病患者可以定期进行脉诊检查，随时监测身体各个脏腑的功能状态，及早发现健康隐患。此外，这种方法还可以在家庭保健中应用，通过便携设备，家庭成员也能随时进行健康监测，为家庭健康提供科学依据。

综上，这种基于 PPG 技术的非传统中医脉诊方法具有直观性和易于理解的特点，使得诊断结果更加透明和可信。通过图表或数据报告的形式，患者可以直观地了解自己的健康状况，便于与医生进行沟通和交流。这种透明的诊断方式，有助于提高患者对诊断结果的信任度和满意度，增强其对中医诊疗的信心。而且，中医脏腑辨证仪的广泛应用，还可以为中医药的研究和发展提供大量的临床数据支持。通过对大量脏腑辨证数据的收集和分析，可以进一步完善和优化脏腑辨证标准，推动中医药现代化和科学化的发展。随着数据的不断积累和技术的进步，中医脏腑辨证仪器有望实现更加精准的疾病预防、诊断和治疗，提升中医药在现代医疗体系中的地位和作用。

总之，这种基于 PPG 技术的非传统中医脉诊方法，克服了传统脏腑辨证的主观性和不确定性，实现了中医脏腑辨证的客观化、标准化和数字化。这种方法不仅提高了诊断的准确性和可靠性，简化了操作流程，扩展了应用场景，还为中医药的研究和发展提供了坚实的数据支持。随着技术的不断进步和应用的普及，中医脏腑辨证仪设备有望成为中医药振兴发展的重要助力，推动中医药在新时代背景下实现传承与创新的双重目标。

第九节　中医诊疗数字化场景

一、中医诊疗数字化场景地图

以患者医疗和服务为核心的中医药诊疗数字化场景地图如图 6–5 所示，可分为以下 7 个场景：① 中医诊断数字化场景；② 中医方药数字化场景；③ 中医非药物治疗数字化场景；④ 中医院外管理数字化场景；⑤ 中医经验传承数字化场景；⑥ 中医药研究数字化场景；⑦ 中医诊疗监管数字化场景。

其中，中医诊断数字化场景指的是将中医诊断依靠的望闻问切、经络诊断、体质辨识等诊断手段数字化，借助智能终端和AI辅助作出更精准全面的诊断。中医方药数字化场景指的是在诊断后，借助大数据和AI辅助药方的开立，并在智慧中药房中完成处方的审核、调剂、煎煮。中医非药物治疗数字化场景是指借助机器人、AI实现针灸、推拿、刮痧、拔罐、音乐疗法等中医适宜技术。中医院外管理数字化场景是指患者经过中医药治疗后，利用互联网、AI技术在院外进一步接受随访、患教、复诊提醒等服务。中医经验传承数字化场景指的是将中医古籍、临床医案进行结构化处理，通过知识图谱等技术进行挖掘，实现对既往患者救治经验的提取。中医药研究数字化场景指的是运用大数据挖掘、AI图像识别、自动化技术，对组方合理配伍、药物有效成分、中药材科学种植、质量稳定性、医疗机器人等进行研究，用现代科学解读中医药学原理，推动传统中医药和现代科学相结合、相促进。中医诊疗监管数字化场景指的是借助物联网、AI等远程技术对中医诊疗、中药合理用药等进行监管，例如中药材建立质量追溯体系、审方平台等，保障患者医疗和用药安全。

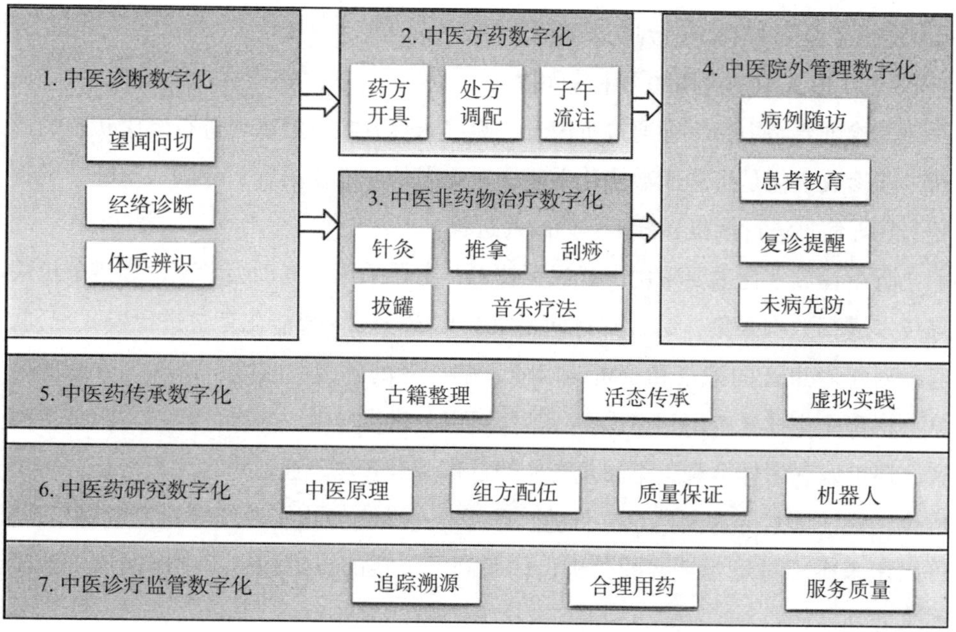

图6–5 中医药诊疗数字化场景展示

二、中医诊断数字化场景

中医诊断是在中医学理论指导下对患者的健康状况和病情本质进行辨识，以诊察病情、辨别证候、判断病种的过程，为预防和治疗疾病提供依据。传统中医诊断手段主要包括望闻问切等，中医诊断数字化也主要是对这些手段进行数字化。

（一）数字化图像处理助力中医望诊

望诊主要是中医医师对患者的面部、舌、眼、耳、手以及身体相关部位进行颜色、形态、体质等方面的诊断。望诊实际上是以形状、色泽等为基础的诊断，因此望诊数字化主要是以数字图像处理为主要技术手段，将采集到的各证型患者的神、色、形、态等内容进行图像编辑、整理、挖掘、分析，并依据中医诊断学为理论，制定出一套规范化、客观化的诊断标准。21 世纪初，已有沈兰荪等研发的“数字化中医舌象仪”、厦门大学和上海中医药大学联合开发的“WZX 舌色分析系统”等技术和产品[68]，相关技术采用的是偏最小二乘法等算法，精度为 90% 以下。如今，舌诊仪、面诊仪、目诊仪等数字化望诊设备日益成熟，不仅能够处理二维图像，还能处理三维立体结构以及连续动态影像，有些采用深度学习等智能化算法，准确率达到 95% 以上。

（二）模式识别应用助力中医闻诊

闻诊主要是中医医师通过听声音、嗅气味等方式，对患者进行健康状态的诊断。闻诊数字化是指利用数字化手段，对患者的声音、语言、呼吸、呕吐、肠鸣和病气等信息进行采集、分析和诊断的过程。

听声音数字化主要采用声音识别技术，主要采用空气动力学法、频谱分析法等技术进行数据采集，结合支持向量机和集成学习等智能化算法进行模式识别。通过对患者声音的采集和分析，以便了解患者的呼吸、咳嗽、语言等方面的信息。将智能化技术应用到声诊中，不仅可以分辨出咳嗽、声嘶、声低等病理性声音，还可以利用样本熵、小波包变换的近似熵等算法，通过声音进行分析，得出病位、病性证素等诊断信息。目前，已经有一些声音识别系统等研究成果出现，可以用来实现对患者声音的分析，如芜湖圣美孚的五脏相音（中医闻诊）诊断系统。

嗅气味数字化主要采用气味分析技术，通过气相—液相色谱分析、红外光谱、直接顶空分析等方法来判别气体中所含的刺激分子。通过对患者气味的采集和分析，可以了解患者的体味、口腔气味、排泄物气味等方面的信息。目前，已经有一些气味分析仪、呼气分析仪、电子鼻等研究成果出现，可以用来实现对患者气味的分析，如吴青海教授团队研发的基于第三代薄膜型气体传感器阵列技术的中医电子鼻等。

（三）信息化问诊系统助力中医问诊

问诊就是中医医师对患者进行问询，通过问答的形式，对患者的健康状态进行检查。问诊是中医临床诊断过程中收集信息最直接的途径，很多诊断信息都是通过问诊才能获取的。中医数字化对问诊的改变，主要体现在客观存储和记载问诊信息上。不同患者对相同病症的描述是多种多样的，也容易受到医患双方共同的主观因素的影响，通过数字化的中医问诊系统，有利于更准确地判断疾病病症。人工智能应用于问诊的研究起步较早，早期多以专家经验和文献梳理为基础进行量表研究，随着新一代人工智能技术的发展，问诊模型的研究受到越来越多学者的关注。如以极值随机森林算法和极限学习机算法结合为基础的慢性胃炎中医问诊模型、隐结构法的启发式双重登山算法为基础的中医脾系病问诊模型等。

（四）高性能传感器技术助力中医切诊

切诊包括切脉和按诊两种方式。切脉也称为脉诊，主要是中医医师利用气血理论，通过对患者脉搏的切按来了解病情，所选取的切按部位根据遍诊法、三部诊法和寸口诊法等的不同而有所区别。按诊是中医医师利用经络理论、脏腑理论等，通过触摸按压病体的肌肤、手足、胸腹等部位，检查患者胸腹痞块、皮肤肿胀、手足温凉、疼痛部位等特征，以了解疾病的部位、性质、程度和病情变化等方面的情况。

脉诊数字化的主要手段是通过压力、超声等传感器采集到脉象的波形，并采用线性插值、BP 神经网络等算法对平脉、滑脉及弦脉等特征进行识别，从而对患者体质等特征进行诊断。目前，市场上可以看到有诸多的数字化脉诊产品销售。如芜湖圣美孚中医脉象诊断系统通过袖带式传感器，在桡动脉寸、关、尺三个部位检测脉象信号，模仿中医医师指法，按照中医举、按、寻的诊脉过程，浮、中、沉散布全自动气体加压取脉，采集八个不同压力段的脉象波形，自助选择最佳压力波形，并将脉象的位、数、形、势和脉图的各项参数自动分析，以判定脉象信息，用于临床脉象检测。

按诊数字化按照所依据经络理论或脏腑理论的不同而采用不同技术手段。经络理论按诊数字化的主要手段是通过机体的生物电信息检测并辅以软件分析来实现。以芜湖圣美孚中医经络仪设备为例，该设备可以快速、准确地采集耳部穴位探测点的相应信息，自动将检测到的穴位阴阳性及其强弱等检测结果输入软件分析系统，结合人工智能技术，进行十二经络虚实、经络五行、阳性脏腑生理等诊断分析，输出柱形量化图和五行图检测报告，直观反映了十二经络虚实和脏腑表里的问题，人体健康检测仅需 5 分钟即可完成。脏腑理论的按诊数字化可以依托现代医学影像设备来实现。目前已经有一些中医将 X 光、CT、核磁共振等检查结果作为诊断参考数据来使用。

（五）人工智能辅助患者体质辨识

2009 年中华中医药学会以国医大师王琦提出的体质九分法为基础，制定了《中医体质分类与判定》（ZYYXH/T157.2009）标准，将人的体质分为平和质、气虚质、湿热质、痰湿质、阳虚质、阴虚质、血瘀质、气郁质、特禀质。体质辨识就是按照一个人的健康和疾病的总体要素和个体差异，来判定其体质属性和归类，从而选择相应的治疗、预防、养生方法，做到“因人施治”。在这一理论指导下，可以在为患者开具处方前，应用人工智能，根据量表设计原理，采集检测者的健康信息，通过对 9 种体质分数值的结果分析，对体质类型进行判断，并给出相应的调理方案或中医处方，从而达到精准施治的目的。芜湖圣美孚的中医体质辨识系统在大数据的支持下，通过对患者舌象数据进行标准化采集，结合中医智能咨询，利用深度学习和机器学习算法进行定性、定量、定位和分析，快速完成中医体质识别。

三、中医方药数字化场景

中医方药环节主要是根据患者体质、病症、病位、病情、病史等相关信息，以及所需药材、器械、手法等，在诊断基础之上，针对患者具体情况提出中医药配方及治疗方案。一些较为精细的处方甚至需要通过相关理论如子午流注等来确定实施治疗的时间段。中医方药环节的数字化主要是通过大数据、人工智能等技术手段辅助中医医师开具处方。

（一）中医药大数据辅助药方开具

关于中药处方的数字化，典型的做法是建立中药和处方的大数据，从病机、用药规律、治法、古典医籍、预防等方面进行数据挖掘，搭建中医诊疗云平台，运用关联规则等分析方法，总结病机和处方用药规律，然后利用诊断环节获得的患者健康状况、病情本质特征等信息，结合君臣佐使等配伍原理，通过智能化手段，最终形成针对性的配方。目前，已有多家医疗机构开发出中医大脑类产品，辅助医师确定更精确的中医药配方和治疗方案，同时也能帮助解决一些边远地区中医师资源缺乏等痛点问题。中国中医科学院中医药数据中心在新冠疫情防控期间，为中医智慧处方推荐系统建立了新冠感染疫情诊疗专题知识库，智能推送适合病症的中医治疗方案，极大提高了中医师的工作效率。

（二）智慧中药房辅助处方调剂和制备

为满足群众一人一方一剂的中医药服务需求，许多中药方除了按方抓药功能之外，还提供中草药煎煮以及丸、散、膏、丹等多种加工服务。通过将人工智能、大数据、云计算等数字化技术与传统中药房相结合，并引入数字化生产设备与管理系统，将器具准备、药材浸泡、加热煎煮、火候控制、添加辅料、药渣过滤、药液保存等多道工序进行科学编排，并对工艺进行精准控制，实现中药材的追溯、中药配方的自动精准制备、自动包装、自动出库和配送等功能，可以解决传统中药房存在的中药材的质量不稳定、中药配方的准确性难以保证、中药制剂的质量难以控制等诸多问题，实现全过程可追溯，提高中草药服务的质量和效率，让患者用药更放心。

（三）数字化子午流注辅助提升效率

子午流注是一种古老的针灸疗法配穴法。它基于十二经中的六十六个五腧穴，并结合天干地支五行生克，根据日时的变易来推论人体十二经气血运行中的盛衰、开阖情况，在开穴时进行针刺，以使调理阴阳、防病治病达到最大的功效。子午流注是中医天人合一理念的集中体现。虽然子午流注一直作为针灸疗法时间选取理论来使用，但现在越来越多的人发现，它也可以用来指导服药时间的选取，以便更好地发挥药物的疗效。

虽然子午流注取穴治疗在临床有效，但由于取穴规律相对复杂，很多中医医师在一定时间内很难迅速确定所开的穴位。根据人体经脉气血流注盈亏及阴阳消长的变化规律，应用人工智能开发子午流注产品，可以有效解决这一问题。芜湖圣美孚的智能子午流注开穴系统通过建立以三维人体模型为基础的经络穴位显示系统，在输入患者症状、辨证要点后，系统会自动识别判断，显示处方穴位信息，不仅可以辅助临床医师提供子午流注针灸辅助疾病治疗方案，还可以直接用于家庭康复保健和强身健体，真正做到了防患于未然。

四、中医非药物治疗数字化场景

非药物疗法是指不依赖于药物，而是通过其他手段来治疗和预防疾病的疗法，既包括中医适宜技术，例如针灸、推拿、按摩、熏洗、拔罐、刮痧、针刀、敷贴、膏药、埋线、药浴、脐疗、足疗、耳穴疗法、物理疗法等作用于生理机体的百余种直接疗法，还包括音乐疗法等作用于心理的间接疗法。这些中医非药物疗法通常通过调节人体的生理和心理状态，增强机体的自愈能力和免疫力，以达到治疗和预防疾病的目的。非药物疗法具有安全便捷、预防保健、个性化治疗、综合性治疗、费用较低、疗法自然和疗效持久等优势，因此其数字化转型也受到了普遍的关注。中医健康管理完整流程如图 6–6 所示。

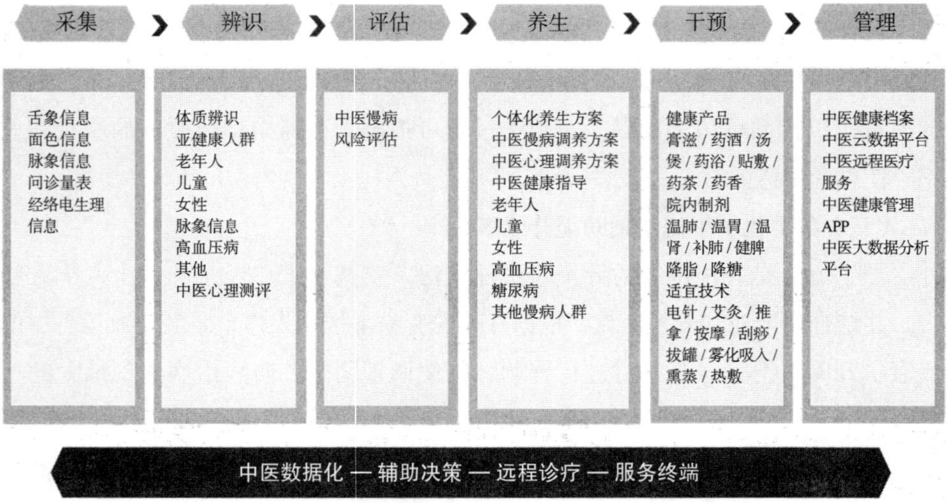

图 6–6 中医健康管理完整流程

（一）智能机器人实现直接非药物疗法的精准控制

对于针刺艾灸治疗、拔罐治疗、手法治疗等直接疗法的数字化，主要是通过智能化设备或机器人来实现这些治疗手段。目前，已经有针灸机器人、智能艾灸机器人、按摩机器人等装备问世，如南京中医药大学徐天成博士领衔研发的智能针灸机器人系统、新加坡初创公司开发的推拿按摩机器人等。有些智能艾灸机器人甚至可以通过传感器、算法和数据分析等技术，自动精确控制温度、时间、艾条燃烧程度等关键因素，从而实现最佳治疗效果。

（二）数字疗法实现间接非药物治疗的可重复性

关于音乐疗法等心理疗法的数字化，一般主要通过数字影音技术来实现，这不仅可以提供可重复的治疗方案和康复计划，还可以帮助患者在不同的时间和地点进行治疗和管理病症。五音疗法就是利用角、徵、宫、商、羽等五音韵律的治疗功能，将相应的音乐、歌曲、特定内容音频、自然声音等进行数字化，再通过计算机、手机或相关数字化设备进行播放，实现对五脏（肝、心、脾、肺、肾）和五志（怒、喜、忧、思、恐）的治疗和调理，如芜湖圣美孚的音乐调理系统等。此外，还可以通过人工智能（AI）技术，进行语言、表情等行为的分析和处理，以更好地理解患者的心理状态和需求，提供更加个性化的治疗。

五、中医院外管理数字化场景

中医院外管理的主要目的是提高患者诊疗服务的可达性和连续性，提高中医医疗质量和安全，降低医疗成本，提升患者满意度。中医院通过数字化技术、远程医疗、移动应用等手段实施中医院外管理，从而实现对患者在院外的诊疗、康复、健康管理等方面的全面管理和监控。

（一）数字化终端为病例随访提供抓手

中医治疗方案会因人、病种、病症、病程等多种因素而异，建立定期回访机制并对患者回访就显得极为重要。对于已建立的数字病例，通过电脑应用程序或移动终端 APP、小程序等来实现病例追踪反馈，以便及时了解和控制患者病情。病例追踪反馈一般有以下几个方面的需求。一是随访提醒自动化，将患者信息录入系统后，系统会根据不同患者的情况自动提醒随访时间和随访内容，让随访员在系统主界面上一目了然，方便快捷、有条不紊地开展随访工作。二是随访统计明细化，可对不同科室、不同医师、不同病种等方面分别进行完整、详细、多样的统计、分析和查询。三是随访方式多样化，可针对不同的被随访对象，采取电话随访、电子邮件随访和短信随访、信函随访等多种方式。

（二）智能音视频通信满足患者辅导与复诊需求

中医患者辅导是中医诊疗工作的重要组成部分。通过向患者传授疾病预防及康复、中药使用及管理、中医适宜技术操作与注意事项、养生及生活方式等中医知识和技能，可以提高患者的健康素养和自我管理能力，促进患者的康复。中医患者教育可以通过互联网站、公众数字传媒等方式利用文字、语音和视频面向普通公众开展服务，也可以通过呼叫中心、在线客服等方式实现一对一服务，甚至可以利用自然语言处理等机器学习技术为患者提供智能化服务。此外，中医医师还可以通过智能语音、视频通信等方式为患者提供复诊服务，通过可穿戴设备对患者的生理指标进行实时监测，利用大数据分析技术对患者的病情状况、治疗效果等进行评估，以便及时发现异常情况并采取相应措施。

（三）“互联网＋中医”助力未病先防

中医讲究防微杜渐与未病先防，认为能治未病者为上医，这种思想完美地契合了当前人们对健康追求的理念，从互联网上获取医疗知识已经成为人民群众的一种习惯。据统计，我国亚健康人群已经高达9亿，慢性病患者总体规模在不断增长。尤其是近些年来，随着传染性非典型肺炎、新冠肺炎、甲流等各种疫情的不断出现，人们更加关注自身的健康情况，注重健康养生，主动提高自身免疫力，预防疫情传染和恶性疾病的发生。“互联网＋中医”不仅可以为亚健康人群提供中医咨询服务，帮助他们了解日常保健、节气养生、食疗药膳、针灸按摩、健康管理等知识，还可以为患者提供中医诊疗服务，人们平常也可以借助移动互联网和新技术进行饮食、运动、睡眠等健康数据监测，实现健康的常态化管理。中医治未病（中医健康管理）推荐流程如图6–7所示。

六、中医经验传承数字化场景

中医传承目的在于将前人经过实践总结出来的中医经验记录并保存下来，并传授给后人，使得中医能够持续为人民群众生命健康安全提供保障。数字化技术可以为经方、验方、秘方等处方存储以及名家传承、中医教育等提供技术手段和装备。

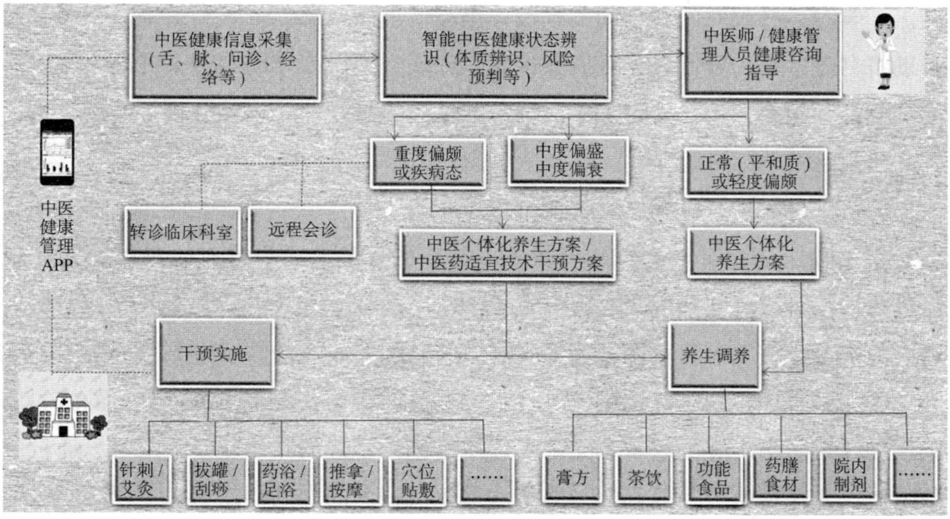

图 6–7　中医治未病（中医健康管理）推荐流程

（一）光学字符识别技术助力中医古籍整理

经过千年的探索实践，我国已经积累了大量的中医经验，成为宝贵的中医文化财富。其中，古籍中整理记录的经方验方是中医药文化的宝库，历代的名家医案是中医药宝库中璀璨的瑰宝，民间祖传秘方、特效偏方是劳动人民智慧的结晶，必须要将中医文化知识较好地保存下来，才能为后续研究与发展奠定坚实的基础。光学字符识别（OCR）技术是一种通过扫描图像中的文本，将其转化为计算机可编辑和检索的数字文本的技术。在中医古籍整理中，通过 OCR 技术来实现古籍由纸质向数字化的转换，进一步实现文本提取、数据挖掘和分析以及网络知识共享和传播等，可以更好地保护、传承和发展中医文化[69]。

（二）信息化技术助力名老中医经验活态传承

名老中医通过口传心授、师承带徒等方式，将名老中医独特的学术思想、临床经验、诊疗技术、医德医风等传承给下一代，使这些宝贵的医学财富得以延续和发扬。信息化已成为名老中医经验活态传承的重要手段。一是将名老中医相关资料转化为文本、图片、音视频等电子化、数字化形式，可以方便地进行数据存储、检索、挖掘和分析，方便传承弟子学习和研究。二是通过数字化平台和互联网，可以将名老中医的经验分享给更广泛的受众，甚至直接与名老中医进行远程交流和学习，打破时间和空间的限制，提高传承的效率、范围和效果。三是可以帮助将名老中医的经验转化为实际应用，如建立智能诊疗助手等，提高临床诊疗的准确性和效率。四是将名老中医传承数据进行可视化、统计分析等处理，可以提高研究的科学性和客观性。

（三）虚拟化教具提供身临其境的实践环境

由于临床诊疗可能会给患者带来不愉快的体验，学员们有时难以直接在现场进行诊疗观摩和实践的机会，严重影响学习的效率和效果。利用数字技术可以将大量的脉象资料、舌面图片、3D 人体图、3D 人体穴位数字模型等应用于临床教学中，结合虚拟现实、元宇宙等技术，学员们将会获得更多身临其境的学习体验，加深对教学内容的理解和记忆。即使是较难掌握的脉诊教学，也可以通过脉象复放仪在模拟手上复放临床采集到的比较有特点的脉型，让学生可以随时进行切脉练习。利用人工智能技术还可以帮助学员智能化检查学习效果，并针对薄弱环节进行针对性训练。

七、中医药研究数字化场景

当前，中医正在面临前所未有的机遇和挑战，不论是在理论探索、处方配伍、方剂用量、器械装备，还是在监督监管等各个方面，创新发展都已经迫在眉睫。云计算、大数据、人工智能、区块链、物联网等新一代信息通信技术具有强大的赋能作用，可以在理论研究、诊疗方法、诊疗装备等各个方面促进中医药守正创新。

（一）数字化助力中医药理论探索

中医药领域有诸多理论问题有待解决，数字化技术显然是一种强大的辅助工具。比如，针对传统中药研发缺乏数据支撑的难题，可以依靠计算技术对中医药进行多维度量化分析，还可以整合分析传统中医药文献、临床试验、化学成分、基因组学、代谢组学等海量数据，挖掘与中医药相关的特征、模式和潜在的客观规律，可提升对中药药效、毒副作用和合理组方的认识，为研发新的中药产品提供科学依据。

（二）数字化助力中医药诊疗装备创新

随着语音识别、图像识别等人工智能技术的成熟，并与中医诊疗理论和技术深度结合，问诊仪、面诊仪、脉诊仪、四诊仪等数字化中医诊疗装备陆续开始商用，咨询服务机器人、针灸机器人、煎药机器人、按摩机器人等智能化中医服务机器人也陆续出现，并走进医院、康复机构、养老院、社区和家庭，有效促进了中医普遍性服务的发展[70]。

八、中医诊疗监管数字化场景

中医诊疗监管数字化可以利用工业互联网相关技术对中医服务以及中医药的研发、生产、流通和使用等全过程进行监管和质量控制，还可以利用大数据和人工智能等技术对中药材生产、流通和使用过程相关数据进行挖掘和分析，发现中医服务和中药材领域存在的问题和趋势，为制定相关政策和标准提供科学依据，从而提高中医药监管效率、保证中医药质量和安全，促进中医药产业健康发展。

（一）工业互联网技术保障中药材全周期追溯

利用工业互联网标识技术建立药品追溯系统，对中医药材生长环境、采收、存储、加工、销售等各环节进行信息管理，实现中药材、中药饮片、中成药等全过程追溯，及时发现和解决质量问题，既可以保证药品的安全性和有效性，也可以保证在类似新冠疫情的传染期间的中医药调配和供应。比如，可以使用 AI 辅助中药材质量识别，并利用制造执行系统对中药生产过程进行实时监控和记录，对生产过程中涉及的原辅料、包装材料、环境监测等关键参数进行监测和记录，确保生产工艺和操作符合相关标准和规定，确保生产过程的稳定性和产品的一致性；还可以利用质量检测与控制系统对中药产品的成分、含量、理化指标等进行全面检测和分析，通过自动化检测设备和在线监测系统，可以实时监测和控制中药产品的质量和稳定性。

（二）医疗过程监控保证中医服务质量

利用数字化技术对中医药的医疗过程进行监管，包括对中医诊断、治疗、用药等方面的监管。一方面，建立患者电子健康档案系统，对患者的病情状况、诊疗记录、用药情况等进行全面记录和管理，可以方便地对患者的健康状况进行评估和监测，提高患者对医疗服务的获得感。另一方面，可以通过音视频技术，实时收集和分析医疗过程数据，对诊疗效果进行监测和评估，及时发现和解决医疗过程中的问题，提高中医药的诊疗质量和安全性。此外，还可以通过中药审方平台对医师开具的药方进行实时审核，保证所开药方的科学性与合理性，确保医保资金使用的规范性。

第十节　中医诊疗数字化转型框架体系

一、总体框架

中医诊疗数字化转型框架体系为“四层两列”结构，包括业务层、平台层、网络通信层、终端层四层和安全管理、合规管理两列。

业务层是框架中的关键，直接关联到中医数字化诊疗的具体实施和优化，通过各种集成人工智能和机器学习算法的业务系统为诊疗装备提供智能分析与决策辅助的能力。

平台层作为框架的“大脑”，为上层业务应用提供了基础设施和服务，并与下层的通信硬件相连接，通过对云服务的支持以提高数据的可用性和灵活性，通过大数据分析和挖掘的能力优化诊疗效率。

网络通信层是框架的桥梁和纽带，为整个系统提供稳定、高效、安全的数据传输，并为远程诊疗与监控、中医大数据分析等提供通信支持。

终端层是中医诊疗装备数字化框架的基础，通过移动性、便捷性的终端设备为医师和患者提供直接的用户交互接口，用于数据的采集和反馈。

安全管理为框架提供多维度的安全保障，起到了维护数据安全、确保设备可靠性、保障患者隐私和提供连续医疗服务的关键作用。

合规管理是管理层面上的又一补充，也是框架中不可或缺的部分，起到了保障医疗安全、提高患者信任度、提供持续性的监管审查和促进创新的作用。

上述这六部分如人体五脏六腑一般脉脉相通，共同组成了中医诊疗数字化框架，并最终实现传统中医诊疗与现代化数字技术的深度融合。

二、业务层

业务层是体现核心价值在系统架构中的一环，其关注点主要集中在涉及业务需求的系统设计上，包括中医药业务规则制定、业务流程实现等。业务层由各类中医辅助系统构成，如中医舌象诊断系统、中医面象诊断系统、中医耳穴诊断系统、中医闻诊诊断系统、中医问诊系统、中医体质辨识系统、中医脉象诊断系统、中医经络诊断系统、中医量表系统和病例追踪反馈系统等。

（一）中医舌面象诊断系统

中医认为，通过舌象、面象的观察可以了解和认识疾病的本质和发展。中医舌面象诊断系统通过对采集到舌图像、舌下脉络图像、面图像进行自动分析，如舌色、舌络、舌形、舌苔、苔色、苔质及唇色、面色、面部光泽、面部局部特征等特征信息，包括胖瘦大小等。数据采集时，一般采用专业拍摄光源，高频率无闪烁，光源特性与自然光源接近，照射均匀无暗区、反光和阴影，利用暗箱采集环境，并设有专门的净化和通风装置，以保证诊断的准确性。

（二）中医耳穴诊断系统

耳穴诊断是以中医四诊八纲为依据，利用耳与全身脏腑经络、四肢百骸的密切关系，通过视诊、触压、电测等方法，找出阳性反应点穴位，并结合其他诊查手段，对其进行综合分析、辨证、鉴别，从而诊断出疾病的一种诊断方法。耳穴诊断除了提供人耳穴治疗的配穴依据外，还提供了身体健康状况的资料。设备采集到的耳穴诊断数据，经过严格的卫生统计学处理，科学分析并自动判别受检者的健康状况或脏腑病理状况，能够准确、迅速地采集耳部穴位探测点的客观信息，并自动地将检测到的穴位阴阳性及其强弱等探测结果输入软件分析系统。

（三）中医闻诊诊断系统

传统的闻诊包括听声音和闻气味两个方面。基于听声音的闻诊系统主要利用“五脏相音”理论，通过患者的声音信息来进行诊断。五脏相音理论见于《黄帝内经》，认为五脏具有不同的声音。肝、心、脾、肺、肾五脏所对应的五音用现代科学的语言来描述，就是说五脏均具有一定的振动频率，而且这些频率对应于中国五音阶中的角、徵、宫、商、羽五个音节，五脏与五音分别归属于五行，并呈一一对应的关系。五脏相音辨识即是从五行理论出发运用二十五音分析技术，通过采集和分析人体声音信息作为诊断和治疗的依据，辨识经络健康状态，脏腑功能状态，提供易发病提示，确定相应的经络调理、治疗方案，进行季节及饮食调理，从而形成完整的个性化养生调理方案，最终达到治疗已病或未病的目的。

（四）中医体质辨识系统

中医体质辨识系统一般可在医院作为医师工作台展示，也可供患者自助查询。目前大多数中医体质辨识系统都能判别 9 种基本体质，有些还可细化到 100 多种复合体质和 59 种症型进行自动辨识，从而得出检测者的体质类型、体质特点、发病倾向、环境适应力等，并进一步在中医脉象诊断、望闻问切的基础上，结合体质辨别，给出包括饮食调理、药物调理、运动调理及食疗食谱在内的个性化的养生调理方案进行针对性指导。

（五）中医脉象诊断系统

中医脉象诊断系统是根据传统中医理论的脉象学说，结合现代生物科学的研究成果和电子计算机技术研究开发的一种中医脉象图谱检测仪器。在掌握中医基本脉象理论的基础上，将脉诊仪采集到的数字信息自动传递到中医脉象诊断系统中，由诊断系统自主选择最佳压力波形，自动分析脉象的位、数、形、势和脉图等参数。在临床脉象检测方面，一般可提供脉图并检测计算出五个脉象参数，包括最佳脉压、脉率、主波高度、上升时间和上升角。然后根据中医脉象仪所显示的经络脉象图谱，再结合中医诊断的八纲（阴、阳、虚、实、表、里、寒、热），对人体内各脏器组织及各脏腑功能的协调状态进行全面细致地诊查。

（六）中医经络诊断系统

中医经络诊断系统根据中医经络学说，通过检查经络腧穴部位的病理反应，测定经络和腧穴部位的皮肤电、皮肤温度等，从而对病位、病经、虚实状态进行区分。由于经络分布于四肢百骸、头面躯干，无所不至，体内各脏腑器官的病变通过经络途径在体表某一部位反映，诊断结果具有中医的脏腑、气血和经络辨证，也具有现代医学的病名和病理诊断，常用的经络诊断有经络望诊、经络按诊、经络腧穴皮肤电测定诊断、经络腧穴皮温测定诊断、知热感测定诊断等，直观反映十二经络虚实、脏腑表里等问题，广泛适用于中医健康状态评价、中医养生调理建议、中医预防保健、亚健康检测、疗效评估、慢病管理等领域。

（七）中医个性化量表系统

中医个性化量表系统通过大数据平台对疾病相关问题进行综合分析，再结合患者个人对相关疾病回答的差异性来推断相关病症的症状。患者还可以通过在线问诊的方式，在线咨询医师，通过与医师沟通说明目前的情况，由医师在线为患者解答疑惑，提出正确的处理方案。针对不同疾病建立特色的中医症状量化标准，对疾病程度给予判别，建立因果评估量表，可以实现对疾病与病因的关系进行有效评估，并对临床疗效进行评价等。根据中医个性化量表系统的反馈，可以实时调整检测者的治疗方案、起居调养、药食调养以及精神调养等方案。

（八）病例追踪反馈系统

中医治疗方案会因人、病种、病症、病程等多种因素而异，对患者的及时回访就显得极为重要。病例追踪反馈系统对于已建立的数字病例，建立定期回访制度，通过 APP 或小程序追踪机制，对被检测者的定期回访更有利于医师对患者病情的了解与控制。病例追踪反馈系统一般需要具有以下特点。一是随访提醒自动化，将患者信息录入系统后，系统会根据不同患者的情况自动提醒来访时间和随访内容，让随访员在系统主界面上一目了然，方便快捷、有条不紊地开展随访工作。二是随访统计明细化，可对不同科室、不同医师、不同病种等方面分别进行完整、详细、多样的统计、分析和查询。三是随访方式多样化，可针对不同的被随访对象，采取电话随访、电子邮件随访和短信随访、信函随访等多种方式。

（九）智能中医大脑系统

智能中医大脑系统汇聚海量历代大医著作及效方、验方，并引入智能化算法进行挖掘、推理、学习，用以辅助人类医师结合患者具体情况进行综合性诊断决策。最早的中医专家系统，如关幼波肝病诊疗系统和胃脘痛专家系统等，已经具备智能中医大脑系统的雏形。当前的智能中医大脑系统吸收了海量名医智慧经验和上千万有效数据案例，并不断从临床中实时学习现代最新的诊疗方法，具有了更加强大的能力，可以辅助诊断多种疾病。如问诊中医大脑能够辅助中医师精确使用 8 000 多首方剂，治疗 3 000 多种病症，并有问诊提示、误诊提示，辅助中医师精准辨证，还可根据患者症状个性化推荐加减用药。

三、平台层

平台层包括中医互联网应用平台、大数据平台、云计算平台、人工智能平台等，分别从数据、算力、智能等方面为智能化中医诊疗服务提供支撑。中医健康服务整体解决方案如图 6–8 所示。

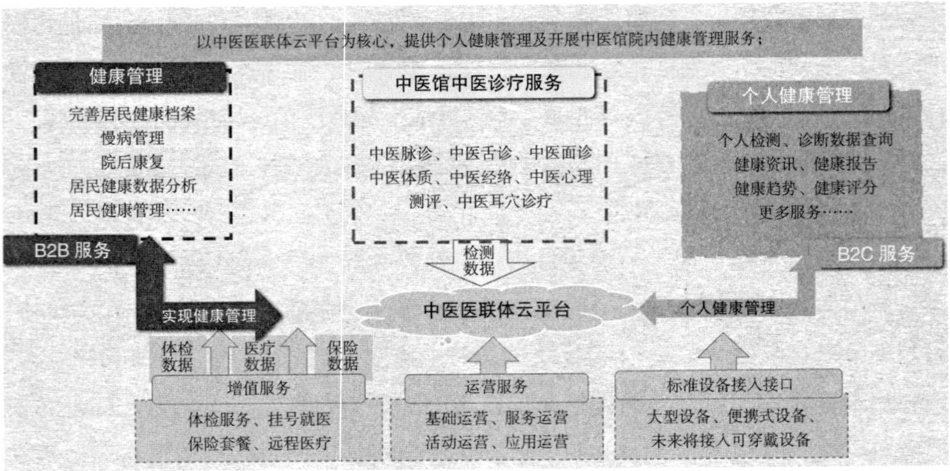

图 6–8　中医健康服务整体解决方案功能示意图

（一）中医互联网应用平台

互联网应用发展为中医发展提供了物理世界以外的另一个大舞台。今天，互联网应用发展到 Web3 时代，智能手机等数字化终端日益普及，用户不仅可以随时随地浏览互联网上的文字、图片、音视频等信息，中医医患双方还可以通过在线语音、音视频会议等能力进行实时沟通互动。中医院积极迎接信息化发展大潮，建设互联网服务平台或互联网医院，开展在线预约挂号、电子病历、线上问诊、远程医疗、健康管理、医学知识普及等服务。一些聚焦中医服务的互联网应用平台还将中医药养生、保健、医疗、康复、健康养老、中医药文化、健康旅游等中医药健康服务与互联网创新成果深度融合，实现个性化、便捷化、共享化、精准化、智能化的中医药健康服务。

（二）中医大数据平台

中医药大数据平台对中医诊疗的大数据资源进行统一管理、集中存储，并提供数据采集、计算、存储、分析、可视化等大量开放能力，确保各系统之间数据的互联互通和共享。中医药大数据平台一般广泛收录各类经典中医古籍的点校版、病案、方剂，涵盖各类证候、多种症状、各种中医药的相关百科，打通中医经典之间及中医经典与现代医案之间的各知识点的联系，形成数量庞大的知识图谱。以知识计算指数为基础，针对慢性病和疑难杂症，从方剂中推荐最佳治疗处方，从医案中寻找可靠性最强、疗效最佳的治疗方案，为中医专病专治、个体中医精准治疗奠定数据基础。除此之外，大数据在新药研发、医药政策制定、个性化医疗服务等方面大有可为，对复杂的中医药来说尤为明显。

（三）中医云计算平台

中医药云计算平台将硬件基础资源、平台资源、软件应用资源等通过池化技术进行虚拟化，从而实现为中医诊疗机构提供按需服务的计算能力和存储能力。在中医云计算平台上建设一体化的全科信息管理应用软件系统，为基础医疗卫生机构提供软件和信息服务；构建临床信息一体化系统，实现电子病历共享；建立统一的检验检测中心，共享医技资源；建设远程会诊平台系统，提供实时和延时服务，是一个包括数据、视频、语音、影像和体征等服务交换的统一平台，平台下所有资源均可统一存储、统一调度。此外，中医云计算平台还可提供可靠的数据仓库云服务、大数据服务和物联网产品服务，为更加优质和广泛的慢病医护服务提供灵活、可靠、有效的云计算服务。

（四）中医人工智能平台

中医药人工智能平台通过智能化算法，为中医医院、企业提供预测、判断和支撑能力，形成可行的解决方案。中医人工智能平台利用自身的人工智能算法及大数据库，为中医师提供智能化辅助诊断服务。中医人工智能平台支持智能辨证、智能开方，以中医辨证论治为核心，整合名老中医的诊疗思想、辨证逻辑和处方经验，根据患者的症状、体征，以智能化的方式协助中医师进行疾病诊治，从而帮助普通医师提升诊疗能力，辅助医师做出精准的临床决策，提升中医医疗服务品质，帮助低年资医师培育正确的中医诊疗思维，实现中医经典医学理论和名老中医的临床经验的传承与创新。此外，中医智能化平台还可以协助开展慢病智能化的调理诊疗，在适应大众自身保健与诊断需求的同时，还能进一步减轻医疗资源的压力。

四、网络通信层

网络通信层为中医诊疗提供网络和通信服务，主要网络包括物联网、5G 移动通信网、互联网、局域网等，这些通信网络依照其特点的不同而在不同的环节发挥作用，承载着中医诊疗的业务流和数据流，实现端到端的数据传送服务。

（一）物联网

物联网是指通过信息传感设备，将某种现实中的物体按照约定的协议与网络相连接，通过信息传播媒介对物体进行信息交换和通信，从而实现智能识别、定位、跟踪、监督等功能。物联网在中医诊疗中的应用主要包括以下方面。一是智能诊疗。中医诊疗需要收集患者的各种体征数据，如脉搏、体温、血压等。物联网技术可以借助智能医疗设备，如智能手环、智能血压计等，实时收集患者的数据，并通过数据挖掘和分析，为医师提供更加准确和全面的诊断依据。二是电子病历。中医诊疗需要记录患者的病史、诊断结果、处方等信息。物联网技术可以通过电子病历系统，将患者的信息进行数字化存储和管理，方便医师随时随地查看患者的病史和诊断信息，提高诊断效率和准确性。三是远程监控。中医诊疗需要定期对患者进行随访和复查。物联网技术可以通过远程监控设备，如智能血压计、智能手环等，实时监测患者的身体状况，并将数据传输给医师进行远程诊断和治疗。四是智能中药管理。中医诊疗需要使用各种中药材，如草药、中草药等。物联网技术可以通过智能中药管理系统，对中药材的采购、存储、配方等进行数字化管理，提高中药材的使用效率和安全性。五是智能针灸管理。物联网技术可以通过智能针灸管理系统，对针灸过程进行数字化记录和管理，提高针灸治疗的准确性和安全性。

（二）5G 移动通信网

5G 移动通信网具有高带宽、低时延、大联接的特点，可为中医院内外提供快速稳定的网络联接。5G 网络在中医诊疗中可以在以下方面发挥作用。一是远程诊疗。借助 5G 网络的高速度、低延迟和大连接特性，中医医生可以通过远程诊疗系统，实时接收患者的病情信息、影像数据等，并给出诊断建议和治疗方案。这种方式可以突破地域限制，让患者在家中就能接受到优质的中医诊疗服务。二是实时监测。5G 网络可以支持多样化智能健康监测终端接入，如智能手环等，实时监测患者的身体状况，并将数据传输给中医师进行远程监控和预警，及时发现患者的病情变化，提高诊疗质量和效率。三是高清视频通信。5G 网络的高清视频通信功能不仅可以帮助医生远程获得患者的高清舌苔、面象等影像数据，还可以应用于中医诊疗中的远程查房等场景，以及远程指导基层医疗机构进行疾病诊断和手术治疗，提高基层医疗机构的诊疗水平和服务质量。

（三）互联网

互联网将不同的数据设备和终端连接起来，构成了一个庞大的网络，为信息社会奠定了坚实的基础。当前，互联网已经进入到 IPv6 时代，其地址数量号称可以为全世界的每一粒沙子编上一个地址，不仅能解决网络地址资源数量的问题，而且可以破除众多中医数字化诊疗设备连入互联网的障碍。首先，互联网络可以提高患者诊疗数据的采集和处理能力。通过给每一个传感器、设备甚至具体的医疗器具分配一个独立的网络（IPv4/IPv6）地址，就可以直接从这些设备中获取数据，无须进行繁琐的数据转换和整合。其次，互联网可以为远程医疗和咨询提供可行的解决方案。医生和病人可以通过互联网直接进行交流，无论他们身处何地，都可以进行实时的语音、视频通信，不仅提高了医疗服务的效率，也使得更多偏远地区的患者能够获得优质的医疗服务。另外，互联网还可以推动中医国际化发展。通过互联网的数据承载与传送服务，不仅可以将中医知识传送到世界各地，还可以为更多的国际患者提供中医诊疗服务，同时也可以学习和借鉴其他国家和地区的先进经验和成果，从而更好地促进中医发展和进步。

五、终端层

终端层提供标准的设备以支撑各类业务层业务的实现，涵盖多种操作系统和各类厂商的软硬件智能终端，集成高价值的行业应用。根据终端功能的不同，有的可以用来获取患者的健康信息，有的可以用来进行疾病治疗，有的兼而有之。终端层典型的智能终端包括中医可穿戴设备、中医康复机器人、移动终端应用、中医诊疗器械等。

（一）舌诊仪

舌诊仪一般采用先进的数码相机和智能化图像处理技术研发。舌诊仪一般通过舌图像采集平台，利用电脑控制相机拍摄数字化舌图像，或将数字化舌图像通过其他方式导入到舌诊仪之中。为满足舌象诊断需要，一般都会要求数字化舌图像采集环境稳定，有些舌诊仪还会利用标准化方法对所采集到的数字化舌图像进行还原，以保证满足舌象的色彩还原性、示真性和可重复性的要求。有了数字化舌图像，就可以利用智能化系统进行舌象的特征信息提取和分析，并结合中医舌诊知识对病人病情进行客观量化诊断。

（二）脉诊仪

脉诊仪一般通过气动加压配合高精度防过载的传感器，来记录和追踪不同时期脉象特征的变化，模拟中医切诊指法进行病人脉象信息采集，可以得到标准单脉与相兼脉的类别及其时域—频域脉象图，从而获取病人脉象的位、数、形、势等特征信息。通过对所采集的脉象特征信息进行智能分析，结合中医理论中的数十种脉象参数，可以利用脉诊信息系统分析出病人的健康状态信息，为进行病人的疾病辨识或干预效果的评价提供客观化依据。

（三）眼诊仪

眼诊仪一般由无影成像光学系统、图像采集装置、智能化分析系统、中医眼诊理论数据库和诊断决策支持系统构成。其中，无影成像光学系统主要通过无影照明技术，在特定的光学条件下，将患者的眼部情况清晰、准确地捕捉；图像采集装置：该装置将无影成像光学系统捕捉到的眼部图像进行光电转换，将光学信号转化为电子信号，再传输到计算机进行处理，形成高质量的数字化眼图像；智能化分析系统利用特定的智能化算法和程序，提取出眼部图像的特征，并进行综合分析；中医眼诊理论数据库中存储大量古今中医名家眼诊的历史记录，为疾病的诊断提供依据；诊断决策支持系统将数字化眼图像与中医眼诊理论数据库中的数据进行比对分析，为疾病诊断提供决策支持，帮助医师提高诊断的准确性和效率。

（四）经络仪与子午流注产品

经络仪设备采用高精度阻抗测量芯片、无线发射技术、自动压力测量等技术，通过经络或耳穴探头，检测身体经络或耳朵的相应穴位上生物电信息的改变情况，进而判断患者五脏六腑的病变情况。子午流注产品主要配合经络仪使用，利用人体经络潮汐涨落规律，确定对症施治的时间和穴位等。当临床医师输入患者的症状、辨证要点之后，系统会自动进行识别判断，显示处方穴位信息，为子午流注针灸辅助疾病提供治疗方案。同时，子午流注系统还可在 3D 模型上显示人体经络和融合穴位，可以直接用于家庭康复保健和强身预防，实现了真正意义上的预防医学和保健医学。

（五）五脏相音仪

五脏相音仪通过采集和分析人体五脏六腑的声音信息作为诊断和治疗的依

据。辨识经络健康状态和脏腑功能状态，提供易发病提示，确定相应的经络调理、治疗方案，进行季节及饮食调理，从而形成完整的个性化养生调理方案，最终达到治未病的目的。五脏相音理论来源于《黄帝内经》，认为人的肝、心、脾、肺、肾五脏均具有一定的振动频率，这些频率与中国五音阶中的角、徵、宫、商、羽五个音节一一对应。五脏相音仪通过收集五种声音的音频分析技术，与健康状况的五声进行识别，从而提供个性化的健康调节计划。

（六）中医诊疗服务机器人

比较常见的中医诊疗服务机器人包括中医咨询机器人、中医诊断机器人、中医针灸机器人、中医按摩机器人等。中医咨询机器人可以利用自然语言处理和机器学习等技术，对用户的健康状况进行评估，并提供相应的中医调理、保健和就诊等建议。中医诊断机器人可以通过望、闻、问、切等诊断手段，来辅助医师或患者进行疾病诊断，并给出参考治疗方案。中医针灸机器人是在全面继承传统针灸学和治疗学的基础上，应用电脑虚拟现实技术，实现精准定位人体任意针灸点。中医按摩机器人实现了对柔性软的组织精准感控，再结合 3D 视觉传感器和专用算法，实现对人体的深度感知，通过用户友好的人机交互规划出整体的按摩运动轨迹，再通过对特定肌肉或肌腱的精确硬度的测量，将收集到的健康数据发送至云端，最后通过智能计算确定按摩过程中需要施加的压力，并实施按摩操作。

（七）多功能中医诊疗设备

为便于中医诊疗服务的开展，便于综合判断，提高诊疗效果，有时诊断、分析、治疗等一个或几个中医诊疗能力会被集成到一台设备之中，形成多功能整合中医诊疗设备。中医智能手诊仪通过检测患者手的经络和手掌纹理，结合中医理论和大数据分析，推断出患者的健康状况和疾病倾向。中医智能面诊仪通过对面部特征的智能识别和分析，推断出患者的脏腑状态、体质类型等情况，为医师提供相应的诊断和治疗建议。中医四诊仪可以检测患者的舌、面、脉、问诊等信息，并通过软件系统分析得出患者的体质类型、病情轻重等情况，为医师提供辅助诊疗意见。有些企业还会将这些多功能整合中医诊疗设备做成小巧、便携的款式，以便于医师在社区卫生院等基层医院或到居民家中出诊时使用，或者供患者个人使用。由圣美孚研发的中医综合多功能诊断系统甚至整合了中医脉象诊断、舌面象诊断、体质辨识、个性化养生调理等多个系统，已经获得了欧盟 CE 认证和美国 FDA 认证。

（八）远红外热成像仪

远红外热成像仪在中医诊疗中的应用原理主要是基于人体表面温度分布的变化来推断体内的生理病理变化。中医认为，人体是一个复杂的系统，各个部位、器官之间相互联系、相互影响。当人体内部出现病变时，会影响到体表温度的分布。远红外热成像仪通过采集人体表面不同部位的温度数据，并将这些数据转化为热成像图，可以直观地观察到人体表面温度分布的变化。根据中医理论，人体内部脏腑器官的功能活动与体表温度分布密切相关。例如，当肝火旺盛时，肝脏功能增强，代谢旺盛，产热增多，体表相应部位的温度就会升高。而当肾阳虚时，肾脏功能减弱，代谢减慢，产热减少，体表相应部位的温度就会降低。因此，通过远红外热成像仪采集人体表面温度数据并生成热成像图，可以初步判断出体内脏腑器官的功能状态，帮助医师进行诊断和治疗。

（九）移动终端应用

现有的中医类 APP 或小程序数量众多，功能丰富，涵盖中医知识学习工具、健康养生资讯获取、在线健康咨询、远程诊疗等各大领域。有的可实现人机语音对话，完美地实现人机互动，可以方便地在家中进行中医筛查，尤其对老年人十分友好。有的可对风险人群进行提示，针对不同人群给出不同的调养方案，指导用户的日常生活保健和精神调养，帮助居民进行自助体检及健康监测与管理。有的采集患者的基本信息，量表采集以及医师给予的后期各种治疗方案，展示调理结果并给出定期随访机制。有的指导对糖尿病患者进行全面的中医护理，既能有效控制患者血糖水平，又能缓解患者心理压力，提高生活质量。有的利用手机 APP 管理老年慢性病，可以提高老年心血管慢性疾病患者接受治疗的依从性，防止疾病的急性加重。

六、安全管理

安全管理模块涉及终端安全、网络安全、平台安全、数据安全、业务应用安全等各个层面。终端安全涉及中医诊疗设备系统、中医诊疗工作环境的安全。网络安全涉及物联网、5G 移动通信网、互联网等信息通信网络的安全；平台安全涉及互联网应用平台、云计算平台、大数据平台、人工智能平台等安全；数据安全涉及患者信息安全、诊疗数据安全、业务安全等方方面面；业务应用安全涉及中医诊疗质量安全、中医诊疗技术安全、中医诊疗设备安全、中医药品安全、中医诊疗场所安全、中医诊疗信息安全、突发医疗事件应急处理以及中医机构的ERP（企业资源规划）、CRM（客户关系管理）、OA（办公自动化）、电子商务平台等业务应用系统的安全。

七、合规管理

中医数字化发展需要符合相关法律法规和标准的要求，以保障最广大患者的权益，维护社会秩序。归纳起来，中医数字化诊疗合规管理包括以下十个方面的内容。

（一）要遵守相关法律法规

中医数字化诊疗机构应严格遵守《中华人民共和国中医药法》《中华人民共和国网络安全法》《中华人民共和国个人信息保护法》等相关法律法规，确保业务的合规性。

（二）要保护个人隐私和信息安全

中医数字化诊疗机构应建立健全信息安全保护体系，保护患者的个人隐私和诊疗信息的安全性，防止信息泄露、篡改或滥用。

（三）医疗质量保障

中医数字化诊疗机构应确保医疗质量的安全性和有效性，制定并执行数字化的医疗质量管理制度，包括电子病历管理、远程诊疗管理、医疗软件管理等。

（四）医疗技术合规

中医数字化诊疗机构应按照国家规定的医疗技术规范和标准进行数字化技术操作，包括远程诊疗技术、影像学检查技术等，确保技术的安全性和有效性。

（五）药材管理合规

中医数字化诊疗机构应按照国家药品管理法律法规，对从种子、药材、饮片、到处方、方剂、中成药等全过程的采购、存储、制备、流通、使用进行严格管理和规范操作，确保药品的安全性和有效性。

（六）医疗器械管理合规

中医数字化诊疗机构应按照国家医疗器械管理法律法规，进行中医数字化医疗器械的采购、维护、使用和管理，确保医疗器械的安全性和有效性。同时，中医数字化医疗器械研发机构也应按照国家相关法律法规开展设备研发和临床试验。

（七）医疗广告宣传合规

中医数字化诊疗机构应按照国家规定进行中医药广告宣传，不得夸大疗效，确保广告的真实性和合法性。

（八）医疗服务收费合规

中医数字化诊疗机构应按照国家规定的收费标准进行数字化医疗服务收费，确保收费的合法性和合理性。

（九）医疗数据管理合规

中医数字化诊疗机构应规范记录并保存电子病历、数字化诊疗装备使用日志等数据，确保一定时间内可追溯、可核查。

（十）合规培训与监督

中医数字化诊疗机构应对医务人员进行合规培训和监督，提高医务人员的合规意识和能力，确保数字化诊疗服务的合规性。

第十一节　中医数字化典型案例

一、智能化中医综合诊断系统为基层医疗赋能

芜湖圣美孚科技有限公司依托“5G+ 互联网 + 中医健康管理”的创新技术模式，通过共享中医管理平台及服务，为基层医疗机构提供中医健康检测、中医诊疗、个性化养生调理方案、经典处方以及中医适宜技术指导等服务。

圣美孚研发的智能四诊设备——“中医综合诊断系统”，是在传统中医学的基础上，通过与互联网、大数据、人工智能相结合，采用全自动气动加压和模拟医师指法结构、国内中医诊断领域领先的脉象信号时域特征提取方法，以及对于舌象和面象的采集与自动甄别图像处理技术、人工智能技术，来模拟中医医师对

人进行“望闻问切”四诊，具备中医体质辨识、中医脉象诊断、中医舌面象诊断、中医经典处方、养生调理系统五大基本模块。

（一）中医体质辨识

判别中国人的九种体质，还可细化到百余种复合体质以及59种症型作自动辨别。系统含有针对老年人、高血压病和糖尿病等五类重点人群的七大模块。

（二）中医脉象诊断

通过袖带式传感器，模仿中医医师指法，采集八个不同压力段的脉象波形，并自动选择最佳压力波形，以判定出28类脉。

（三）中医舌面象诊断

计算机系统自动采集病患的舌象和面象的相关信息，对舌色、舌络、舌形、舌态、苔色、苔质及唇色、面色、面部光泽、局部特征等进行分析，为中医临床诊断提供依据。

（四）中医经典处方

自动给出中医传统经典处方，临床医师依据个体差异进行个体化诊断及修改，辨证论治，对症下药。

（五）养生调理系统

对人体的整体健康状态和趋势做个评判，得出个性化中医养生调理方案。

依托中医综合诊断系列智能产品采集用户基础体征信息，以中医医联体云平台为核心，结合“物联网 + 医疗”的技术手段，打通家庭、基层医疗机构、医院三方的医疗健康服务数据，搭建移动医疗模式，提供个人健康管理及开展中医馆院内健康管理服务。系统将中医诊断的望诊、问诊、闻诊、切诊这四诊转化为智能化的信息采集，并将采集到的舌象、面象、脉象、经络等信息实时传到医院进行分析与处理，同时利用仿真脉诊臂将脉象还原成跳动的脉搏，使医师能够远程为患者提供准确便捷的中医诊断检测服务。此外，采集系统可将每一个患者的病症及中医检测信息发送到云端储存并做智能分析，辅助医师给出更加精准的诊断结果。

B2B端实现应用单位的健康管理服务，包含完善居民健康档案、慢病管理、院后康复、居民健康数据分析、居民健康管理等；B2C端实现用户个人健康管理服务，包含个人检测、诊断数据查询、健康资讯、健康报告、健康趋势、健康评分等。同时可提供体检服务、挂号就医、保险套餐、远程医疗等增值服务及基础运营、服务运营、活动运营、应用运营等运营服务。以数据共享服务为基础，依托医院患者健康档案、医疗数据以及日常体征检测数据；结合基层医疗的本地服务优势，进行各类慢性疾病及健康管理。

通过医联体的方式，在省、市建立覆盖基层医疗机构的采集中心和上级医院的诊断中心，运用中医诊断云平台，实现分级诊疗，搭建多家基层采集中心的中医医联体模式，打造患者服务、远程医疗协作、远程教学、诊断中心、药事服务五大应用服务体系。已构建有广东中山医联体（70家医院）、安徽芜湖医联体（41家医院）、内蒙古锡林浩特医联体（26家医院）、江西赣州医联体（10家医院）、河南鄢陵医联体（13家医院）等十余家中医四诊大数据医联体。

二、基于5G慢性病防医养全程智慧中医应用

慢病通过健康管理可以得到预防和控制已成为共识。利用5G技术的特点，构建基于家庭—社区—医院的中医预防、健康康复系统，是防病于未然、诊病于日常、治病于生活，愈后不失能，因人施治，健康中国的重要手段。

圣美孚通过5G、中医智能诊断仪器将人的生命信息、中医四诊测量信息、音视频与人工干预下的云上自动诊断系统实时链接起来，进行诊断和分析，实现诊断随身，专家在旁，淡化慢病诊断治疗的时空概念，不仅提高了诊断效率，同时实现了慢病调理于日常生活的目的；利用人工智能及大数据处理技术，将病人的既往信息与实时信息进行处理，推送处理结果和治疗方案；为基层医疗机构提供个性化康复、养生、保健的慢病综合治疗方案，如运动、穴位、食疗、保健等。发挥5G的特点和优势，在家庭—社区—医院的服务体系内，开展以中医为特色的预防、治疗、康复养生相结合的综合治疗方案。

三、城市书房趣味中医智能产品应用

安徽省芜湖市围绕打造省域副中心城市、长三角文化旅游新热点城市的战略定位，芜湖市文化和旅游局会同市财政局、市交投公司及各县市区政府，制定方案，加强指导，全力推进城市书房建设。芜湖城市书房具有“1+3”的服务功能定位，即：“1”是以免费阅读为核心服务功能，“3”是指文化活动、文化展示、

文化休闲等3个基本服务功能，建设集免费阅读、文化活动、文化展示、文化休闲等多元功能于一体的城市书房，发挥示范引领作用。

芜湖圣美孚科技有限公司将中医智能诊断机器人、五脏相音诊断系统及音乐调理系统投放至芜湖书房马饮书房文化休闲区域。SMF中医智能机器人是人工智能技术在智慧医疗健康领域的具体应用，通过大数据分析、人机交互等形式对体验者进行初步的健康指导建议，提供家庭医生式服务。结合五脏相音诊断系统、音乐调理系统，以中医干预的方式对体验者的心理和生理进行诊断和评估，并最终改善或缓解体验者的亚健康状态。可为辖区居民建立中医健康档案，进行中医健康状态辨证、中医慢病辨证管理、中医心理测评，提供个性化的中医养生调理方案。中医智能产品的应用，是在休闲中注重健康、满足社区群众身心共同发展的现实需求。圣美孚助力构建“书香芜湖”和“健康芜湖”，在中医设备入驻城市书房“趣味中医馆”的期间，通过参观及趣味体验活动等多种形式向广大群众传播健康养生知识，弘扬中医传统文化，使江城百姓既可以在“家门口”就能体验到现代化的智慧中医服务，又可以在温馨的阅读氛围中学到中医养生方法，提升了居民的未病先防意识和健康素养，使广大市民朋友享受智慧中医带来的健康与乐趣。

第七章

中医数字化发展前景

第一节　中医诊疗数字化发展前景广阔

一、中医诊疗数字化是中华民族伟大复兴的必然要求

中医药是我国重要的卫生、经济、科技、文化和生态资源，传承创新发展中医药是新时代中国特色社会主义事业的重要内容，是中华民族伟大复兴的大事，数字化赋能中医诊疗也是中华民族伟大复兴的必然要求。

首先，中医诊疗数字化是中华民族利用自主医疗技术保障民族安全发展的必然要求。当前，国际形势相当复杂，粮食问题、能源危机、种族冲突、局部战争此起彼伏。因这些国际环境的不确定性，加之人工智能大模型等数字技术的不断进步，DeepMind 开源的人工智能系统 AlphaFold 已成功应用于蛋白质结构预测，意味着数字技术对现代医疗体系的影响正逐渐加深。中医作为我国特有的传统医学体系中的重要组成部分，包含着中华民族几千年的健康养生理念及实践经验，是中华民族的瑰宝。通过数字化赋能中医诊疗传承精华、守正创新的进程，必须要掌握在自己的手里。其次，中医诊疗数字化是满足人民日益增长健康需求的必然要求。据统计，我国 2022 年互联网医疗市场规模达到 3 102 亿元，65 岁及以上老年人口已经达到 20 978 万人。随着中国经济的发展和人民生活水平的提高，人们对健康的关注度越来越高，加之我国老龄化情况日益严重，对医疗服务的需求也越来越大。中医诊疗数字化可以在动态整体观念和辨证论治的基础上，实现对患者整体状态调节和精准靶向治疗的兼顾，即“态靶结合”，从而为患者提供更加高效、精准、便捷、个性化的医疗服务，满足人民日益增长的健康需求。第三，中医诊疗数字化是有效增强我国国际影响力的必然要求。随着全球化的加速和医学技术的不断发展，国际的医疗竞争也越来越激烈，而中医药作为中华民族的文化瑰宝，正在全球范围内受到越来越多的认可。据世界卫生组织（WHO）介绍，全球约 170 个世界卫生组织成员国承认使用了传统医学和补充医学，55% 的成员国承认专门设立有传统医学、补充医学或综合医学的国家级政策和监管机构，世界卫生组织网站下载量最高的资料也是传统医学和补充医学。特别是在新冠疫情爆发后的 2022 年 4 月，世

界卫生组织发布《世界卫生组织中医药救治新冠肺炎专家评估会报告》，明确肯定了中医药救治新冠病毒感染的有效性和安全性，鼓励世卫组织会员国在其卫生保健系统和监管框架内考虑使用中医药治疗新冠病毒感染的可能性。此举放大了中医的国际影响力，也为今后的国际中医诊疗协作与合作奠定了坚实基础。因此，借此契机大力发展中医诊疗数字化，可以从医疗服务角度进一步提高我国的国际竞争力，推动中医诊疗产业的国际化发展。

二、中医诊疗数字化是保障人民健康和生命安全的重要途径

中医药是中华民族的瑰宝，也是中国传统文化的重要组成部分，在人类历史有文字记录以来的几千年历史长河中，为人民群众健康与生命安全提供了有效保障，并帮助中华民族安然度过每一次重大疫情。

首先，中医诊疗数字化有利于长期持续维护大众健康。中医药是人民群众经过长期探索实践并世代传承而积累起来的健康知识，在保障中华民族血脉延续中发挥了极其重要的作用。自远古原始社会以来，我国的先贤们就开始在长期与大自然斗争中逐渐形成很多碎片化和个体化的中医实践经验，并逐步形成了中草药疗法、灸法等治疗技术和方法，还总结出了治未病思想以及经络等理论。在经历了起步探索、理论形成、广泛应用和标准化发展四个阶段之后，中医开始进入数字化赋能阶段（详见图 7-1）。数字化技术在促进中医创新发展等方面已经显示出了巨大优势，可以为中医可持续发展、造福广大人民群众提供有效支撑。其次，中医诊疗数字化可以助力中医药进一步提高可达性。中医药本身就具有良好的可达性，中草药原材料均直接来自自然界，相对容易获取，价格低廉，而且不论是采用中草药治疗还是采用针灸、刮痧、拔罐等适宜性技术治疗，操作起来都相对简便。数字化技术可以实现远程医疗、在线咨询、移动医疗等新型医疗服务模式，使得患者可以随时随地获得中医诊疗服务。同时，通过数字化技术手段，还可以使新手中医医师也能够熟练地进行诊疗活动，从而显著降低对资深专业中医师的依赖，这将有助于提高欠发达地区中医诊疗服务能力，让更多人获得及时、准确的中医诊疗服务。第三，中医数字化有利于精准阻击重大疫情。据史料记载，中国自西汉以来的两千多年间发生了 320 多次重大疫情，在中医的预防和治疗下，疫情在有限的地域和时间内均得到了有

效控制，独创的人痘疫苗技术还使欧洲人摆脱了长期受天花瘟疫困扰的百年黑暗历史。新中国成立以来，无论是1956—1958年爆发的流行性乙型脑炎，还是2003年爆发的非典型肺炎，通过中医的辨证论治，发挥中医药的优势，治愈率均高达90%以上，病死率甚至降低为零，而且没有任何后遗症。在新冠疫情期间，中医药在疫情中全程介入、深度参与防控救治，在“防、治、康”各个阶段都发挥了独特优势和重要作用。

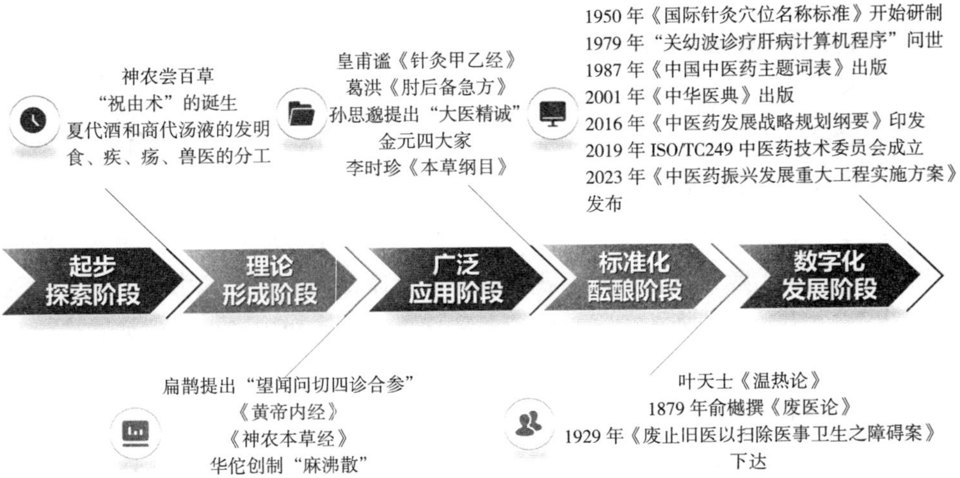

图7-1 中医数字化与标准化发展历程

三、中医诊疗数字化为中医高质量发展提供新质生产力

随着人们对医疗服务需求量的不断增长，个性化的诊疗服务的需求也急剧增长，传统的中医药服务方式已经无法满足现代社会的需求。数据要素、机器智能等作为新质生产力，将大大加快中医诊疗现代化进程，推动中医高质量发展。

（一）互联网医院集聚高质量中医资源

由于目前中医的诊治效果还对中医师的个人能力具有严重的依赖性，而富有经验的中医师（尤其是国医大师）资源非常稀缺，传统的中医实体医院和服务方式，优质的中医师资源只能覆盖有限区域范围内的人群。互联网医院的出现，可以将群众与名中医、中药房（药店）、药品配送形成紧密连接，打通线上线下中医的服务闭环。当前国家鼓励发展互联网医院，可以使患者足不出户就能享受到医院的中医服务，望闻问切都可以在线进行。

（二）大数据有利于中医诊疗规律挖掘

中医诊疗过程中将会产生非常多的数据，包括患者的身体基本情况、望闻问切数据、患者证候和症状、病历、处方资料、用药情况、用药效果、不良反应等数据，也包括中医医师的用药习惯、从业经历等数据，这些数据将会形成重要的中医大数据资产，可以通过数据挖掘等工具找出“病—证—方—药”之间的关系，将不同中医师个性化的隐性经验显性化、结构化总结出诊疗经验和遣方用药规律，进而可用来进行病因分析、药物成分及有效性分析、院外照护、教学科研、健康管理等。此外，还可借助大数据开展中医真实世界研究，有利于中医药机理的阐述和新药的创新，并进一步提高中医诊疗的效果，提高中医文化的传承水平。

（三）人工智能创造更多中医应用新模式

人工智能以云计算、大数据为基础，通过智能化算法，协助医生进行辅助诊疗，帮助患者了解自身的健康情况。目前，中医大脑系统等中医辅助诊断系统，可以利用云计算的强大计算能力、大数据的挖掘和统计分析能力、智能化算法的强推理能力，在舌诊、面诊等终端的辅助下，完成中医诊断的操作，分析出患者的病情，为医生提供处方和治疗的建议。因此，随着数字技术的不断发展，中医数字化、智能化的不断进步，优秀中医大师稀少、百姓难以获得高质量中医服务的现状将会得到有效改善。

（四）数字化监管保障中药材质量

中医药的疗效对药材质量的依赖性非常大。中药材由于采收时间、保存条件、生长环境、添加剂等因素，造成中药材质量良莠不齐。因此，建立中药材标准化种植体系，形成数字化的药材监管体系，对整个中药材产业健康发展至关重要。目前国家《中药材生产质量管理规范》已经颁布，对从种子商品、药材、饮片、粗提物、标准提取物、药材质量与药材生产过程控制与产品检验等每个环节都做出了标准规范，已经有很多中药企业开始重视药材品控，通过与一些道地药材基地合作或者自建种植中心的方式保证中药材品质。同时，浙江等省份借助综合监管平台，利用“互联网＋中药材”创新模式，提供中药材规范化种植、道地药材溯源、饮片外观 AI 鉴定、供需信息发布、金融辅助等服务，解决中药材从种植到流通的各种难题，使药材质量得到保障。

四、政策措施更加积极保障数字技术强力支撑中医振兴

21 世纪以来，尤其是党的十八大之后，党中央、国务院以及相关部门高度重视中医及其数字化的发展，多次出台促进中医药传承创新发展的政策，并以信息战略为导向，推动中医药的信息化、数字化、智能化发展进程。

一是国家层面坚持信息化战略导向推动中医药数字化发展。近年来，在国家信息化战略导向之下，党中央、国务院及相关部委先后发布多项政策，积极部署中医领域信息化、数字化、智能化工作，推动中医药现代化发展。

二是地方积极采取措施纵深落实。为贯彻落实国家与相关部委战略文件精神，各地积极结合本地实际情况，提出政策措施，促进中医药数字化转型发展。相关措施包括推广 5G、人工智能、大数据、云计算、互联网等数字化技术在中医药领域的应用，智慧中医医院、智慧中药房、中医互联网医院建设，智能中医诊疗装备、智慧中医诊疗服务系统、智慧中医药平台、中医大脑系统研发与部署，远程中医诊断与治疗等应用。

第二节　中医诊疗数字化转型面临的挑战与建议

一、中医诊疗数字化转型面临严峻挑战

随着大数据和人工智能技术的日益广泛应用，数字化和智能化将成为未来中医药传承创新的必然趋势。但由于近几十年来中医发展速度有待进一步提高，中医诊疗数字化转型和高质量发展也面临着严峻的挑战，相关的一些标准、技术、模式的研究仍待突破。

（一）中医数字化诊疗数据的准确性和可靠性有待提高

从数据来源角度来看，中医诊疗数据来源具有多样性，包括医师手写病历、电子设备记录的数据、患者自我报告等。这些数据可能存在格式不统一、信息不完整、记录错误等问题，导致数据质量参差不齐。从数据采集和处理技术角度来

看，一方面，四诊信息的采集和分析主要依靠医师的视觉、听觉和触觉等感觉器官，但同时也容易造成某些特征被忽视或量化不准确的情况；另一方面，中医诊疗数据处理涉及数据清洗、标准化、结构化等多个环节，可能导致数据不准确或丢失。从数据解读角度来看，中医诊疗数据的解读受到医师经验、技能等主观因素的影响，不同的医师可能对同一份病历有不同的解读和理解，导致数据解读的不一致性和不确定性。

（二）中医诊疗数字化尚缺乏完善的知识图谱支撑

中医知识图谱是中医数字化诊疗的科学基础。虽然中医知识图谱建设已经取得了一定成绩，已经形成了某些古籍知识图谱、专病知识图谱、方剂知识图谱等，但这些知识图谱应用成熟度参差不齐，相互之间孤岛现象严重，难以形成基于知识图谱的各类人工智能上层应用，较难满足当前中医数字化、智能化发展需求。究其原因，主要有以下几个方面。一是中医诊疗知识本身的复杂性和模糊性。中医诊疗知识涉及多个领域，包括中医基础理论、诊断、治疗等方面的知识，这些知识不仅庞大而且复杂，难以进行全面、准确的表述。二是技术和资源的限制。构建完备的知识图谱需要大量的技术和资源支持，包括人才、资金、技术工具等，特别是大量中医病案资源并未得到充分解析和利用。目前中医诊疗领域的技术和资源还比较有限，难以满足构建完备知识图谱的需求。三是中医疗效评价体系的缺位。由于尚未建立完善的中医疗效评价体系，缺乏严谨的科学研究设计和证据支持，使得中医诊疗的可靠性和可信度饱受质疑，这也是当前中医诊疗面临的重要科学问题。

（三）中医数字化诊疗系统与装备标准化问题有待解决

虽然中医领域已经在标准化领域取得了一定进步，但这些标准只涉及了某些单一疾病或证候，且存在一定的局限性和争议，标准化问题依然是其短板之一。中医数字化诊疗系统与装备标准化问题主要体现在以下三个方面。一是中医四诊信息的采集一直都采用临床医师的自主观察、询问和感触等传统的方式，所获取的信息具有不可避免的开放性、主观性与模糊性，在数据的纯净性、可重复性及稳定性方面存在着诸多问题，目前仍难以实现具有临床意义的数字化。二是八纲辨证、脏腑辨证、六经辨证等组成的中医辨证体系，蕴含着的隐性知识对同一案例可能存在着不一样的辨证思路，缺乏统一的具有客观指标的标准。三是中医四诊仪等辅助诊断系统与装备在测量内容、采集手段、特征识别、信息处理、操作规范等方面千差万别，导致各种仪器工程参数的不可比、使用方法的不规范等问题，限制了后续科学机制、临床研究、操作规范的有序发展。

（四）中医数字化产业尚未形成健全的生态

一是数据资源分散。中医领域的数据资源相对分散，掌握在不同的医疗卫生机构、中医传承工作室、私人诊所等手中，导致数据难以共享和整合。二是技术应用不足。虽然互联网、大数据、云计算、人工智能等技术在其他领域得到了广泛应用，但在中医领域的应用尚处于非常初级的阶段，数据整合、挖掘和分析等基础技术尚未得到充分应用。三是产业链不完整。中医数字化产业链尚未形成完整的闭环，研发、生产制造、流通等一些关键环节数字化能力比较薄弱，缺少实力较强的龙头，这导致中医诊疗数字化产业链的上下游难以有效衔接，影响了整个产业的发展。

（五）中医数字化相关交叉领域高层次人才严重短缺

国家中医药管理局等四部门2022年联合印发的《关于加强新时代中医药人才工作的意见》指出，当前中医药高层次人才总体依然不足，特别是具有影响力的领军人才短缺。中医领域人才培养机制和体系不完善、用人机制和环境不优、缺乏吸引力和发展机会等因素，也造成了中医药人才持续短缺的困境。据国家卫生健康委员会发布《2022年我国卫生健康事业发展统计公报》统计，截至2022年末，全国中医药卫生人员总数为91.9万人，不足全国卫生人员总数的6.38%，与我国2025年要遴选培养约300名岐黄学者和青年岐黄学者、1 200名中医临床优秀人才、约10万名中医药骨干人才的目标相去甚远。另外，中医数字化领域涉及中医学、计算科学、信息科学、材料学等诸多学科知识，具有这类交叉学科背景的复合型人才更是少之又少。

二、数字化赋能助力中医国粹文化伟大复兴的建议

中医药是中华民族的伟大创造，对于中华民族的繁衍生息，对于世界文明的发展进步，都有着不可小觑的贡献，尤其是经历了新冠疫情，中医药是中华优秀传统文化的代表，作为中国国粹已经获得广泛认可，中医文化的伟大复兴也已成为中华民族每个人的责任与使命。云计算、大数据、物联网、人工智能等新一代

数字化技术的成熟应用，为中医药信息化高质量发展提供了强大动力。为了抓住这一难得的机遇，需要我们从自上向下共同的努力。

（一）研制中医数字化转型国家顶层战略

中医数字化转型是事关国家发展全局的大事，需要从国家战略高度出发，开展系统的、一体化的顶层设计，实施多部委统筹规划，协同联动，明确职责定位，为中医复兴和数字化转型创造良好的政策环境。一是要打破制约中医药发展的桎梏，中医药、政法等主管部门携手合作，构建和完善符合我国国情并与中医药发展相适应的法律体系，为中医药行业健康发展营造良好的法治环境。二是研究制定中医数字化发展战略规划，强化战略引领、政策支撑在市场准入、医疗保障、作物种植、装备研发、知识产权、人才培养等方面统筹协同，为促进中医行业健康发展营造良好的市场环境。三是从科技专项、财税政策、国际合作等方面，科技、财政、税务、外交等多方联动，强化对中医中药理论探索、技术创新、国际交流等的支持，推动中医诊疗科技守正创新，为中医行业健康发展营造良好的创新环境。

（二）加强中医数字化新型基础设施建设

积极落实《“十四五”中医药发展规划》和《中医药振兴发展重大工程实施方案》，搭建和完善中医中药数字化重点实验室、工程研究中心和技术创新中心等科研基础条件平台，布局一批中医中药科技创新重点项目和关键技术装备项目。建设国家中医资源公共服务平台，全面把握我国中医技术、服务与重要资源信息，支撑中医适宜技术设备与中医药方剂等示范推广和风险监测；开展中医循证医学、真实世界数据研究，促进中医理论研究方法创新；开展突发公共卫生事件智能预测、辨证分析和诊断治疗等技术与方法研究，提高我国突发公共卫生事件应急处理能力。鼓励中医相关机构围绕中医诊疗与服务需求，加强云计算、大数据、人工智能、物联网等新一代信息通信技术在中医研发、生产、服务、传承等领域的应用探索与实践，推动中医自动化、数字化、智能化发展，使广大人民群众能够以低廉的成本、便捷的渠道获得高质量的生命健康保障。推动社区医院、乡村卫生服务站、居民社区等场所智能化中医咨询服务终端部署，强化居民中医知识教育，让广大人民群众能够便捷触达中医服务。

（三）提高中医数字化转型技术供给水平

打造跨界协同社会化平台，搭建中医与信息通信领域沟通合作的桥梁，充分整合中医药数字化相关的产学研用各方面力量，构建和完善中医数字化发展良好生态。提升中医数字化转型科技服务能力，促进中医云计算平台、大数据平台、人工智能平台等平台建设，支持运用物联网、区块链、人工智能大模型等技术在中医领域形成综合解决方案。打造中医数字化转型评估评测平台，大力支撑中医药科技研究、产品开发、服务创新、人才培养、科普推广等各方面的数字化发展。支持跨界联合开展中医药数字化标准研制和应用试点示范，提高中医药行业和解决方案供应商对数字化的理解能力、应用能力、产品和解决方案供给能力，推动中医药数字化供需合作无缝对接。

（四）大力支持中医数字化产品服务创新

一方面，积极推动中医数字化创新产品研发。研发舌诊仪、经络仪以及中医机器人等中医数字化装备，满足医疗机构诊疗服务和百姓个人健康需求；构建中医诊疗相关大数据集，促进中医诊疗信息的客观和规范采集、存储和应用；开展中医辅助诊疗系统、中医大脑、中医大模型等研发，促进中医诊疗服务信息化、数字化、智能化发展和模式创新，提高中医服务百姓生命健康安全的能力；强化中医数字化相关知识产权保护和产品转化，提高中医数字化转型和创新的积极性。另一方面，加快构建中医数字化标准体系。研制统一的中医数字化标准化术语，规范中医诊疗信息，为完全实现中医的数字化奠定坚实的基础；建立中医古籍和临床诊疗信息数字化处理标准，促进中医传统文化传承和古籍数据资源共享；构建多层次信息深度融合的中医知识图谱，并结合人工智能、大数据等先进技术提高中医诊疗的精准性，科学精准测量中医四诊信息；建立中医全息数字人等技术标准，为拔罐、针灸、按摩等中医特色治疗的研究提供新的平台、新的基点；研制中医信息化、数字化、智能化测评机制，解决医疗机构的系统与设备选购困惑难题；充分利用国际国内中医数字化相关标准化平台，多层次、多角度开展中医数字化标准研制工作。

（五）大力推动数字化服务中医推广应用

一是落实《“十四五”中医药人才发展规划》和《关于加强新时代中医药人才工作的意见》精神，积极培育高质量、复合型跨界中医数字化人才。二是充分发挥数字化技术的赋能优势，加大中医药宣传推广力度，提高百姓治未病防重病意识。三是充分发挥中医药在保障人民群众生命健康安全中的作用，为百姓健康安全保驾护航，切实降低医保资金压力。四是积极利用大数据、人工智能等技术，实施疫情预警、防控、进展与趋势分析，开展中医药在疫情防控中的作用和效果分析，提升中医药在重大公共卫生事件中的参与度。

参考文献

［1］贾得道．中国医学史略［M］．太原：山西人民出版社，1978.

［2］陆巧，周祖亮．战国秦汉简帛医书方药文献研究概述［J］．中医药导报，2022，28（04）：210–213.

［3］尚力，戴铭．中医各家学说（第5版）［M］．北京：中国中医药出版社，2021.

［4］北京中医学院（北京中医药大学）．中国医学史讲义［M］．上海：上海科学技术出版社，2013.

［5］郑洪新．中医基础理论（第10版）［M］．北京：中国中医药出版社，2016.

［6］魏红，商雷，庞敏．简明中医诊断学［M］．沈阳：东北大学出版社，2013.

［7］张其成．中医象数思维［M］．北京：中国中医药出版社，2016.

［8］仝小林，郑玉娇，刘文科，等．浅谈现代中医思维模式及其临床应用［J］．中医杂志，2017，58（13）：1104–1107.

［9］郑洪新，杨柱．中医基础理论（新世纪第五版）［M］．北京：中国中医药出版社，2021.

［10］王树人，喻柏林．象思学论纲［J］．中国社会科学院大学学报，1997，19（4）：69–78.

［11］邢玉瑞．中医思维相关概念辨析［J］．陕西中医药大学学报，2025，48（01）：1–4.

［12］曹晏齐，翟盈盈，俞若熙．以象思维建立“体象”临床思维模式探讨［J］．中华中医药杂志，2024，39（08）：4069–4072.

［13］王根喜，王瀚海．数字化中医与基因［M］．北京：中国科学技术出版社，2013.

［14］国家中医药管理局．国家中医药管理局关于印发《中医医院信息与数字化建设规范（2024版）》的通知［E］.http://www.natcm.gov.cn/guicaisi/zhengcewenjian/ 2024-12-13/35452.html.

［15］张伯礼．加强中医药临床基础研究推动中医药科技创新发展［J］．中国科学基金，2024，38（03）：377.

［16］温川飙．中医临床数字化数据规范［M］：成都：四川科学技术出版社，2015.

［17］周小青．数字中医药研究［M］．长沙：中南大学出版社，2023.
［18］张登本，武长春．内经辞典［M］．北京：人民卫生出版社，1990.
［19］龙伯坚，龙式昭．黄帝内经集解：素问［M］．天津：天津科学技术出版社，2004.
［20］王洪图，贺娟．黄帝内经灵枢白话解［M］.2 版．北京：人民卫生出版社，2014.
［21］李林澳，夏南强 .2008—2017 年我国典籍数字化研究综述［J］．图书馆与理论实践，2019：38–44.
［22］李明杰，张纤柯，陈梦石．古籍数字化研究进展述评（2009—2019）［J］．图书情报工作，2020，64（6）：130–137.
［23］华林，陈燕，杜其蓁．我国古籍档案数字化研究核心领域界定—基于 CNKI（1987—2020）的文献计量分析［J］．兰台世界，2021，（10）：47–51.
［24］刘颖．立足于应用的中医古籍数字化平台建设［J］．中国传媒科技，2024，35（5）：68–71，116.
［25］沈旺，刘嘉宇，李贺，等．学科领域生命周期视域下国内中医古籍数字化研究进展［J］．图书情报工作，2022，66（22）：4–15.
［26］李筱颖，李鸿涛，张伟娜，等．基于 SWOT–PEST 模型的中医古籍知识库建设［J］．世界科学技术—中医药现代化，2023，25（6）：1927–1934.
［27］王咏梅，高宇，任书俊，等．安徽中医药古籍书目提要数字化建设探析［J］．合肥师范学院学报，2023，41（3）：5–9.
［28］杨镭，吕玥，冯一丹，等．湖湘地区古代中医文献整理与数字化创新研究［J］．湖南中医杂志，2023，39（8）：219–223.
［29］焦阳，凌天，狄碧云．近代浙派中医文献整理研究［J］．中医文献杂志，2021（4）：19–26.
［30］熊枫，宋国强．高校中医古籍数字资源建设现状调查研究［J］．内蒙古科技与经济，2020（15）：97–107.
［31］张君冬，杨松桦，刘江峰，等 .AIGC 赋能中医古籍活化 Huang–Di 大模型的构建［J/OL］．图书馆论坛 .https://link.cnki.net/urlid/44.1306.G2.20240124.1341.002.
［32］龚文洁，陈玮祥，高园，等．知名老中医经验数字化传承热点可视化及图谱分析［J］．科技与产业，2022（7）：114–118.
［33］陈燕溪，徐莉娅，杨林芬．大数据时代背景下名老中医档案价值挖掘研究［J］．中华民族民间医药，2018，27（13）：135–138.
［34］倪敬年，曹天雨，陈雅静，等．名老中医经验数字化传承的思考［J］．中医杂志，2023，64（17）：1754–1758.
［35］刘媛媛，胡彩云，忻凌．基层名老中医工作室信息化管理系统的设计［J］．中医药管

理杂志，2024，32（6）：175-177.
［36］张亚男，董亮．数字化建设助力中医医院急诊能力提升［J］．中国卫生质量管理，2023，30（11）：73-76.
［37］刘涛．数字化时代中医医院档案管理的创新［J］．科学管理实践创新，2021（8）：19-21.
［38］孔亮，杨婷，范华雨，等．中医四诊客观量化的研究进展［J］．中华民族民间医药，2020，29（1）：63-66.
［39］李红岩，李灿，郎许锋，等．中医四诊智能化研究现状及热点分析［J］．南京中医药大学学报，2022，38（02）：180-186.
［40］张熙，杨小汕，徐常胜．ChatGPT及生成式人工智能现状及未来发展方向［J］．中国科学基金．2023，37（5）：743-750.
［41］王保成．ChatGPT与新一代信息技术的发展：现状、应用与挑战［J］．襄阳职业技术学院学报．2024，23（4）：97-101.
［42］李旭光，胡奕，王曼，等．人工智能生成内容研究综述：应用、风险与治理［J］．图书情报工作．2024，68（17）：136-149.
［43］储节旺，樊鑫鑫，刘博．AIGC赋能的智慧健康知识服务平台［J/OL］．图书馆论坛．https://link.cnki.net/urlid/44.1306.G2.20241118.1342.002.
［44］白逸晨，李海燕．基于中医专家思维的问诊信息模型构建及应用研究［J］．中国卫生信息管理杂志，2023，20（3）：339-345.
［45］李宗友，王映辉，张一颖，等．论互联网+中医医疗服务［J］．中国中医药图书情报杂志，2017，41（02）：1-4.
［46］马骥，王梦媛，王荣，等．信息技术在中医药信息化建设中的创新应用［J］．世界科学技术—中医药现代化，2016，18（07）：1113-1120.
［47］陈菊，朱兆鑫，赵姝婷，等．中医药信息工程技术研究及其进展［J］．中华中医药杂志，2020，35（11）：5375-5377.
［48］肖勇，沈绍武，吴小华．我国中医医院信息化建设思考［J］．医学信息学杂志，2020，41（12）：2-6.
［49］陆凌．中医医院信息化特点与发展建议［J］．中医药管理杂志，2019，27（04）：54-56.
［50］刘刚刚，高鲁，谢欣昇，等．数字中医学的研究进展［J/OL］．中华中医药学刊．https://link.cnki.net/urlid/21.1546.R.20240115.1318.002.
［51］田贵华，商洪才．智能中医学概论［M］．北京：人民卫生出版社，2021.
［52］王兵．图像数据库的研究［J］．河北大学学报（自然科学版），1998，18（4）：

409–413.
[53] 许烁娜 . 在数据库中存储和输出图像的方法探究 [J]. 福建电脑，2005，(12)：132–133.
[54] 薛万宇，宋余庆，王恒 . 一种医学图像数据库存储方案设计与实现 [J]. 微计算机信息，2008. 电大学，2006.
[55] 王亮申 . 图像特征提取及基于内容图像数据库检索理论和方法研究 [D]. 大连：大连理工大学，2002.
[56] 张衡博 . 基于内容的图像数据库检索的技术研究 [D]. 大连：大连理工大学，2008.
[57] 张军 . 数字图书馆中图像检索技术的研究 [J]. 科技情报开发与经济，2005，12(21)：8–9.
[58] 曾智勇 . 基于内容图像数据库检索中的关键技术研究 [D]. 西安：西安电子科技大学，2006.
[59] 刘琳 . 图像检索中的相关反馈和分类算法研究 [D]. 长沙：湖南大学，2009.
[60] 李福凤，邸丹，王忆勤，等 . 基于计算机技术的中医面色诊信息采集与识别研究 [J]. 世界科学技术：中医药现代化，2008，10(6)：71–76.
[61] 王忆勤 . 中医面诊与计算机辅助诊断 [M]. 上海：上海科学技术出版社，2010.
[62] 汤顺青 . 色度学 [M]. 北京：北京理工大学出版社，1990.
[63] 唐文超 . 人工智能与中医信息技术导论 [M]. 北京：中国中医药出版社，2023.
[64] 李静，夏新斌，邓文祥，等 . 人工智能技术中医领域应用评述 [J]. 中医学报，2020，35(11)：2362–2365.
[65] 苏尤丽，胡宣宇，马世杰，等 . 人工智能在中医诊疗领域的研究综述 [J/OL]. 计算机工程与应用 .https://link.cnki.net/urlid/11.2127.TP.20240530.1051.002.
[66] 梁嵘 . 数字舌诊基础教程 [M]. 北京：中国医药科技出版社，2020.
[67] 沈兰荪，蔡轶珩，张新峰 . 中医舌象的采集与分析 [M]. 北京：北京工业大学出版社，2007.
[68] 张志枫等，WZX 舌色分析系统在胃病患者舌像信息处理中的应用 [J]. 上海中医药大学学报，2004，18(3)：52–55.
[69] 李明杰，张纤柯，陈梦石 . 古籍数字化研究进展述评（2009—2019）[J]. 图书情报工作，2020，64(6)：130–137.
[70] 中国中医科学院临床基础医学研究所临床评价中心 . 中国中医医疗器械产业发展蓝皮书 [R].2021.